AF648054

Katy Bowman

BEWEGUNG LIEGT IN DEINER DNA

Katy Bowman

BEWEGUNG LIEGT IN DEINER DNA

Wie man lernt, sich wieder natürlich zu bewegen,
und dadurch gesund wird

riva

Bibliografische Information der Deutschen Nationalbibliothek
Die Deutsche Nationalbibliothek verzeichnet diese Publikation in der Deutschen Nationalbibliografie. Detaillierte bibliografische Daten sind im Internet über https://dnb.de abrufbar.

Für Fragen und Anregungen
info@m-vg.de

Wichtige Hinweise
Sämtliche Inhalte dieses Buches wurden – auf Basis von Quellen, die die Autoren und der Verlag für vertrauenswürdig erachten – nach bestem Wissen und Gewissen recherchiert und sorgfältig geprüft. Trotzdem stellt dieses Buch keinen Ersatz für eine individuelle Fitnessberatung und medizinische Beratung dar. Wenn Sie medizinischen Rat einholen wollen, konsultieren Sie bitte einen qualifizierten Arzt. Der Verlag und die Autoren haften für keine nachteiligen Auswirkungen, die in einem direkten oder indirekten Zusammenhang mit den Informationen stehen, die in diesem Buch enthalten sind.

Ausschließlich zum Zweck der besseren Lesbarkeit wurde auf eine genderspezifische Schreibweise sowie eine Mehrfachbezeichnung verzichtet. Alle personenbezogenen Bezeichnungen sind somit geschlechtsneutral zu verstehen.

5. Auflage 2026
© 2016 by riva Verlag, ein Imprint der Münchner Verlagsgruppe GmbH
Türkenstraße 89, 80799 München
Tel.: 089 651285-0

© der Originalausgabe
Die amerikanische Originalausgabe erschien 2014 bei Propriometrics Press, USA, unter dem Titel *Move Your DNA: Restore Your Health Through Natural Movement.* Copyright © Katy Bowman 2014. First published by Propriometrics Press, www.pro-priometricspress.com. All rights reserved. Translation rights arranged through Sylvia Hayse Literary Agency, LLC, USA.

Vorbemerkung © Rouven Bürgel 2016
Vorwort zur deutschen Ausgabe © Dr. med. Andrea Endisch 2016
Vorwort der amerikanischen Originalausgabe © Jason Lewis 2014

Auszug aus Dr. Bernie Krauses Vortrag »Loss of Natural Soundscape: Global Implications of Its Effect on Humans and Other Creatures«, den er am 31. Januar 2011 vor dem World Affairs Council in San Francisco gehalten hat: © 2014 Wild Sanctuary Auszug aus *Nature's Garden: A Guide to Identifying, Harvesting, and Preparing Edible Wild Plants,* erschienen bei Forager's Harvest Press: © 2010 Samuel Thayer

Alle Rechte, insbesondere das Recht der Vervielfältigung und Verbreitung sowie der Übersetzung, vorbehalten. Kein Teil des Werkes darf in irgendeiner Form (durch Fotokopie, Mikrofilm oder ein anderes Verfahren) ohne schriftliche Genehmigung des Verlages reproduziert oder unter Verwendung elektronischer Systeme gespeichert, verarbeitet, vervielfältigt oder verbreitet werden. Wir behalten uns die Nutzung unserer Inhalte für Text und Data Mining im Sinne von § 44b UrhG ausdrücklich vor.

Übersetzung: Max Limper
Redaktion: Matthias Michel
Umschlaggestaltung: Isabella Dorsch
Umschlagabbildung: Shutterstock/Jim David
Layout: Zsofi Koller, zsofikoller.com
Fotografien: Cecilia Ortiz: S. 116–117, 120 u., 121 o., 122 u., 125, 131, 153–174, 201–203 / J. Jurgenson Photography: S. 118–120 o., 121 u., 122 o., 124, 128–129, 132–152, 175–199, 212–227
Illustrationen: Jillian Nicol
Satz: Carsten Klein, München
Druck: Florjancic Tisk d.o.o., Slowenien
Printed in the EU

ISBN Print: 978-3-86883-855-8
ISBN E-Book (PDF): 978-3-95971-175-3
ISBN E-Book (EPUB, Mobi) 978-3-95971-176-0

Wir produzieren nachhaltig
www.m-vg.de

Weitere Informationen zum Verlag finden Sie unter
www.rivaverlag.de
Beachten Sie auch unsere weiteren Verlage unter www.m-vg.de

»*Bewegung liegt in deiner DNA* gehört zu den wichtigsten Büchern, die ich je gelesen habe. Wenn es Ihnen glaubhaft vorkommt, dass ›nahrhafte‹ Bewegung für die Gesundheit genauso wichtig ist wie ›nahrhaftes‹ Essen, liegen Sie richtig. Dieses Buch erklärt, warum das so ist.«
Robb Wolf, Autor von The Paleo Solution

»Katys Wissensspektrum ist ebenso erstaunlich wie ihre Fähigkeit, tiefgründige, lebensverändernde Kenntnisse so zu vermitteln, dass man lachen muss und gleichzeitig vor Staunen den Mund nicht mehr zubekommt. Katy zeigt, wie unerlässlich eine nahrhafte Bewegungsweise ist – die Vollwertbewegung-Bewegung! –, und präsentiert damit das fehlende Stück im Gesundheits- und Wellness-Puzzle. Ich kann gar nicht beschreiben, wie wichtig die in diesem Buch enthaltenen Ideen sind. Sie haben meine Arbeit revolutioniert und mein Leben verändert.«
Liz Wolfe, Autorin von Eat the Yolks

»Biomechanik. Beckenboden. Iliopsoas. Solche Wörter mögen das Interesse von Fitnessprofis wecken, klingen aber kryptisch für die Allgemeinheit. Und hier tritt Katy Bowman auf den Plan. Bowmans Erfolgsgeheimnis ist, dass ihre Art zu trainieren und zu schreiben zu gleichen Teilen aus Belehrung und Unterhaltung besteht.«
IDEA

»Katy Bowman verdichtet irrsinnig komplizierte Zellmechanik zu Texten, die Sie, Ihre Mutter und Ihre Kinder verstehen können. Sie erläutert, warum und wie Ihre Verfassung von Ihren unsichtbaren Bestandteilen abhängt … Wenn Sie dieses wichtige Buch gelesen haben, gibt es kein Zurück mehr. Sie werden von da an Ihren Körper, seine Umwelt und seine Stressfaktoren, ja Ihr ganzes Menschsein in einem anderen Licht sehen.«
Jill Miller, Schöpferin von Yoga Tune Up® und Autorin von The Roll Model

»Als Humanbiologe finde ich die in diesem Buch dargelegten Ideen sehr anregend. Die These, dass wir uns nicht mehr so bewegen wie unsere Jäger-und-Sammler-Urahnen – in einer Art, die unserem evolutionären Erbe gerecht wird –, ist ziemlich faszinierend und könnte durchaus eine Grundlage für breitere wissenschaftliche Studien bilden. Sie könnte sogar das Fundament einer zu begründenden ›Theorie des Körpergebrauchs‹ sein.«
Stephen Lewis, Senior Lecturer in Biological Sciences, University of Chester, UK

»Katy lehrt uns tiefgründige und doch offensichtliche Wahrheiten über unsere Gesundheit: So wie eine fade Mischung aus sechs Grundnährstoffen kein wirklich nahrhaftes Essen ergibt, können wir uns auch nicht mit ein paar Alltagstätigkeiten und zugefüttertem Training in Form halten. Wahre Lebenskraft entspringt daraus, dass wir die Wechselfälle der Natur durchleben – und wenn das nicht geht, können wir immerhin die Bewegungsvielfalt, an die wir angepasst sind, simulieren.«
Samuel Thayer, Autor von The Forager's Harvest: A Guide to Identifying, Harvesting, and Preparing Edible Wild Plants *und* Nature's Garden: A Guide to Identifying, Harvesting, and Preparing Edible Wild Plants

»Wow! Katy führt die Beschwerden, die unser Leben in Käfighaltung mit sich bringt, auf seine Annehmlichkeiten zurück.«
Phillip Beach, Autor von Muscles and Meridians

»*Bewegung liegt in deiner DNA* … ist ein überfälliges Pionierwerk und schon jetzt ein Klassiker … Dieses Buch wird all jenen einleuchten, die unter Schmerzen leiden oder körperliche Symptome oder Beschwerden haben … In meiner Arbeit als Osteopathin und ganzheitliche Gynäkologin behandle ich eine große Bandbreite an Gesundheitsproblemen bei Frauen, darunter Beckenbodenbeschwerden und Unterleibsschmerzen, mit Bewegungstherapie und habe bereits vielen Patientinnen und Kolleginnen *Bewegung liegt in deiner DNA* empfohlen.«
Eden G. Fromberg, Clinical Assistant Professor of Obstetrics & Gynecology am SUNY Downstate Medical Center

»*Bewegung liegt in deiner DNA* ist ein packendes, wissenschaftlich untermauertes Plädoyer für natürliche Bewegung. Katy Bowman schafft es meisterhaft, auf klare und humorvolle Weise zu erklären, warum wir unseren Ansatz vom eingeschränkten Konzept des ›Trainings‹ hin zu einer erbaulichen, wirkungsvollen, bewegten Lebensweise verschieben sollten. Die vielen im Buch vorgestellten praktischen Übungen verhelfen selbst dem unfittesten Menschen auf sanfte, fortschreitende und sichere Art zu einer natürlichen Bewegungsweise.«
Erwan LeCorre, Gründer von MovNat and Autor des Natural Movement Book

Sämtliche Inhalte dieses Buches wurden – auf Basis von Quellen, die die Autoren und der Verlag für vertrauenswürdig erachten – nach bestem Wissen und Gewissen recherchiert und sorgfältig geprüft. Trotzdem stellt dieses Buch keinen Ersatz für eine individuelle Fitnessberatung und medizinische Beratung dar. Wenn Sie medizinischen Rat einholen wollen, konsultieren Sie bitte einen qualifizierten Arzt. Der Verlag und die Autoren haften für keine nachteiligen Auswirkungen, die in einem direkten oder indirekten Zusammenhang mit den Informationen stehen, die in diesem Buch enthalten sind.

Meinen Kindern dafür, dass sie das Wichtigste sind, meinem Mann dafür, dass er zufrieden ist, das Zweitwichtigste zu sein, und Gottes Gnade dafür, dass es auch noch das Drittwichtigste gibt.

INHALT

VORBEMERKUNG

Training hat einen Anfang und ein Ende. Bewegung endet dagegen erst, wenn unser Herz zu schlagen aufhört. Das ist ein wesentlicher Unterschied. Allerdings ist nur den wenigsten wirklich bewusst, wie komplex Bewegung ist und wie wichtig diese für unsere Gesundheit ist. Zwar beschäftigen wir uns gerne mit unserem Training, indem wir Trainingspläne zusammenstellen und uns Schwerpunkte setzen. Aber die Grundlage von allem, die Bewegung, blenden wir dabei gerne aus. Das ist nicht zuletzt unserem heutigen, vorwiegend sitzenden Lebensstil geschuldet, zu dessen Folgen zahlreiche Krankheitsbilder physischer wie psychischer Natur gehören. Katy Bowman erinnert uns daran, dass der Mensch von Beginn seiner Existenz an darauf ausgerichtet ist, sich zu bewegen, und zeigt uns Wege auf, wie wir unsere natürliche Bewegungsfreiheit ohne viel Aufwand wieder zurückgewinnen können.

Besonders schätze ich an Katys Buch, wie sie es schafft, ein so komplexes Thema wie Bewegung so zu kommunizieren, dass es für jeden verständlich ist. Präsent geblieben ist mir vor allem eine Illustration, die aus zwei Kreisen besteht: ein kleiner, der für »Training« steht, und um ihn herum ein zweiter, deutlich größerer, der »Bewegung« symbolisiert. In Worten ausgedrückt: Training ist immer nur ein kleiner Teil der Bewegung (und nicht umgekehrt). Außerdem lässt sich Mangel an Bewegung nicht einfach durch Training kompensieren. Dass der Schlüssel zum Erfolg in der Bewegung liegt, führe ich meinen Kunden als Gründer der Personal Trainer Agentur Fit Team gerne durch folgendes Beispiel vor Augen: Eine Woche hat 168 Stunden. Trainiert man davon zwei bis drei Stunden und nutzt sonst nur das Auto oder öffentliche Verkehrsmittel zur Fortbewegung, hat man lediglich 1,19 bis 1,79 Prozent seiner Gesamtzeit (und damit seines natürlichen Bewegungspotenzials) voll ausgeschöpft. Die Evolution gibt vor, dass wir uns wesentlich mehr bewegen sollten. Katy macht uns genau das klar und liefert einfache und wertvolle Beispiele und Tipps, wie wir schnell und effektiv wieder mehr Bewegung in unseren Alltag einbauen können.

Als Dozent und Inhaber einer Ausbildungsakademie besuche ich häufig Seminare. Das tue ich vor allem, um zu lernen, wie andere lehren. Katy lehrt auf ihre ganze besondere Weise. Ich empfehle jedem, der bis ins hohe Alter gesund bleiben möchte, dieses Buch zu lesen und es mit all jenen zu teilen, die einem am Herzen liegen. Machen wir uns bewusst, dass wir dieses Buch nur in Händen halten können, weil unsere Vorfahren sich aufgrund ihrer Bewegungsfähigkeit durchgesetzt haben, und vergessen wir nicht: Sich bewegen zu können ist ein Geschenk, nutzen wir es (so häufig wie möglich). Es ist an der Zeit, dass wir endlich umdenken und wieder mehr Bewegung in unseren Alltag integrieren, indem wir beispielsweise eine U-Bahn-Station früher aussteigen und den Rest zu Fuß gehen oder die Treppen statt der Rolltreppen nehmen. Dieses Buch macht den ersten Schritt, machen wir den nächsten und bringen wieder mehr Bewegung in unsere DNA.

ROUVEN BÜRGEL, 2016

VORWORT ZUR DEUTSCHEN AUSGABE

»Frau Doktor, das kann doch gar nicht sein, dass der Verschluss in meiner Beinschlagader vom Rauchen kommt. Sie müssen wissen, ich rauche jetzt schon über 40 Jahre und es hat mir noch nie geschadet.«

Ist das nicht der Gipfel der Ignoranz? Doch wir wollen nicht so streng sein; sagen wir statt Ignoranz also lieber: eine beschränkte Sichtweise. Denn das einfache Prinzip von Ursache und Wirkung ist manchmal schwer durchschaubar. Eine Zigarette zu rauchen, verursacht keine Schmerzen im Bein, nein, es beruhigt die Nerven, vielleicht schmeckt es gut. Aber 20 Zigaretten am Tag und das 20 Jahre lang hat Folgen. Für unsere Arterien kann das heißen, dass andauernde winzige Verletzungen der Gefäßinnenwand gemeinsam mit einer Art chronischen Entzündung zum Endzustand Arteriosklerose führen.

Endzustand klingt nicht gut. Als Gefäßchirurgin sehe ich jeden Tag Arterien, die unbiegsam sind wie Eisenrohre und gleichzeitig zerbrechlich wie Eierschalen. So etwas ist nicht heilbar. Wir können die Symptome lindern, denn die moderne Medizin hat raffinierte Methoden auf Lager. Aber es ist mühsam (haben Sie schon einmal versucht, eine Eierschale zu nähen, aber bitte wasserdicht?), der Ausgang ist manchmal ungewiss und die Erkrankung schreitet ja fort. Wir können einmal, zweimal, aber niemals x-mal operieren, dann sind die inneren Narben eine unüberwindliche Barriere oder die kleinen Gefäße, die wir nicht erreichen können, verschlossen.

Ersetzen wir doch einmal die, wie wir heute wissen, böse Zigarette durch in unserer Kultur normale, alltägliche Verhaltensweisen, deren gemeinsamer Nenner Bewegungsarmut ist. Einen Abend lang stundenlang vor dem Fernseher im Sessel fläzen? Gemütlich und unterhaltsam. Schuhe tragen und auf geteerten Wegen laufen? Bequem, schnell, sicher.

Verhalten wir uns so aber nun jeden Tag, über viele Jahre – wie wird das unseren Körper verändern?

Führt das womöglich auch zu unseligen Endzuständen?

Machen wir uns nichts vor: Wir gehen doch meist erst zum Arzt, wenn Symptome unerträglich werden, also zu einem Zeitpunkt, an dem unser Körper mit all seinen erstaunlichen Anpassungs- und Kompensationsmechanismen gescheitert ist.

An dem Punkt kann der Arzt ja auch helfen, dafür ist er ausgebildet worden, sind starke Medikamente, künstliche Gelenke, spektakuläre Operationsmethoden entwickelt worden.

Doch ich fürchte, auch unsere Sichtweise ist beschränkt, wie die des armen Kerls, den ich eingangs zitiert habe. Bei der Erforschung der Ursachen von Erkrankungen, die für unsere modernen Gesellschaften typisch sind, wie Herzerkrankungen, Bluthochdruck, Arthrose, Verdauungsstörungen etc., sind wir noch nicht sehr weit. Auch geben wir uns allzu schnell zufrieden, zum Beispiel mit Erklärungen wie »das kommt vom Alter« oder »das liegt in der Familie«. Kurzfristig sind sie vielleicht ein Trost, tatsächlich aber lassen wir uns so jede Möglichkeit zur Eigeninitiative nehmen.

Die Sichtweise der Biomechanikerin Katy Bowman wird uns bei dem Verständnis von Ursache und Wirkung gehörig auf die Sprünge helfen. Mehr noch, sie zeigt uns auch einen Weg aus unserer Misere.

Ironischerweise habe ich Katy Bowman im Internet entdeckt, als mir im Rahmen einer Risikoschwangerschaft sozusagen Bewegungslosigkeit verordnet worden war. Wenigstens hatte ich viel Zeit zu lesen. Und ich verschlang ihren Blog *Katy says*. Wissen Sie übrigens, warum er so heißt? Weil ihre begeisterten Schüler, Verwandten und Freunde ständig mit Sätzen nervten wie »Katy sagt, das kommt daher …«, »Katy sagt, wenn man es so macht, dann …«.

Ich dachte immer, meine Sichtweise auf den menschlichen Körper sei schon recht breit aufgestellt: Sport, Tanz, Min Tanakas »Body Weather Work« …, und doch war ich peinlich berührt. Diese Frau schreibt schon seit Jahren unfassbar wichtige Dinge, ist in den USA Bestsellerautorin – und ich hatte noch nie von ihr gehört, war nur aus Zufall auf ihre Seite gestoßen! Mein Erstaunen wurde noch größer, als ich herausfand, dass es im ganzen deutschsprachigen Raum niemanden gab, der bei ihr gelernt hätte. Es blieb mir also gar nichts anderes übrig, als selber im Fernstudium eine Ausbildung bei Katy zu machen.

Und nun endlich erscheint eines ihrer Bücher in deutscher Übersetzung. Ein Dankeschön dafür an Katys Agentin, Sylvia Hayse, eine Ex-Münchnerin, die wie Katy an der amerikanischen Westküste lebt. Sie arbeitet unermüdlich daran, dass Katys Werk in andere

Sprachen übersetzt und publiziert wird, und hat mit dem Riva-Verlag jetzt endlich einen deutschen Verlag gefunden.

Höchste Zeit, denn wenn man eine Schlagzeile liest wie »Die Mobilität der Deutschen hat schon wieder zugenommen«, dann ist damit nicht etwa gemeint, daß wir uns mehr bewegen, sondern, dass wir im Schnitt mehr Kilometer am Tag zurücklegen. Womit? Natürlich überwiegend mit dem Auto. Auch ein deutsches Kind.

Ein Reklameplakat für das erste Auto, den Benz Patent-Motorenwagen, warb mit der Verheißung: »Bequem und absolut gefahrlos«. Nachdem Sie dieses Buch gelesen haben, müssen Sie sich diesen Satz noch einmal vornehmen, versprochen?

Die Statistik sagt: Von den ca. 40 Kilometern, die jeder am Tag im Durchschnitt zurücklegt, absolviert man 94 Prozent motorisiert (Auto, Bus, Bahn), 3 Prozent mit dem Fahrrad und ebenso nur 3 Prozent zu Fuß, Tendenz bei letztem Punkt stetig abnehmend. Und unsere Kinder? »Das Auto dominiert fast alle Wegezwecke, besonders bei den Kleinen« (MiD, Mobilität in Deutschland).

Wenn man außerdem erfährt, daß der Mobilitätsforscher Werner Brög, der diese Studie designt hat, heftige Gefechte führen musste, damit »zu Fuß gehen« überhaupt in die Statistik mit einfließen durfte, fragt man sich schon, ob bei unserer Definition von Mobilität nicht einiges im Argen liegt.

Und genau da trifft Katys Buch ins Schwarze.

Sie bringt uns bei, wieder »richtig« zu gehen, von Langeweile ist da keine Spur mehr. Man denkt nie mehr missmutig darüber nach, wie man einen Umweg in Zukunft vermeiden kann, sondern freut sich, eine Gelegenheit zum Gehen zu haben. Auch die kleinen, subtilen Ausrichtungskorrekturen, die sie uns mitgibt, machen uns achtsamer und aufmerksamer, wie Mini-Meditationen den ganzen Tag über. Katy hilft uns damit auch, unsere ganze Lebensweise zu durchleuchten – und »bequem« ist auf einmal nicht mehr erstrebenswert.

DNA und Gene sind Begriffe, die wir hierzulande eher mit verstörenden Dingen verbinden wie Gentechnik, gar Genmanipulation oder auch die schicksalhafte Unausweichlichkeit unseres persönlichen genetischen Codes. Dabei ist die DNA einfach ein Teil unserer Natur. Wir können Einfluss darauf nehmen. Nein, wir können nicht den Code neu schreiben, aber unser Verhalten beeinflusst, wie er gelesen wird. Denn in jedem Zellkern unseres Körpers befindet sich eine DNA, die reagiert. Auf Bewegung, aber auch auf Mangel daran. Und auf einmal liegt das Schicksal wieder in unseren Händen.

Daneben macht es auch schlichtweg Spaß, Katy zu lesen. Vor allem, weil sie frei denken kann und nicht nur auf Gelerntem, aber vielleicht niemals tatsächlich Verifiziertem aufbaut. Genau das ist Wissenschaft in ihrer schönsten Form: erfrischend, umwerfend, ideologiefrei, nachvollziehbar. Und zwar für jeden, dank Katys unprätentiöser Art und der Großzügigkeit, mit der sie ihre Erkenntnisse weitergibt.

DR. MED. ANDREA ENDISCH

VORWORT DER AMERIKANISCHEN ORIGINALAUSGABE

2013 wurde ich als erster Mensch, der je den Planeten nur mit Körperkraft umrundet hat, ins Guinness-Buch der Rekorde aufgenommen. Dieser Eintrag bedeutet, dass ich die Landmassen der Erde zu Fuß, per Fahrrad und auf Inlineskates durchquert habe und über ihre Meere, Flüsse und Seen gerudert, gepaddelt und geschwommen bin. Es war eine 74.843 Kilometer weite Reise, die dreizehn Jahre meines Lebens gedauert hat. Diese Unternehmung hat mich nicht nur geprägt, sondern auch geformt, und zwar in größerem Ausmaß, als mir bewusst war. Das ist mir durch Katys einzigartige Einsichten klar geworden.

Eines habe ich schnell gelernt, nachdem ich damals vom Nullmeridian in Greenwich weggeradelt war: Keine zwei Gegenden auf der Erdoberfläche sind identisch. Jede Straße, jeder Berg, jede Woge und jede Minute, die ich mit dem Durchqueren »desselben« Wüstenabschnitts verbrachte, war mit einer neuen körperlichen und geistigen Erfahrung verbunden.

Auch wenn die physischen Hürden oft unüberwindbar schienen, etwa als ich einen Krokodilangriff, zwei Beinbrüche, Malaria, die Höhenkrankheit, eine Sepsis und noch mehr überstehen musste, war das, was mich letztlich über die Ziellinie brachte, mentale Ausdauer. Die physische Befreiung meines Körpers aus der Gesellschaft – ihren Normen, Konstrukten und Erwartungen – erforderte gleichfalls eine Loslösung meines Geistes.

Ich hatte keine Erfahrung als sogenannter Abenteurer – nicht im Geringsten: Ich betrieb eine Fensterreinigungsfirma. Bevor ich meine Reise antrat, trainierte ich nicht, war noch nie zur See gefahren, hatte noch nie ein Kajakpaddel in der Hand gehalten oder auf Inlinern gestanden. Ich beschloss einfach, mich ins Abenteuer zu stürzen und die Anpassung an diesen Entschluss meinem Körper zu überlassen. Unser Körper kann Erstaunliches schaffen, wenn unser Geist mitmacht.

Da meine Expedition als überragende körperliche Leistung angesehen wird, meinen meine Leser oft, sie könnten meine Erfahrung nicht wirklich auf sich beziehen. Sie glauben, ich besäße außergewöhnliche Körper- und Geisteskräfte, aber ich kann Ihnen versichern, dass das keineswegs der Fall ist. Ich bin nicht anders als Sie.

Als ich in meinem kleinen pedalgetriebenen Boot *Moksha* über den Atlantik strampelte, erlebte ich einen Augenblick der Tiefe, den ich nur als *Samadhi* beschreiben kann. Diese Erfahrung hat mich stark geprägt, da sie bei mir alle Zweifel darüber beseitigte, dass wir alle eins sind. Weder sind wir getrennt von der Natur oder von der Tierwelt, noch voneinander. Unsere Verbundenheit miteinander ist unbestreitbar. Im Laufe der Jahre habe ich Menschen aus allen Kulturen und Schichten kennengelernt, und alle standen vor ihren eigenen mentalen und körperlichen Herausforderungen. Egal ob Arzt oder Arbeiter, Buddhist oder Baptist, Afrikanerin oder Amerikanerin – trotz Erschöpfung, Verletzung, Enttäuschung und manchmal schierer Verzweiflung tun wir alle unser Bestes, um uns dem anzupassen, was das Leben uns bietet, und um nach dem Aufwachen wieder von vorn anzufangen.

Für mich war der Verzicht auf den »Komfort« der modernen Zivilisation und die Anpassung an ein rudimentäres Leben und Überleben übrigens leichter als die Jahre darauf, in denen ich mein Buch schrieb. Heute bin ich oft viele Stunden lang vor dem Computerbildschirm geparkt. Ich lebe nicht mehr wie unsere Urahnen – Sonne und Mond direkt über mir, in ursprünglicher, lebensbereichernder Verbindung mit der Natur –, sondern existiere in künstlichem Licht, unter dem unablässigen Stress, an den wir uns leider gewöhnt haben und der durch ein Sperrfeuer aus Technik, Terminen, To-go-Essen, Luftverschmutzung und Verkehr erzeugt und von einer Kakophonie aus mentalem und akustischem Lärm begleitet wird.

Krishnamurti hat gesagt: »An eine durch und durch kranke Gesellschaft angepasst zu sein ist kein Maßstab für Gesundheit.« Ich jedenfalls möchte den Lehren einer anderen Weisen folgen und lade Sie ein, mit mir eine neue Reise zu beginnen, die unser Denken verändern und unsere Zellen bewegen wird.

JASON LEWIS, 2014

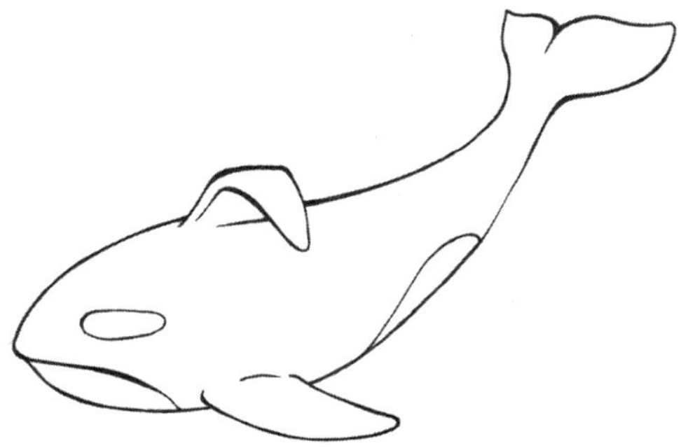

EINLEITUNG

»Nach welchem Muster Krankheiten oder Verletzungen in einer Gruppe von Menschen auftreten, hängt nie vom Zufall ab. Das Muster ist immer ein Ausdruck des Stresses und der Strapazen, denen sie unterliegen, eine Reaktion auf ihre gesamte Umgebung, ihr gesamtes Verhalten.«

CALVIN WELLS, ***BONES, BODIES AND DISEASE***

Wer möchte gesund sein? Ich jedenfalls. Aber unter Gesundheit versteht jeder etwas anderes. Wenn es um wahre, objektive Gesundheit geht – woher sollen wir wissen, ob wir sie haben oder nicht?

Gesundheit wird traditionell entweder darauf reduziert, wie man aussieht (kerngesund!), oder wie man auf dem Papier aussieht (Cholesterinwert im grünen Bereich!). Dagegen achten wir viel weniger darauf, wie wir uns fühlen. Aber die Art, *wie wir uns fühlen*, ist das erste Indiz für Gesundheit auf zellulärer Ebene.

Mag sein, dass du dich die meiste Zeit ziemlich gut fühlst. Aber vielleicht kannst du dich auch ein- oder zweimal im Jahr nicht rühren, weil du dich verhoben hast. Vielleicht bekommst du so regelmäßig Kopfschmerzen, dass du immer Aspirin in der Schreibtischschublade hast. Oder du leidest an chronischer Verstopfung. Verrutscht dir öfter die Kniescheibe oder vertrittst du dir öfter den Fuß? Hindern dich deine Knie daran, längere Strecken zu gehen? Wie steht es um deine natürlichen, biologischen Funktionen – Verdauung, Ausscheidung, Schlaf? Steckt dein Leben voller kleiner, unangenehmer Gesundheitspannen?

Um dir ein objektiveres Bild deiner Gesundheit zu machen, kannst du ein Blatt Papier zur Hand nehmen und das Folgende aufschreiben:

- Ärztliche Diagnosen, die du in deinem Leben schon bekommen hast.
- Welche verschreibungspflichtigen Medikamente du nimmst und warum.
- Welche nicht verschreibungspflichtigen Medikamente du nimmst und warum.
- Chirurgische Eingriffe, denen du dich unterzogen hast oder die du noch benötigst.
- Arzt- und Krankenhausbesuche, Behandlungen bei Krankengymnasten und anderen Heilberuflern.
- Körperteile, die sich regelmäßig oder halbwegs regelmäßig »melden«.
- Körperteile, die wehtun.
- Körperteile, die nicht ihre volle Funktion erfüllen.
- Sorgen um zukünftige Gesundheitsprobleme.

Wahrscheinlich kannst du zu fast allen Punkten etwas auflisten, so wie die meisten deiner Verwandten und Freunde. Warum ist Gesundheit – wenn man sie daran misst, wie wir uns fühlen, was unser Körper uns verrät und *wie gut er funktioniert* – etwas so Brüchiges? Was läuft da schief? Wir haben riesige Fortschritte in den Bereichen Antibiotika, Abwasserreinigung und Impfstoffe gemacht, und dennoch treten in den entwickelten oder wohlhabenden Gegenden der Welt die immer gleichen Gesundheitsprobleme auf. Nicht die ansteckenden Seuchen, die man noch in Weltgegenden ohne moderne medizinische Versorgung findet – Seuchen, die einst die schlimmsten Feinde der Menschheit waren –, sondern eher Beschwerden, die mit der Art zu leben einhergehen. Die Liste der oft als *Wohlstands-* oder *Zivilisationskrankheiten* bezeichneten Krankheiten umfasst unter anderem: koronare Herzkrankheit, Stoffwechselstörungen (zum Beispiel Typ-2-Diabetes), bestimmte Arten von Krebs, Arthrose, Osteoporose, Allergien, Depression, Fettleibigkeit, Bluthochdruck, Asthma und Gicht.

Aber der Begriff *Wohlstandskrankheit* ist irreführend, da er unterstellt, dass diese Probleme aus übermäßigem Geldbesitz und dem dadurch ermöglichten Lebensstil herrühren. Neuere Forschungen belegen jedoch ein vermehrtes Aufkommen dieser »Wohlstandsleiden« in armen Ländern und Gesellschaftsschichten, wo sich gewiss niemand über zu viel Geld beklagen kann. Die wahre Ursache ist offenbar nicht unbedingt der allgemeine Wohlstand und das Mehr an Freizeit, das mehr Geld mit sich bringt, sondern die physische Lebenswelt, die durch Globalisierung, Verstädterung, neue soziale Strukturen und Technik geschaffen wird

Da also das Prädikat *Wohlstands-* weder treffend noch hilfreich ist, möchte ich diesen Begriff korrigieren. Die Herleitung einer Kategorie von Krankheiten aus dem passiven Merkmal einer »guten« sozialen Stellung und nicht aus dem *Verhalten* unter den gegebenen Umständen impliziert, dass das Umfeld bzw. der Hintergrund diese Krankheiten verursacht. In den meisten Fällen *hindert* uns die moderne Lebenswelt keineswegs daran, gesundheitsfördernde Verhaltensweisen anzunehmen. Wir *entscheiden* uns dazu, zu fahren statt zu gehen. Unsere Kinder im Buggy zu schieben statt sie im Arm zu tragen. Unser Essen im Einkaufswagen zu transportieren statt auf dem Rücken. Wir fläzen uns in unsere Sitzmöbel und stützen unsere Füße mit Schuhwerk. Ja, die moderne Komfortkultur appelliert an den menschlichen Energiespar-Instinkt, aber uns sind keinerlei physische Schranken gesetzt. Und da uns niemand ins Büro, in die Designerschuhe oder in die superbequeme Sitzgruppe zwingt, sollten wir statt von *Wohlstandskrankheiten* lieber von *Verhaltenskrankheiten* sprechen.

Für eine Verhaltenskrankheit braucht man nicht viel Geld. Wo die Lebensgrundlagen (Essen, sauberes Wasser und Obdach) so leicht sicherzustellen sind, übernimmt die Natur die Macht. Es ist völlig natürlich, Arbeit (also Bewegung) zu scheuen, wenn körperliche Anstrengung nicht erforderlich ist – wenn also das Rumsitzen nicht den sofortigen Tod zur Folge hat. Verhaltenskrankheiten entstehen dann, wenn die konsumierte Nahrung von schlechter Qualität ist, ein häufig erhöhter Stresslevel besteht und die körperliche Beanspruchung niedrig und abwechslungsarm (bei Nichtsportlern) oder hoch und abwechslungsarm ist (bei eintönigen Tätigkeiten, körperlicher Arbeit oder typischen Fitnessaktivitäten).

Zwar haben wir das große Glück, in einer Zeit ohne große Seuchengefahr zu leben, und doch sterben wir – langsam, stückchenweise – an unserem natürlichen Hang zur Untätigkeit. Unser unstillbares Verlangen nach Bequemlichkeit schwächt uns. Was ironisch ist, da schwach zu sein alles andere als bequem ist. Dieses tiefe Paradox – dass all jene Neuerungen, die uns körperlich entlasten sollen, uns tatsächlich belasten – hat zur Bildung einer neuen wissenschaftlichen Hypothese geführt: Vielleicht liegt der einzige Ausweg aus unserem der Komfortkultur geschuldeten schlechten körperlichen Zustand darin, wieder die Verhaltensweisen unserer Urahnen anzunehmen.

OUTSOURCING VON BEWEGUNG

Als wir noch nicht im Zeitalter des Komforts lebten, war körperliche Bewegung für den Lebenserhalt notwendig. Das Finden, Erbeuten und Sammeln von Nahrung und Wasser erforderte einen Tagesablauf, ja ein ganzes Leben voller Bewegung. Die Suche nach und das Errichten von Unterschlupf verlangte Kraft und Ausdauer. Die Fortpflanzung der Spezies erforderte einen gesunden, beweglichen Körper, um Beischlaf, Schwangerschaft und Geburt zu meistern. In der Menschheitsgeschichte gab es irgendwo einen Punkt, an dem Bewegung in allen ihren mit körperlicher Gesundheit verbundenen Variablen – Ausdauer, Kraft und Beweglichkeit – überlebensnotwendig war.

In den letzten zehntausend Jahren sind die meisten Menschen von der Nomadenschaft der Sammler und Jäger erst zu sesshaften Agrargemeinschaften übergegangen, dann zu Industrienationen und schließlich zu unserer heutigen, technologiebasierten Kultur. Wir leben in einer Zeit, in der Bewegung fast vollständig outgesourct worden ist. Mit dem Smartphone können wir uns in Sekunden Nahrung verschaffen, die uns direkt an die Haustür gebracht wird. Wir können uns vom Sessel aus per Immobilienscout eine neue Bleibe suchen. Ja wir können heute sogar online Partner suchen und unseren Paarungswunsch mit nichts als ein paar Fingerbewegungen erledigen. Zwar ist Nahrung und Geld auf der Welt nicht überall in gleicher Menge verfügbar, aber die globale Lebenswelt hat sich in mindestens einer Weise flächendeckend verändert: Bewegung ist nicht nötig.

WENIGER TRAINIEREN, MEHR BEWEGEN, BESSER BEWEGEN

Bewegung liegt in deiner DNA präsentiert ein neues Bewegungsparadigma. Da unsere Erbinformationen unterschiedlich interpretiert werden, je nachdem, welche externen Faktoren auf die Zellen mit der darin enthaltenen DNA einwirken, und da Bewegung einer dieser Faktoren ist, hat unsere Bewegungsweise direkte Auswirkungen auf unsere Körperform – im Guten wie im Schlechten. Es reicht nicht zu fordern, man solle sich »mehr bewegen«. Man muss sich auch »besser bewegen«, wenn man sein Wohlbefinden nachhaltig verbessern will.

Dies ist ein dringlicher Aufruf zur Bewegung – dringlich, aber nicht unerfreulich. Tausende meiner Leser und Schüler haben an den körperlichen, seelischen und emotionalen Veränderungen, die dieser Paradigmenwechsel mit sich bringt, tiefe Freude gefunden.

Die meisten Menschen wissen sehr wenig darüber, wie Bewegung im Körper wirkt und wie sehr sie für natürliche Lebensfunktionen benötigt wird. Meine Absicht ist nicht, dir Angst um deine Gesundheit zu machen, auch wenn mir diese Möglichkeit bewusst ist. Wenn ich die Notwendigkeit von Bewegung herausstelle, will ich damit Heilung ermöglichen (positive Reaktion) und nicht Angst vor Krankheiten schüren (negative Reaktion). Es schockiert viele Menschen, festzustellen, wie leicht mehr Bewegung zu bewerkstelligen ist (wohlgemerkt mehr Bewegung, nicht mehr Training) und wie radikal sich ihr Wohlbefinden durch winzige Haltungsveränderungen im Alltag bessert. Bist du bereit? Dann mal los!

DENKEN

NAHRHAFTE BEWEGUNG UND GEFANGENSCHAFTSBEDINGTE ERKRANKUNGEN

KAPITEL 1

»Wir sehen, um uns zu bewegen; wir bewegen uns, um zu sehen.«

WILLIAM GIBSON

Als ich auf dem College war, habe ich einmal einen ganzen Tag lang nichts gegessen. Ich hatte nicht vorgehabt, zu fasten, musste aber am Montag eine hundertseitige Hausarbeit abgeben und setzte mich also am Freitag hin, um das Ganze runterzutippen. Ich arbeitete 20 Stunden durch und merkte erst, als ich am nächsten Tag erschöpft ins Bett sackte, dass ich keinen Bissen gegessen und keinen Schluck getrunken hatte. Die fehlende Nahrungsaufnahme an diesem Tag war nichts Schlimmes, aber am nächsten Morgen gab mir mein Körper das unmissverständliche Signal: DU MUSST ESSEN!

Du hast wahrscheinlich auch schon die Erfahrung gemacht, deine regulären Essenszeiten auszulassen, sei es wegen einer Reise, den Kindern, der Arbeit oder Ausbildung oder etwas anderem, was dazwischenkam. Vielleicht hast du sogar schon einmal eine Zeit lang gefastet. Was immer der Grund auch sein mag, das körperliche Signal, das auf eine gewisse Zeitspanne ohne Nahrungsaufnahme folgt, ist Hunger. Was ja auch Sinn ergibt, oder? Essen ist eine physiologische Notwendigkeit. Essen – genauer gesagt: die Nährstoffe im Essen – ist nicht optional.

Allerdings ist es kein leichtes Unterfangen, sich optimal zu ernähren. Nehmen wir an, ich propagiere die beste, nahrhafteste Ernährungsweise der Welt und lege folgende Bestandteile fest: angemessene Kalorienmenge (Energie), ein stimmiges Verhältnis zwischen den Makronährstoffen (Fett, Protein, Kohlenhydrate), eine angemessene Menge Mikronährstoffe (Vitamine, Mineralien, organische Säuren, Spurenelemente) und genügend Ballaststoffe. Außerdem soll alles frisch sein und frei von schädlichen Chemikalien.

Zum Glück bist du, wenn du dieses Buch liest, sicherlich nicht am Verhungern oder nicht in der Lage, Essen zu kaufen, könntest also mit diesem Plan durchaus eine gesündere Ernährungsweise anstreben. Vielleicht reicht das Geld nicht für die bestmöglichen Zutaten, aber wenn du die richtigen Prioritäten setzt, kannst du dir das, was du willst, auch leisten, indem du das, was du nicht brauchst, weglässt.

Aber ich wette, dass sich viele Leser dieses Buches bereits eingehend mit Ernährung beschäftigt haben und weit ausgefeiltere Ernährungspläne als den obigen kennen. Nehmen wir beispielsweise »ein stimmiges Verhältnis« an Fetten: Welche Fette sind notwendig? Gesättigte? Einfach ungesättigte? Transfette? Was ist mit Omega-3-Fettsäuren? WARUM STEHEN KEINE OMEGA-3-FETTE AUF DEM PLAN?

Sicher ist dir klar, dass es in Ernährungsfragen auf die Details und auf den Zusammenhang ankommt und dass mein Plan vom Ansatz her gut, aber nicht sehr durchdacht ist. Was heißt beispielsweise »angemessene Kalorienmenge«? Wenn jemand 2.500 Kalorien am Tag benötigt, ernährt er sich dann mit Snickers mit einem Gehalt von 2.500 Kalorien richtig? Natürlich nicht, oder? Was, wenn man jeden Tag gentechnikfreie, direkt vom Erzeuger gekaufte Orangen mit einem Gehalt von 2.500 Kalorien isst? Wird man dann gesund? Was, wenn man täglich Rinderleber mit einem Gehalt von 2.500 Kalorien isst? Immer noch nicht gesund? Ein einfacher und fundierter Richtwert wie die »tägliche Kalorienzufuhr« kann ohne detaillierte Zusatzkriterien falsch interpretiert werden.

ESSENZIELLE NAHRUNG (UND BEWEGUNG)

Mit der unglaublichen Detailfülle vor Augen, die für eine gute Ernährung nötig ist, wenden wir uns jetzt einem anderen Input zu: der Bewegung.

Ich behaupte, dass Bewegung genauso wenig optional ist wie Essen; dass du Bewegungshungersignale erhältst als Resultat einer Bewegungsdiät von geringer Quantität und Qualität – dir fehlt also das ganze Spektrum nahrhafter Bewegung, das der menschliche Organismus benötigt. Möglicherweise versorgst du dich überhaupt nicht mit Bewegungsnahrung oder isst bergeweise »Bewegungs-Snickers«, aber nie einen »Bewegungs-Krautsalat«.

Sowohl die Ernährung mit Essen als auch die Ernährung mit Bewegung sind unheimlich nuanciert, viel nuancierter, als wir glauben. In der Schule haben wir gelernt, dass bestimmte Krankheiten Resultate eines bestimmten Nährstoffmangels sind – Vitamin-C-Mangel wurde irgendwann als Ursache von Skorbut identifiziert –, aber abgesehen davon kann wohl kaum jemand von uns alle Makro- und Mikronährstoffe mit ihren Funktionen, Interaktionen und gesundheitlichen Auswirkungen aufzählen. In dem Buch *Dancing Skeletons* der Ernährungsanthropologin Katherine Dettwyler über ihre Zeit in Afrika stieß ich auf einen Abschnitt über Kwashiorkor. Kwashiorkor ist eine schwere Form von Fehlernährung, die häufig bei kleinen Kindern in den Tropen auftritt. Im Falle dieser Krankheit besteht die typische Ernährung aus vielen Kohlenhydraten (aus Süßkartoffeln oder anderen Stärkequellen), aber wenig Protein. In diesem Fall ist der Proteinmangel nicht das Problem – andere Kinder, die ähnlich niedrige Proteinmengen, aber *insgesamt* weniger Kalorien zu sich nehmen, erkranken mit sehr hoher Wahrscheinlichkeit nicht. Das Missverhältnis zwischen den Nährstoffen ist es, was die Ausbildung von Kwashiorkor fördert.

Diese Schilderung in Dettwylers Buch gab mir zu denken, denn meiner Überzeugung nach hängt das Resultat eines Trainingsprogramms stark vom Verhältnis der einzelnen Bewegungsarten zueinander ab. Krafttraining (Zufuhr von wiederholten Kontraktionen isolierter Muskeln zum Ausgleich eines Kraftdefizits) wird oft verschrieben wie ein Vitamin (Einnahme einer Pille zur Verringerung eines Nährstoffdefizits). Eine der Thesen, für die ich bekannt bin, lautet, dass Beckenbodentraining, so wie es verschrieben und praktiziert wird, unter Umständen mehr Schaden als Nutzen bringt. Beckenbodenübungen sind das, was Stärke im Fall von Kwashiorkor ist: Im Übermaß angewendet und ohne andere Bewegungsvitamine können sie negative Folgen haben – zu viel Spannung im Beckenboden. Beckenbodentraining (mehr darüber in Kapitel 10) ist an und für sich nicht »schlechter« als Süßkartoffeln, aber genau wie Süßkartoffeln sind Beckenbodenübungen nicht gesundheitsfördernd, wenn man sie isoliert genießt.

BECKENBODENTRAINING

Kontraktion des Beckenbodens. Wird oft empfohlen, um dem unwillkürlichen Harnabgang beim Husten oder Laufen entgegenzuwirken.

»Gute« Versorgung, egal ob mit Essen oder Bewegung, kann nicht auf eine einzige oder ein paar wenige Variablen reduziert werden, und schlechte Diäten oder Trainingsprogramme scheitern auch nicht am Fehlen einzelner Bestandteile. Wenn man sich (in jeder Beziehung) ausgewogen ernährt, erfährt der ganze Körper eine Gesamtsumme an Wohlbefinden. Jeder einzelne Nährstoff erfüllt dabei einen bestimmten Zweck, und viele Nährstoffe haben lokal besondere Wirkungen. Oft kann man bestimmte Probleme – mit den Nägeln oder Haaren, mit der Leber oder den Augen – auf einen spezifischen Nährstoffmangel zurückführen, und Lebensmittel, die diesen Nährstoff enthalten, werden dadurch zu Medikamenten. Man könnte es allerdings auch so sehen, dass wir gar nicht krank sind – nur unterernährt. Und dass wir Essen nicht als Medizin betrachten sollten; Essen ist keine Medizin. Es ist einfach Essen; wir brauchen die Nährstoffe darin zum Überleben und Gedeihen. So einfach ist das.

BEWEGUNGS-NÄHRSTOFFE

Nahrung und Bewegung lösen beide eine Kaskade von biochemischen Prozessen aus, die den physiologischen Zustand verändern. Die Umsetzung von Bewegungs-Input in biochemische Prozesse heißt *Mechanotransduktion*.

Diejenigen mit Biologiekenntnissen mögen mir verzeihen, dass jetzt eine kurze Einführung in die Strukturierung des menschlichen Körpers folgt. In der Theorie wird der Körper von der Wissenschaft zwecks leichterer Untersuchung folgendermaßen untergliedert: Der Körper besteht aus Organsystemen, die wiederum aus Organen bestehen. Die Organe bestehen aus Gewebe, welches wiederum aus Zellen besteht.

MECHANOTRANSDUKTION

Prozess, durch den die Zellen mechanische Signale (Stauchung, Spannung, Scherung) aus ihrer Umgebung in biochemische Signale umwandeln, um sich in Struktur und Funktion entsprechend anzupassen.

Aber im Grunde besteht der Körper einfach nur aus Zellen, allesamt verbunden durch das Netz der extrazellulären Matrix – einem komplexen Gemenge aus Polysacchariden und Proteinen, das nicht nur eine Struktur gewährt, sondern auch alle Aspekte des Zellverhaltens reguliert. Wenn du das bewegst, was du als deinen Körper kennst – Arme, Beine, Rumpf, Kopf –, veränderst du nicht nur die großen Strukturen wie Glieder und Wirbel, sondern auch die kleinen Zellstrukturen.

Wir erfahren in jedem Moment Kräfte. Auf die Schwerkraft reagiert der Körper ständig. So, wie der Körper ohne Knochen zusammenbrechen würde, würden auch die Zellorgane innerhalb der Zelle kollabieren, hielte das Zellskelett sie nicht an ihrem Platz. Aber obwohl die Schwerkraft hier auf der Erde konstant ist, hängen die durch sie erzeugten Belastungen von unserer Körperposition ab. Die Schwerkraft wirkt beispielsweise immer auf die Knochen ein, erzeugt aber unterschiedliche Belastungen, je nachdem wie sich die Knochen zur senkrecht wirkenden Schwerkraft verhalten. Ein Monat in der für Bettruhe typischen

Horizontalen kann Muskel- und Knochenmasse verringern. Die gleiche Schwerkraft. Die gleichen Gene. Andere Position. Anderer Körper.

Und die Schwerkraft ist nicht die einzige Kraft, die auf unsere Zellen einwirkt. Einfach ausgedrückt ist Kraft der auf ein Objekt wirkende Schub oder Zug. Im Falle des Körpers zählen zu den geschobenen oder gezogenen Objekten auch die zellulären Sinnesorgane – so spüren wir die Welt um uns herum. Druck von außen (wie die Interaktion zwischen Knochen, Muskel und einem Stuhl), Reibung (beispielsweise zwischen einem neuen Paar Schuhe und der Haut an den Füßen) und Zugkräfte (man denke an die Gipsverbände mit Flaschenzug, die es in Achtzigerjahre-Filmen immer zu sehen gab, wenn sich jemand beim Skifahren das Bein gebrochen hatte und im Krankenhaus lag) verursachen ebenso wie Bewegung im Körper Zellverformungen. Das Verkürzen und Verlängern größerer Gewebe wie der Muskeln übt Schub und Zug auf die kleinen Teile aus.

Dass der Körper auf mechanischen Input reagiert, leuchtet ein. Beim Augenarzt wird der Augeninnendruck gemessen, um möglichen Schaden vom Sehnerv abzuwenden. Wir wissen, dass Menschen, die ununterbrochen ohne Lageveränderung sitzen oder liegen, Druckgeschwüre entwickeln. Ganz selbstverständlich berichten wir von den Blasen, die die neuen Schuhe anfangs machten, und von dem Muskelschwund, der nach der Gipsabnahme deutlich zu erkennen war. Diese Beispiele sind für uns nicht beunruhigend (hoffe ich), aber die meisten von uns denken auch nicht darüber nach, wie es dazu kommt.

EIN BISSCHEN ANATOMIE

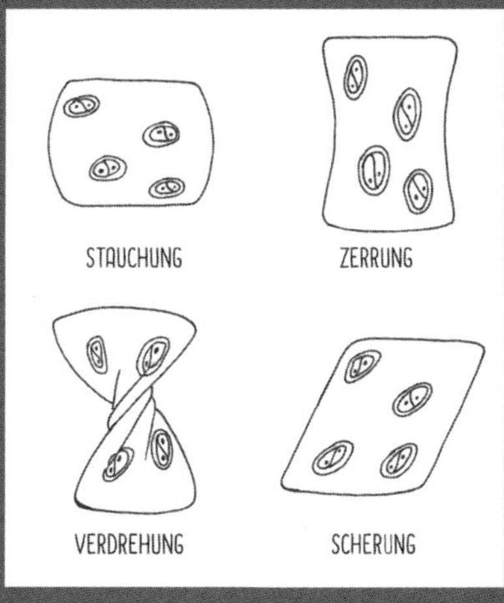

Um sich ein Bild von der Zellbelastung zu machen. stellt man sich am besten einen mit Wasser vollgesogenen Schwamm vor.

Um den Schwamm zu entleeren, können wir ihn zusammenquetschen (Stauchlast) oder auseinanderziehen (Zerrlast).

Wir können ihn auch auswringen (Verdrehlast) oder das eine Ende relativ zum anderen verschieben (Scherlast).

TELEOLOGISCH GESPROCHEN

Teleologie ist, wenn man Handlungsabläufen, zum Beispiel physiologischen Mechanismen, einen Zweck zuschreibt. Da sich beispielsweise das Skelett sehr stark dem anpasst, was wir tun, ignoriert man mit der Unterstellung einer absichtsvollen oder zweckgerichteten Formgebung den Anpassungsprozess. Will man den Körper beschreiben, ist es einfach, dies so auszudrücken: »Die Hüfte ist dazu gedacht, das Gewicht des Oberkörpers zu tragen«; viel komplizierter wäre: »Als eine Konsequenz der Hüft- und Beckenausrichtung ist die Hüfte robust genug geworden, um das Gewicht des Oberkörpers zu tragen«. Falls ich einmal Formulierungen wie »dazu gedacht« oder »dazu bestimmt« verwende, soll damit nur ein leicht verständlicher Lesefluss erreicht werden. Egal ob eine evolutionäre oder somatische (selbst erzeugte) Formgebung vorliegt, die Vorstellung von Zweckgerichtetheit ist unsinnig.

Warum stirbt der Sehnerv denn unter hohem Augeninnendruck ab und beschert uns ein Glaukom (Grüner Star)? Die Mechanotransduktion rückt endlich als Ursache vieler Erkrankungen ins Blickfeld der Forschung. Mechanotransduktionskrankheiten entstehen aus der Irritation von Zellen (dann auch des Gewebes, schließlich des Organs) durch die mechanische Umgebung, die man ihnen direkt oder indirekt bereitet hat.

Bewegung, Positionierung und Ruhezustand unseres Muskel-Skelett-Systems sind Faktoren, die unsere mechanische Umgebung stark beeinflussen. Zwar halten wir Bewegung für etwas, das wir machen, um unseren Körper in Form zu bringen, aber meistens wissen wir gar nicht, wie es zu dieser »Form« kommt. Nun ja, jetzt weißt du es. Es ist der Prozess der Mechanotransduktion, durch den sich unser physisches Selbst unseren Erfahrungen in der physischen Welt anpasst (in Form bringt).

Genauer gesagt ist der Körper die Gesamtsumme der von den Zellen erlebten Lasten. Stell dir für einen Augenblick vor, du stündest in einem großen Wald. Ein Wind weht durch diesen Wald und über dir siehst du, wie sich die Bäume hierhin und dorthin biegen. Manche Bäume bewegen sich kaum, andere rauschen erheblich. Qualität und Quantität der Baumbewegungen hängen von Richtung, Stärke und Dauer des Windes ab.

Man sollte nicht vergessen, dass die Last *nicht der Wind* ist. Die Last, das sind die *Wirkungen*, die der Wind ausübt. Die Last ist die Art, wie jeder Baum den Wind erlebt, abhängig von Höhe, Dicke, Stellung in Bezug auf andere Bäume (vielleicht werden die Wirkungen des Windes von höheren Bäumen ringsum verringert) und anderen Faktoren. Außerdem erfährt der Baum den Wind nicht überall auf gleiche Weise. Der verzweigte Teil des Baumes fängt möglicherweise mehr Wind auf und der Stamm wird dort stärker gebogen. An Stellen ohne Äste geht die Wirkung des Windes über einen leichten Druck auf die Rinde kaum hinaus.

Du bist gewöhnt, dich selbst als einen großen Körper zu sehen, und nicht als Gesamtsumme vieler kleiner Teile. Wenn wir an Lasten denken – besonders im Zusammenhang mit Krafttraining –, benutzen wir den Begriff eher für den Druck der Gewichte (»Ich stemme die Last des Gewichts«), anstatt zu überlegen, wie dieses schwere Gewicht an Billionen deiner Einzelteile einzigartige Verformungen (und Lasten) ausübt. Die zehn Kilo sind nicht die Last. Die Last ist das, was man durch das Tragen erfährt.

LASTVERTEILUNG

Stell dir vor, du stehst in der Mitte eines Trampolins. Das Gewicht, das das Trampolin tragen muss, entspricht deinem Gewicht, aber aufgrund seiner Bauweise wirkt sich die Last deines Gewichts nicht gleichmäßig auf alle seine Teile aus. Manche Bereiche werden mehr verformt als andere. Die Stelle unter deinen Füßen drückt sich am meisten Richtung Boden, wobei sich der Verformungsgrad zum Rahmen des Trampolins hin abschwächt. Zwischen Trampolin und Rahmen befinden sich Federn als verbindende Elemente. Diese Federn sind ebenfalls der Last ausgesetzt, wie auch der Rahmen – auch wenn hier die Verformung sehr gering ist. Fast unsichtbar.

Wenn du auf dem Trampolin stehst, belastest du die gesamte Konstruktion, aber auf jedes Bauteil wirkt die Last anders. Jetzt stell dir vor, du stehst nicht in der Mitte, sondern an einer anderen Stelle des Trampolins. Obwohl dein Gewicht in beiden Fällen genau gleich ist, hat es je nach Standort eine völlig einzigartige Wirkung auf das Trampolin. Und in diesem Fall stehst du nur. Ich könnte dich auch bitten zu hüpfen. Oder quer hinüberzurennen. Oder einen Salto rückwärts zu machen! In jedem dieser Fälle ist die Wirkung der durch deine Bewegungen erzeugten Lasten auf das Trampolin vollkommen einzigartig, Nanosekunde für Nanosekunde.

KEINE LAST IST WIE DIE ANDERE

Welche Stellung ein Gelenk einnimmt und wie es relativ zur Schwerkraft positioniert ist und welche Bewegung wie in Gang gesetzt wird – all das schafft eine einzigartige Last, die wiederum ein ganz bestimmtes Lastverteilungsmuster im Körper hervorruft. Jede vom Körper erfahrene Last, egal ob durch eine Tätigkeit (oder den Mangel daran) hervorgerufen, durch die Position oder die Wirkung dieser Tätigkeit oder ihre Wiederholungsfrequenz (oder den Mangel daran), ist ein eigener »Nährstoff«. Im Weiteren bezeichne ich das als *Lastprofil*.

Das hier ist ein sechs Kilo schwerer Kürbis.

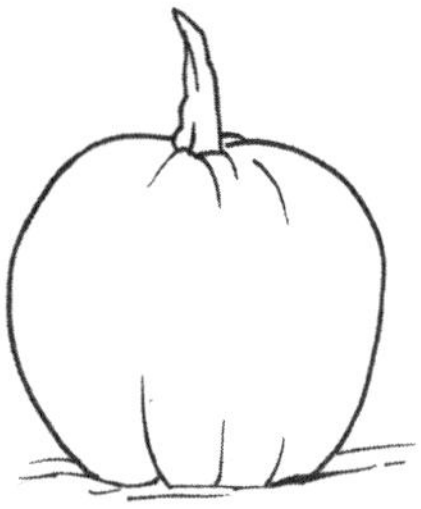

Dies sind zwei Kürbisse, die zusammen sechs Kilo wiegen.

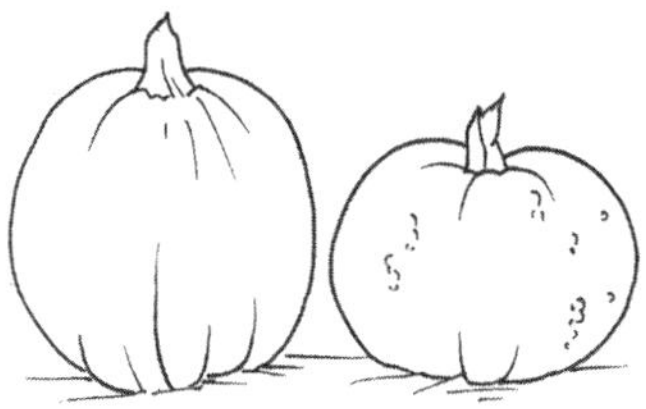

Diese Gruppe Kürbisse wiegt zusammen sechs Kilo.

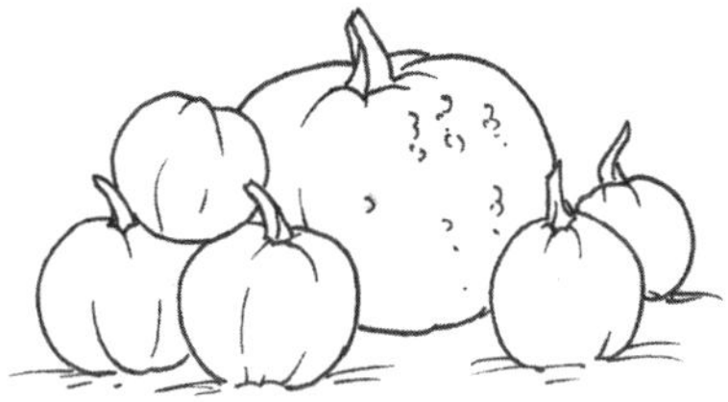

Auf der Waage hat jede der abgebildeten Kürbismengen ein Gewicht von sechs Kilo. Aber die »gleich schweren« Gewichte bewirken nicht die gleiche Last im Körper. Wie der Körper sich den ihm aufgeladenen Lasten anpasst, hat weniger mit dem Gewicht zu tun (in diesem Fall sechs Kilo) als damit, wie man es trägt.

Das sind fünf verschiedene Arten, den Sechs-Kilo-Kürbis zu tragen.

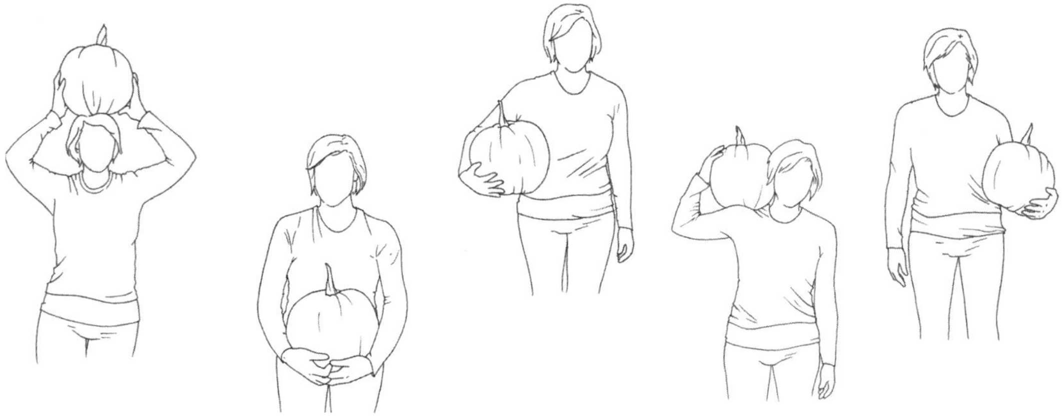

Hier noch mehr einzigartige Tragemöglichkeiten für ein Gewicht von sechs Kilo.

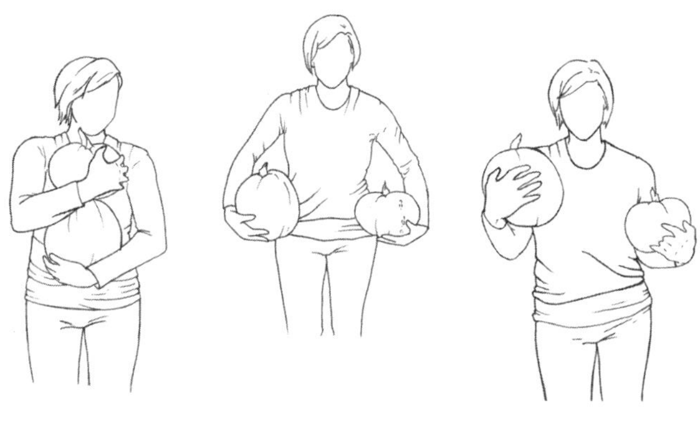

Und schließlich: Wie man sechs (unhandliche) Kilo Kürbis festhält.

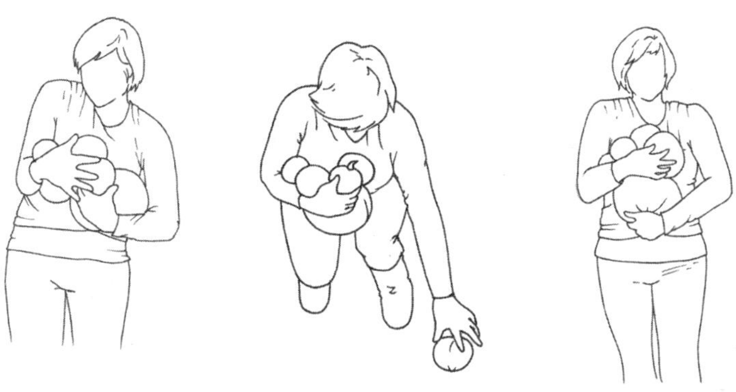

Die Bilder der vielen verschiedenen Arten, sechs Kilo Kürbis zu tragen, sind ein Beispiel für Lastvarianz. Bei der einen Variante erfordert das Tragen des Kürbisses die Beugung meiner Handgelenke und Ellenbogen und die Kontraktion meiner Arm- und Rückenmuskulatur. Bei einer anderen sind meine Arme nicht gefordert, aber dafür werden womöglich die Bandscheiben im Hals verformt. In manchen Fällen beanspruche ich eine Körperseite mehr als die andere; in manchen ist die Arbeit gleichmäßiger verteilt.

Die Lehre, die sich hier ziehen lässt, lautet, dass jede Last eine einzigartige Zelldeformation bewirkt (quasi ein Bewegungs-Nährstoff), auch wenn die einwirkende Kraft (sechs Kilo Kürbis) genau die gleiche ist.

GEWICHT ODER LAST

It's not the load that breaks you down, it's the way you carry it (»Was dich erdrückt, ist nicht die Last, sondern deine Art, sie zu tragen.«) Ich liebe die Geisteshaltung dieses Lena-Horne-Zitats, auch wenn ich es gern ändern würde: »Was dich niederdrückt, ist nicht das Gewicht, sondern die Last, die durch deine Art, sie zu tragen, entsteht.« Aber diese Änderung nimmt viel von der Poesie (und macht es wahrscheinlich verwirrend), also lasse ich es lieber, wie es ist. Du verstehst, worauf ich hinauswill?

Egal ob es um Kürbisse oder Körper geht, das »Gewicht« verrät nicht, welche Art von Last hervorgerufen wird. Oft wird Leuten gesagt, dass ihre Verletzungen vor allem von ihrem Körpergewicht verursacht wurden. Vielleicht hast du ja ein schlimmes Knie, und dir wurde erklärt, dass dein Gewicht eine außerordentliche Belastung darstellt. Vielleicht hat dir der Arzt erläutert, dass dein Übergewicht so auf dein Knie gedrückt hat, dass der Knorpel bis auf den Knochen abgeschliffen wurde. Die Lösung? Gewicht reduzieren und dadurch die Last verändern (wahr) und das Knie heilen. Aber wie sollst du fünfzehn Kilo abnehmen, wenn dein Knie sich nicht ohne Schmerzen beugen lässt?

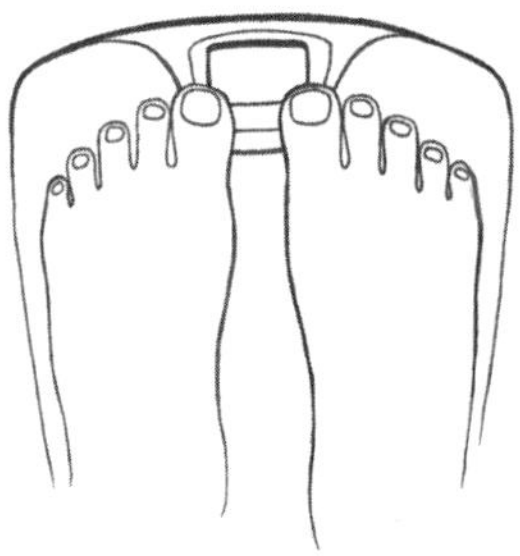

Last wird oft der Einfachheit halber auf das »Gewicht« reduziert, weil das leichter zu verstehen ist, aber mit deinem schmerzenden Knie (oder Fuß oder Rücken oder Beckenboden) hat es viel mehr auf sich als nur dein Gewicht. Es gibt Millionen Menschen ohne Übergewicht, die unter der gleichen Krankheit oder Verletzung leiden, und viele Übergewichtige, die nicht darunter leiden. Gewicht ist bei Weitem nicht das, was Lasten ausmacht. Wenn du gesünder werden willst, ist es viel wichtiger, dass du dich mit der Art, *wie du dein Gewicht trägst*, beschäftigst, als dass du stundenlang über jene nackte Zahl grübelst, die *dein Gewicht* darstellt.

Die Art, wie dein Fuß beim Gehen ausgerichtet ist, kann beispielsweise abnormal hohe Lasten im Knie entstehen lassen. Je weiter deine Füße beim Gehen auswärtsgedreht sind, desto höhere Lasten tragen die an der Innenseite liegenden Kniegewebe wie das vordere Kreuzband und der Innenmeniskus. Musst du wirklich 15 Kilo abnehmen, um dein Knie zu entlasten? Nein. Du kannst einfach ab jetzt deine Füße weniger weit auswärtsdrehen.

ALLERLEI LASTVARIABLEN

Wenn du über Lastprofile Bescheid weißt, kannst du die gesundheitlichen Auswirkungen von Trainingsmethoden besser beurteilen. Ruft ein Training Lasten hervor, die der Gesundheit zuträglich sind? Sind alle Sportarten gleich förderlich für den ganzen Körper? Wie sähe der nahrhafteste Bewegungsplan aus?

Schauen wir uns die Forschung zum Fahrradfahren an. Radsportler haben tendenziell eine geringere Knochendichte als Läufer. Warum? Weil beim Sitzen auf dem Fahrrad weniger vertikale Last entsteht, als wenn das Körpergewicht von den Beinen getragen wird. Ein Radfahrer ruft durch das Schieben und Ziehen der Pedale gewiss Lasten hervor, aber die Lasten, die beim Gehen oder Laufen entstehen, unterscheiden sich von den beim Fahrradfahren erlebten Lasten. Wenn du willst, dass deine Knochen dicht genug bleiben, um die vertikale Last deines Gewichts zu tragen, musst du sie auch mit deinem vertikalen Gewicht belasten. Fahrradfahren macht die Knochen nicht stark genug für vertikale Lasten, sondern stark genug für die Lasten, die beim Fahrradfahren entstehen.

Natürlich übt nicht jede Art von Fahrradfahren die gleiche Wirkung auf den Körper aus. Mountainbiker, deren Körperteile buckligen, kurvigen Pisten ausgesetzt sind und die öfter auf dem Rad stehen, kommen knochentechnisch besser weg als ihre auf glatten Straßen radelnden Kollegen. Sogar diese kleinen Erschütterungen des Körpers sind für die Zellen wesentlich.

Im Fitnessbereich kann »Fahrradfahren« eine spezifische Trainingskategorie darstellen. Aber wie wir gesehen haben, können Straßenfahren und Mountainbiking unterschiedliche gesundheitliche Wirkungen haben (zum Beispiel auf die Knochendichte). Auf diese Weise kann man jede Trainingsmethode auf die dabei vom Körper erfahrenen Lasten hin analysieren, um festzustellen, ob die Vorteile eines bestimmten Lieblingssports Anpassungen mit sich bringen, die langfristig der Gesundheit schaden.

In Fitnessfragen lautet unsere Sorge meistens: »Bist du heute Fahrrad gefahren oder nicht?« Aber wenn man auf die zellulären Auswirkungen von Bewegung oder Training schaut, muss man ins Detail gehen. Wie bist du Fahrrad gefahren? Schnell? Langsam? Bergauf oder bergab? Und was hat dein Oberkörper dabei gemacht? Sich auf den Lenker gestützt? Und deine kostbaren Weichteile? Wurden sie auf den Sitz gepresst? Oder hast du einen Sitz mit Ausschnitt (der den Druck von deinem Weichteil weg auf die nähere Umgebung verteilt)? Egal bei welcher Aktivität, für die Gesundheit kommt es auf die dabei entstehenden Lasten an.

Häufigkeit, Ausmaß und Winkel jeder einwirkenden Kraft schaffen eine einzigartige Umgebung für die Zellen. Lastprofile lassen sich genau wie Nahrungsmittel in immer kleinere Bestandteile zerlegen. Bei der Erforschung von Gewebeverletzungen gibt es verschiedene Variablen der Krafteinwirkung, die ein Lastprofil erst vollständig machen: Ausmaß, Ort, Richtung, Dauer, Häufigkeit, Schnelligkeit und Varianz.

Hier ist eine Liste der verschiedenen Faktoren, die die Wirkung einer Belastung bestimmen. Die ersten drei beschreiben das Gewicht und die Geometrie des Körpers. Die anderen Variablen betreffen die zeitlichen und örtlichen Eigenschaften der im Alltag erlebten Lasten.

Ausmaß: Die Größe der einwirkenden Kraft. (Denk an den mit Wasser vollgesogenen Schwamm. Hast du ihn mit aller Kraft ausgequetscht oder nur ein bisschen gedrückt?)

Ort: Teil des Organismus, auf den die Kraft einwirkt. (Hast du nur eine Ecke des Schwamms gezwickt oder ihn mit der ganzen Hand umfasst?)

Richtung: Der Winkel der Krafteinwirkung. (Hast du den Schwamm zusammengedrückt? Oder auseinandergezerrt? Ausgewrungen? Die Enden zueinandergedrückt oder die Seiten?)

Dauer: Die Zeitspanne der Krafteinwirkung. (Wie lange hast du den Schwamm ausgepresst?)

Häufigkeit: Die Anzahl der Krafteinwirkungen. (Hast du den Schwamm heute 6-mal oder 75-mal ausgequetscht?)

Schnelligkeit: Das Tempo der Krafteinwirkung. (Hast du zum Auswringen 30 Sekunden gebraucht oder versucht, es in einer zu schaffen?)

Varianz: Änderungen im Ausmaß der Krafteinwirkung. (Hast du den Schwamm 30 Sekunden lang gleich stark gedrückt oder zwischendurch auch nachgelassen?)

LASTENDYNAMIK

Timing und Tempo von Lasten sind wichtig, denn *Lasten treten während bestimmter Zeitspannen auf.* Jede Last hat einen Beginn, eine Mitte und ein Ende und kann je nach Zeitpunkt ein unterschiedliches Bild abgeben.

Wenn du einen Luftballon auf einen Stuhl legst und dich draufsetzt, entspricht die auf den Ballon einwirkende Kraft am Ende deinem Gewicht. Aber die Verformung des Ballons geschieht graduell, da dein Gewicht nicht plötzlich auf den Ballon wirkt – deine Muskeln lassen dein Gewicht innerhalb einer Zeitspanne, einer Sekunde vielleicht, auf den Ballon sinken. Die seitliche Auswölbung des Ballons wird am deutlichsten sichtbar, wenn dein ganzes Gewicht darauf ruht, aber der Ballon erfährt zunächst eine geringere Verformung, die dann größer und größer und größer wird, bis er ganz von deinem Gewicht »zerquetscht« wird. Wenn ich die auf den Ballon einwirkende Kraft kurz vor dem Platzen messe, entspricht sie annähernd deinem ganzen Gewicht, aber wenn ich die Belastung des Ballons zu einem früheren Zeitpunkt messe, ist die einwirkende Kraft geringer.

Und menschliches Gewebe gibt es in mehr als einer Variante. Jede Gewebeart reagiert unterschiedlich auf unterschiedliche Variablen; eine identische Kombination aus Kräften ruft verschiedene Lasten hervor, je nachdem auf welche Gewebeart sie einwirkt. So wie das kräftige Drücken eines Steins ein anderes Ergebnis zeitigt als das ebenso kräftige Drücken eines Ballons, entstehen bei verschiedenen Gewebearten verschiedene Zelldeformationen.

Auch wenn die Gewebearten verschieden reagieren, sind sie doch alle miteinander verbunden, und daher betreffen Lasten, die man nur in einer Körperregion spürt, dennoch alle anderen Körperteile, und zwar jedes einzelne auf eigene Weise. Ich sage oft, dass man sich nicht einen Rucksack auf den Körper setzt, sondern tatsächlich eine Billion Rucksäcke – auf jede Zelle einen –, aber die Art, wie jede einzelne Zelle ihren Rucksack trägt, hängt davon ab, wie weit sie von dem eigentlichen Rucksack entfernt ist. Die Zelle dort in deinem Fersenbein? Ja, auch sie spürt den Rucksack, wenngleich nicht so stark wie die Zellen in den Schultern.

Aber es geht nicht nur um das gefühlte Gewicht. Die durch eine Kraft verursachten Deformationen haben oft unvermutete Winkel. Stell dir vor, du ziehst am Saum deines T-Shirts. Oder noch besser: Zupf jetzt gleich einmal an deinem T-Shirt. Zieh den unteren Saum in Richtung Boden. Wahrscheinlich siehst du vertikale Falten, leicht schräge Falten und stellenweise auch gar keine Falten. Wenn du genau hinschaust, siehst du, dass sich die Seiten des T-Shirts zur Mitte hin bewegen. Eine einzelne nach unten gerichtete Kraft bewirkt Deformationen (also Lasten), die ganz andere Richtungen haben, als man meinen möchte.

AKTIVE BEWEGUNG UND DER MANGEL DARAN

Da du dich nun mit Lasten auskennst, können wir darüber sprechen, dass zelluläre Lasten ein inhärenter Bestandteil von Bewegung sind.

Oft wird das Muskel-Skelett-System als ein Gebilde aus Hebeln und Zügen dargestellt, das den Körper von A nach B bewegt, aber da passiert so viel mehr.

1. Deine Skelettmuskeln kontrahieren und bewegen dich von A nach B.
2. Durch die Muskelkontraktion werden eingebettete Arteriolen (die Blutgefäße, die direkt von den Arterien abzweigen) zusammengedrückt, wodurch sie sich öffnen, was wiederum Blut in aktive Regionen zieht.
3. Der Blutfluss in die nun arbeitenden Muskeln bringt ihnen Sauerstoff, der den Zellen Energie bereitstellt, und führt gleichzeitig den ständig in den Zellen anfallenden Abfall ab.
4. Die durch Bewegung entstehenden Lasten können sich auf den Körper sowohl in Form einer *Dislokation* (Verschiebung) als auch einer *Deformation* auswirken. Die Kontraktion deiner Bizeps-Muskelgruppe zur Drehung des Unterarms im Ellenbogengelenk, damit du einen Kürbis tragen kannst, ist ein Beispiel für eine Verschiebung. Eine Verschiebung tritt auf, wenn ein Körperteil (in diesem Fall die Unterarmknochen) nicht seine Form ändert, sondern als Ganzes bewegt wird. Allerdings ist der Armknochen, der den Kürbis hält, kein fixer oder starrer Hebel; Knochen sind weich. Wenn du kein Roboter bist (alle Cyborgs, bitte weghören), sind deine Gewebe weich. Und zwar alle. Daraus folgt, dass das Halten des Kürbisses auch geringe *Deformationen* auslöst: Änderungen der ursprünglichen Form eines Gewebes. Diese Gewebedeformationen sind größtenteils mikroskopisch. Der Hautkontakt eines in der Hand gehaltenen Objekts, die Zugkraft, die die Haut auf das darunterliegende Bindegewebe ausübt und die winzige Biegung des Armknochens unter dem Gewicht des Kürbisses sind allesamt Beispiele für »unsichtbare« Lasten, die nicht so viel Aufsehen erregen wie ein Versatz, aber dennoch eine zelluläre Erfahrung bewirken.

Um besser zu verstehen, wie die Form des Körpers durch Mechanotransduktion gestaltet wird, müssen wir mikroskopisch denken. Was wir mit bloßem Auge sehen können (die Lageveränderung von Ellenbogen und Knien, Füßen und Hüften), zeigt uns nicht nur die Bewegungen des ganzen Körpers, sondern verrät auch subtilere Bewegungen im Organismus, in den Geweben, in den Zellen unter der Haut.

Inzwischen müsste es dir plausibel erscheinen, dass unser Bewegungsmangel uns auf der Zellebene erstickt. Bewegungen, die einmal zum Leben gehörten (also während des ganzen Tages vorkamen) und zelluläre Lasten, die einmal ein fester Bestandteil des Alltag waren, sind wegdelegiert worden – an Computer, Maschinen und andere Menschen, die die Bewegungen für uns und an unserer statt ausführen. Es gibt keine Möglichkeit, die unterschiedlichen Beugungen und Drehungen physisch nachzuholen; keine Chance, die hundert Wochenstunden Zellenkompression in sieben nachzubilden; und derzeit keine Technik, die die Natur überlisten könnte. Krankheit wird üblicherweise als ein Fehler der Physiologie angesehen. Ich behaupte dagegen, dass unsere Physiologie auf die Art von Bewegung, die sie als Input erhält, absolut korrekt reagiert. Statt uns selbst für kaputt zu erklären, sollten wie unsere Gesundheitsprobleme als Signal für eine kaputte (mechanische) Umgebung verstehen.

»Moment mal«, sagst du. »Ich mache doch Fitness, was ist mit mir?« Zu unserem landläufigen Verständnis von Fitnesstraining gehört die Annahme, dass *jede Art von Training* die Sauerstoffversorgung sämtlicher Gewebe fördert, aber das ist nicht der Fall. Jede Art von Bewegung fördert die Durchblutung (sprich: Sauerstoffversorgung und Abfallbeseitigung) *nur in den Muskeln, die für die jeweilige Bewegung gebraucht werden.* Selbst wenn du sehr sportlich bist – vielleicht joggst oder radelst du ja wie besessen –, nützt das nur den Muskeln, die du für deine sportliche Tätigkeit einsetzt. Durch starke körperliche Beanspruchung nach einem bestimmten Muster entstehen mit der Zeit kräftige Gewebe neben schwachen, und in einem solchen Milieu können sich langsam Verletzungen entwickeln.

Häufige und mannigfaltige Bewegung treibt die essenziellen physiologischen Prozesse an. Bewegung ist nicht so optional, wie wir es gerne hätten. Ein Mangel an Essen (oder, Gott bewahre, Sauerstoff) führt zu einer Vielzahl von biologischen Signalen und physiologischen Folgen, und genauso ist es bei einem Mangel an Bewegung: Die Menschen wohnen in ihren Körper-Häusern, um sie herum schrillen die Alarmglocken in Form von Schmerzen, Beschwerden und Krankheiten, aber von der Ursache des Problems haben sie keine Ahnung. Im Bereich Bewegung haben wir bisher das Äquivalent von Unterernährung und flacher Atmung praktiziert, was den ganzen Körper beeinträchtigt, bis hinunter auf die Zellebene.

Natürlich können auch Ernährung, Stress und Umwelteinflüsse die Genexpression (die physische Umsetzung deiner DNA) verändern. Aber als Biomechanikerin bin ich der Ansicht, dass Bewegung das ist, was den meisten Menschen mehr fehlt als alles andere. Das Gros der etablierten Wissenschaft ist bei diesem Thema nicht am Ball. Bei der Erforschung von Krankheitsursachen ist das interne mechanische Milieu des Menschen das am wenigsten untersuchte – ein verblüffendes Versäumnis, wo doch fast jede Zelle des Körpers *eigene Organe zur Registrierung der mechanischen Umgebung* hat. Die Bewegungswissenschaft – jenes akademische Fach, das schon dem Namen nach die menschliche Bewegung erforschen sollte – hat Bewegung durch Fitness und Sport ersetzt (mehr dazu in Kapitel 3). Innerhalb des Forschungsfeldes Anatomie haben wir eine Hierarchie der Strukturen geschaffen, derzufolge das Herz-Kreislauf- und das Nervensystem nicht nur vom Bewegungsapparat getrennt sind, sondern auch viel höhere gesundheitliche Priorität haben sollen als dieser.

Alle körperlichen Vorgänge brauchen, um reibungslos zu funktionieren, Bewegung durch das Muskel-Skelett-System. Verdauung, Immunabwehr, Fortpflanzung – alle diese Körperfunktionen verlangen von uns Bewegung. Man kann die perfekte Diät einhalten, acht Stunden pro Nacht schlafen und das Haus nur mit Natron und Essig putzen, aber ohne die durch natürliche Bewegung entstehenden Lasten sind alle diese ehrenwerten Bemühungen auf Zellebene hinfällig, und ein optimales Wohlbefinden wird sich nicht einstellen.

Wie ich später noch darlegen werde, geht es bei natürlicher Bewegung nicht nur um Muskeln und Fitness. (Und nur um es noch verwirrender zu machen: Manchmal geht es auch nicht nur um Bewegung.) Es gibt viele passive Lasten, die aus der Interaktion mit sämtlichen Kräften der Erde entstehen. Aber das Thema essenzielle (und passive) Lasten würde ich gern anhand einer anderen Spezies erklären, denn manchmal stehen wir uns selbst zu nahe, um richtig hinzuschauen.

GEFANGENSCHAFTSBEDINGTE ERKRANKUNGEN

Warst du schon mal in einem Zoo oder in einem Freizeitpark, in dem es einen Orca (auch als »Killerwal« verschrien) gibt? Oder hast du vielleicht den Film *Free Willy* gesehen? Dann ist dir vielleicht die umgeknickte Rückenflosse bei gefangen gehaltenen Exemplaren dieser Walart aufgefallen.

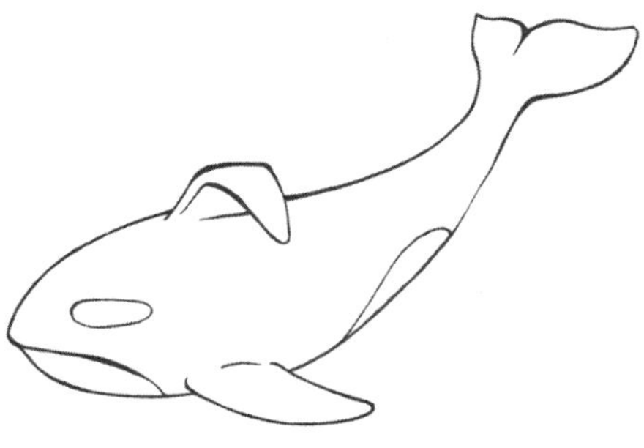

Meeresbiologen und -tierärzte haben die tieferen Ursachen des sogenannten FFS erforscht (*Flaccid Fin Syndrome*, »Rückenflossenerschlaffungssyndrom«, wobei die Meeresbiologin

Wende Alexandra Evans darauf hinweist, dass die Flosse starr ist und man eher von »Rückenflossenknicksyndrom« sprechen sollte) und sich gefragt, welche Umstände der Gefangenschaft es sind, die das Risiko erhöhen, dass das Syndrom auftritt. Sie haben eine Liste mit für die Gefangenschaft typischen Verhaltensweisen aufgestellt.

1. Orcas kreisen in Gefangenschaft nur gegen den Uhrzeigersinn.
2. In flachen Becken gehaltenen Orcas fehlt die Bewegung durch die von höherem Wasserdruck geprägte Umgebung der Meerestiefe.
3. Die Ernährung von gefangen gehaltenen Orcas ist anders als in freier Natur – ihr Futter hat einen geringeren Wassergehalt.
4. Der an der Wasseroberfläche verbrachte Zeitanteil ist bei Orcas in Gefangenschaft höher.

Meeresbiologen haben die Flossenverformung auch im natürlichen Lebensraum vorgefunden, allerdings in viel geringerer Häufigkeit und Ausprägung. Man sieht leicht gebogene Rückenflossen, aber nicht das Ausmaß an Krümmung, wie es bei den meisten gefangenen Männchen vorkommt. Bei den im Meer lebenden Walen mit Rückenflossenknick schienen auch Verletzungen der Rückenflosse vorzuliegen (wie sichtbare Wunden vermuten ließen), und bei manchen zeigte sich bei späteren Sichtungen eine Besserung ihrer Deformation. Berichte über eine Besserung des FFS bei gefangenen Orcas liegen nicht vor.

Andere Fakten waren zu berücksichtigen:

1. Bei heranwachsenden Orcas tritt im Zusammenhang mit Wachstumssprüngen eine natürliche Erweichung (erhöhte Wackeligkeit) der Rückenflosse auf.
2. Männchen haben längere Rückenflossen als Weibchen.
3. Die Rückenflosse von Orcas besteht aus einem ähnlichen Gewebe wie unsere Bänder. Sie enthält hauptsächlich Kollagenfasern, aber keine Knochen oder Muskeln, die sie aufrecht halten könnten, und gilt daher als passives Gewebe.

Unter Berücksichtigung all dieser Fakten haben Forscher die Hypothese aufgestellt, dass die wahrscheinlichste Ursache des FFS in der mechanischen Umgebung der Gefangenschaft zu suchen ist – genauer gesagt in der *fehlenden Belastung* der Rückenflosse, die sonst durch ausgiebiges Vorwärtsschwimmen entstehen würde, sowie durch den das passive Gewebe der Flosse aufrecht haltenden Druck der Meerestiefe, außerdem in den *unnatürlich hohen Lasten*, die beim Im-Kreis-Schwimmen in einer Richtung auftreten, und durch Schwerkrafteinwirkung auf die vermehrt aus dem Wasser ragende Flosse. Das größte FFS-Risiko trügen demnach jene Wale, die lange Rückenflossen haben, ihre Wachstumsphase in Gefangenschaft verbringen und eine genetische Veranlagung für instabiles Kollagen aufweisen.

Worauf ich hinauswill?

Eigentlich müsste die Rückenflosse als Körperteil, der Schwimmstabilität ermöglicht – eine für Wale lebenswichtige Fähigkeit –, irgendeinen eingebauten Stabilisierungsmechanismus besitzen (beispielsweise einen Muskel), der Probleme wie das Abknicken verhindert. Evolutionär gesehen stellt sich jedoch die Frage, wozu der Wal, der seit ewigen Zeiten an eine bestimmte Schwimmweise angepasst ist, einen Stabilisierungsmechanismus braucht, wenn bereits das Schwimmen im Ozean die für die Funktion notwendigen Kräfte erzeugt? Ein Stabilisierungsmechanismus wäre für den Wal unnötige Hardware, deren Gebrauch und Erhalt Energie kosten würde. Der Wal ist fürs Schwimmen bestens gerüstet; das Problem ist allein die Umgebung des gefangenen Wals. Selbst bei Walen mit genetisch »schwächerer« Rückenflosse zeigt sich diese genetische Schwäche erst *in der besonderen Umgebung der Gefangenschaft.*

Unsere menschlichen Erkrankungen werden uns immer wieder durch chemische oder genetische Umstände erklärt, während wir das Lastprofil, von dem das Funktionieren unseres Körpers abhängt, komplett ignorieren. Es mag weit hergeholt erscheinen, aber wir sind – wie die knickflossigen Orcas – gefangen gehaltene Tiere und unser Gewebe ist für die Art, wie wir uns in unserem modernen Lebensraum bewegen, nicht geeignet.

GENE UND VERHALTENSKRANKHEITEN

Nehmen wir an, dass Wale in der Zukunft nur noch in Gefangenschaft existieren, sodass wir nur noch an gefangenen Walen Beobachtungen anstellen, Daten erheben und Forschung betreiben können. Mit der Zeit wird uns dann die Häufigkeit von umgeknickten Rückenflossen normal erscheinen. Ohne andere, wild lebende Wale als Vergleich würden wir unser Augenmerk wahrscheinlich auf bestimmte chemische oder genetische Bedingungen richten, die die Wahrscheinlichkeit einer FFS-Erkrankung erhöhen. Wir würden davon ausgehen, dass männliche Wale, solche mit langen Rückenflossen und solche mit einem bestimmten Gen für Kollagen vom »Typ X« allesamt zur FFS-Risikogruppe zählten, einfach aufgrund dieser Faktoren.

Wenn alle Wale in Becken schwämmen, wäre die Art, wie sie schwimmen, kein so leicht erkennbarer Faktor für die Ausbildung von FFS. So schwimmen Wale eben, oder? Alle untersuchten Wale schwimmen auf exakt diese Weise. Es ist ja nicht so, dass die Wale nicht fit gehalten werden. Egal wie sie schwimmen, sie brauchen doch dabei die gleichen Muskeln. Wir sorgen doch dafür, dass die Wale drei bis vier Stunden am Tag schwimmen. Der Bedarf ist gedeckt, also muss es einen *anderen* Grund geben.

Aber natürlich ist Schwimmen nicht gleich Schwimmen. Selbst wenn die benutzten Muskelgruppen dieselben sind, unterscheiden sich die Kräfte, die im Laufe des Lebens auf den Körper eines Wals einwirken, beträchtlich je nach Schwimmgeschwindigkeit, Positionierung zur Schwerkraft etc. Was der Wal am Ende physisch erfährt, hängt von den Lasten ab. Wenn wir Bewegung als eine Reihe von Lasten sehen, wird eher begreiflich, warum langsames Im-Kreis-Schwimmen an der Wasseroberfläche nicht das Gleiche ist wie Geradeaus-Schwimmen in großen Tiefen mit gelegentlichen Sprints – das natürliche Verhalten bei Nahrungs- und Partnersuche, wie man es bei wildlebenden Walbeständen beobachtet.

Ersetze nun Knickflossen durch Knieprobleme, Plattfüße, abgenutzte Hüftgelenke, verspannte Oberschenkelmuskeln, schlaffe Beckenböden, schiefe Fußgelenke und so weiter – und schau dir unser Lastprofil an. Eine Stunde Gehen auf dem Laufband schafft ein völlig anderes Lastprofil als eine Stunde Gehen auf dem Boden. Trägt man in dieser Stunde beim Gehen Schuhe, ist das Lastprofil völlig anders als beim Barfußgehen. Verbringt man die acht Stunden vor und nach dem einstündigen Gehen im Sitzen, ist das Ergebnis völlig anders, als wenn man die Stunde Gehen auf den ganzen Tag verteilt.

Die Lasten, die wir heutzutage erfahren, unterscheiden sich sehr stark von den Lasten, die die Menschen vor hundert, tausend oder zehntausend Jahren erfuhren. Dennoch nehmen wir es als gegeben hin, dass unsere Gesundheitsprobleme – die so viele von uns teilen – genetisch bedingt seien. *Genetisch*, diesen Begriff definieren wir innerlich mit *außerhalb unseres Einflusses*. Ob aus Bequemlichkeit oder Unwissenheit, den Lebensraum, in dem unsere Gene wohnen, und die Auswirkungen unserer Bewegungsweise auf unseren Gesundheitszustand lassen wir außer Acht.

BEWEGUNG, LASTEN UND DIE DNA

KAPITEL 2

»Die Natur ist nicht klassisch, verdammt noch mal, und wer eine Simulation der Natur machen will, soll lieber gleich eine quantenmechanische machen, und meine Güte, ist das ein herrliches Problem, denn es sieht gar nicht mehr so einfach aus.«

RICHARD FEYNMAN

Den Großteil meiner akademischen Laufbahn, und das sind jetzt fast 20 Jahre, habe ich damit verbracht, die menschliche Biomechanik zu studieren. Meine Faszination für tierische Zellen, den menschlichen Körper und seine Bewegung ist grenzenlos, aber manchmal, wenn ich stundenlang über die körperliche Biomechanik nachgedacht habe, brauche ich eine Pause. An solchen Tagen brühe ich mir einen großen Becher Tee auf, lasse ein warmes Bad ein und schmökere ganz gemütlich … in Forschungsarbeiten über Pflanzenmechanik.

Wenn du magst, lasse ich dich an meinem Lieblings-Halbwissen über die Mechanik der Bäume teilhaben: Bäume werden vom Wind geformt. Echt. Natürlich bestimmen die Gene des Baumes seine ungefähre Form, seine Farbe und Oberflächenstruktur. Diese genetisch vorbestimmten Eigenschaften helfen dem Biologen bei der Klassifizierung eines Baumes als Buche oder Lärche und so weiter, aber es ist die Bewegung des Baumes, besonders die ganztägige und tägliche Stimulation durch den Wind, die die Dicke des Baumstammes und der Äste prägt sowie die Häufigkeit und den Winkel seiner Verzweigung. Ist das nicht verblüffend? (Was ich dabei am interessantesten finde, ist die Frage, wie der Baum diesen mechanischen Input speichert. Bäume wachsen so hoch und so lange, dass sie die mechanische Information so speichern müssen, dass sich ihr zukünftiges Wachstum vorteilhaft nach dem mechanischen Input richtet. WO IST DAS GEHIRN DES BAUMES? Solltest du es wissen, liebe Leserin, lieber Leser, dann zögere bitte nicht, mir diese Information zuzumailen. Ich wäre dir ewig dankbar.)

GENE UND VIEW-MASTER

Nach diesem kleinen Exkurs ins Pflanzenreich sollten wir weiter über menschliche Gene sprechen. Falls du während der letzten hundert Jahre zur Schule gegangen bist, wird dir wahrscheinlich ein Zellmodell beigebracht worden sein, demzufolge der Zellkern alle für die Zellreproduktion nötigen Informationen birgt, wobei das Erbgut (die DNA) das Verhalten der Zelle bestimmt. Infolgedessen wird der Zustand jedes Gewebes (das aus Zellen besteht), jedes Organs (das aus Gewebe besteht) und jedes Systems (das aus Organen besteht) von unseren Genen diktiert.

Aber wie wir bereits von den Bäumen wissen, sind Gene nicht so einfach gestrickt. Die Wissenschaft hat festgestellt, dass das Vorhandensein eines bestimmten Gens bei einem Menschen nicht automatisch eine bestimmte Auswirkung zeitigt. Das bedeutet, dass sowohl du als auch deine Nachbarin ein Brustkrebsgen haben könnten, aber nur eine (oder auch keine) von euch Brustkrebs bekäme. Die Tatsache, dass Gene sich abhängig von ihrem Umfeld unterschiedlich verhalten, hat das Forschungsfeld der *Epigenetik* heranwachsen lassen, ein Zweig der Biologie, der sich damit befasst, wie das Umfeld einer Zelle ihr Verhalten beeinflusst.

Ein *Gen* ist eine bestimmte DNA-Sequenz auf einem einzelnen Chromosom, in der ein bestimmtes Merkmal kodiert ist. Viele Menschen verbinden Gene mit der Idee der *Vorherbestimmtheit* und benutzen den Begriff auch in diesem Sinn: »Der Arzt hat gesagt, meine Knieprobleme wären genetisch vorgeprägt« oder »Forschungen zufolge ist eine Herzerkrankung genetisch bestimmt«. Aber eine derartige Verwendung des Begriffs *genetisch* ist bestenfalls veraltet und wirkt schlimmstenfalls auf den Betroffenen vollkommen lähmend.

Zutreffender wäre es, Gene als »rahmensetzend« für gewisse Auswirkungen zu betrachten. Dein Erbgut ist kein Bild davon, wie du jetzt und in Zukunft aussiehst. Es ist eher wie eine der Scheiben, die man in einen View-Master steckt: eine Vielzahl von möglichen Ausprägungen, auswählbar durch einen Druck auf den Hebel des Geräts.

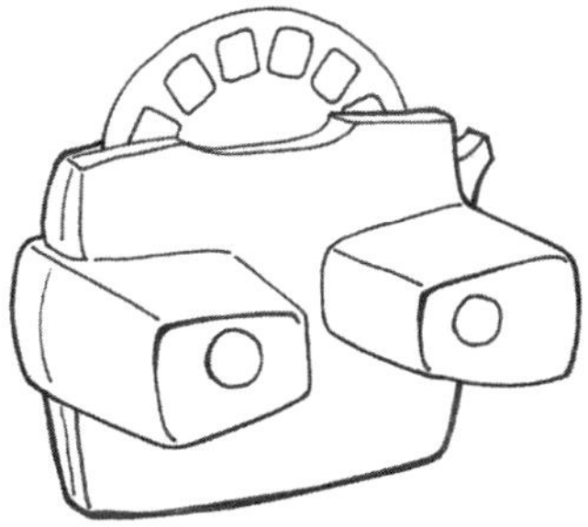

DAS MECHANOM

Der Begriff *Genom* wird dir vertraut sein (die Gene, Genmodifikatoren und der »Gen-Müll« dazwischen), wird er doch ständig im Zusammenhang mit Gesundheit und allgemeinem Menschsein verwendet, aber wahrscheinlich hast du noch nie den Begriff *Mechanom* gehört.

Übertragen auf das View-Master-Beispiel bestünde das Mechanom aus sämtlichen Kräften und Mechanismen, die zum Drücken des Hebels und zur Drehung der Scheibe notwendig sind. Ein Mechanom ist das Zusammenspiel zwischen Mechanik und Biologie. Die Schaffung von Stimulation, die von den Mechanosensoren der Zellen registrierten Lasten und die durch Zelldeformationen ausgelösten Reaktionen – das alles nennt man *Mechanom*.

Deine Gene enthalten beispielsweise Informationen über das Verhältnis von Muskelfasertypen. Dadurch wird das durch Training abrufbare Wachstums*potenzial* deiner Muskeln bestimmt – ob du etwa jemals das Zeug zum Weltklasse-Sprinter haben wirst –, aber die Gene steuern nicht das Programm, das dich zu einem Athleten machen könnte. Diese Entwicklung kommt erst dann in Gang, wenn du durch dein Verhalten Stimulation schaffst. Wenn du (und deine Gene) vom Tag deiner Geburt an 15 Jahre lang im Bett gelegen hättest, würdest du nicht so aussehen (als Mensch und auf dem Papier), wie wenn du (und deine Gene) 15 Jahre lang aufrecht gehend und in Bewegung verbracht hättest. Das ist zwar ein extremes Beispiel, aber jede Bewegung und jeder Bewegungsmangel führen zu subtilen Veränderungen am Menschen und an seinen Genen.

DAS GENETISCHE VORURTEIL

Die wissenschaftliche Lehre hinkt manchmal weit hinter der Forschung her. Auch heute, Jahrzehnte nachdem Forscher zu einem besseren Verständnis externer Faktoren bei der

Genexpression gefunden haben, wird beginnenden Medizinstudenten immer noch das Modell »Zellkern steuert die Zelle« beigebracht; das fortschrittlichere Zellmodell wird erst in spezialisierten Aufbaustudiengängen im Fach Mechanobiologie vermittelt.

Als Folge dieses Versäumnisses sind die Ärzte unseres Vertrauens meistens nicht in der Wissenschaft der Mechanotransduktion bewandert. (Und im medizinischen Lehrplan ist auch wirklich kein Platz mehr für Mechanotransduktion. Ärzte müssen ohnehin schon ewig lange studieren, um sowohl Notfälle als auch die seltensten Krankheitsbilder bei allen möglichen Patienten erkennen zu können. Es wäre albern, von der Ärzteschaft zu erwarten, dass sie neben Biologie, Chemie, Anatomie, Physiologie und der Behandlung von Menschen in Not auch noch Mathematik und Physik lernen soll. Wir sollten sie damit verschonen und Verantwortung für uns selber übernehmen. Da, jetzt hab ich's gesagt.)

MECHANOBIOLOGIE

Diese relativ neue Forschungsrichtung untersucht den Einfluss von Krafteinwirkungen und Änderungen der Zell- oder Gewebemechanik auf den Körperbau, auf das Wachstum und auf die Entstehung von Krankheiten.

Aus welchem Grund auch immer, das mechanische Umfeld ist womöglich der wichtigste, sicherlich aber der am meisten vernachlässigte Aspekt der Zellumgebung. Mechanotransduktion ist, wie du bereits weißt, die Art und Weise, wie Zellen mechanische Signale registrieren und verarbeiten. Du weißt ebenfalls, dass aufgrund von Lasten ständig mechanische Signale entstehen, sowohl durch unsere Bewegungen als auch durch unsere Position im Ruhezustand. Bewegung (nicht nur sportliche Tätigkeit, sondern jede menschliche Geste, groß oder klein) belastet das Gewebe und die Zellen des Körpers. Jede Zelle besitzt ein robustes Gebilde, das Zellskelett, das eine ähnliche Funktion ausübt wie unsere Knochen. Jüngste Forschungsergebnisse der Biomechanik zeigen, dass die Zelldeformation an sich und die Belastung des Zellskeletts das Verhalten der Zelle und auch ihre Regeneration prägen.

Die systematische Erforschung der Mechanotransduktion ist noch »jung« – die meisten Forschungen darüber sind in den letzten 20 Jahren angestellt worden –, aber vor über hundert Jahren war das Phänomen in wissenschaftlichen Kreisen wohlbekannt, was zum Teil dem deutschen Anatomen Julius Wolff (bekannt durch das Wolff'sche Gesetz) zu verdanken ist.

Heute liegen reichlich Erkenntnisse zum Zusammenhang zwischen unserer physischen Belastung und unseren Krankheiten und Beschwerden vor. Dennoch widmet man die meisten Forschungsmittel (und Schlagzeilen) dem genetischen Determinismus oder biochemischen Markern (wie dem Cholesterinwert bei der koronaren Herzkrankheit).

Trotz der wissenschaftlichen Erkenntnis, dass sich praktisch alle Zellen den Anforderungen ihres mechanischen Umfelds anpassen und biochemische Signale für die Genexpression womöglich gar nicht nötig sind (offenbar kann das Zellskelett mechanische Signale direkt an die DNA übermitteln), wird unsere Leiblichkeit immer wieder als etwas dargestellt, das kaum etwas mit unserem Verhalten zu tun hat – beispielsweise mit der Art, wie wir seit der Geburt unseren Körper gebraucht haben.

Unsere generelle Ahnungslosigkeit in Bezug auf das Mechanom darf nicht die Tatsache verschleiern, dass viele körperliche Vorgänge, darunter auch die Genexpression, *mechanisch* gesteuert werden können. Hat man dies erst begriffen, versteht man auch, dass jedes Streben nach Gesundheit ohne Sinn für die »Bewegungsumwelt« nur zu Lösungen führen kann, die kurzsichtig und wenig wirksam sind.

Dank der Fortschritte in der Nanotechnik können Forscher in jüngster Zeit besser beobachten, wie Zellen untereinander Kräfte übertragen und wie Lasten bei einzelnen Zellen Anpassungen hervorrufen, die das Gewebe verändern. Ein besseres Verständnis dieser Prozesse könnte dazu führen, dass Ärzte viele verbreitete Gesundheitsprobleme (darunter Krankheiten wie Arthrose, Osteoporose, manche Krebsarten und Bindegewebserkrankungen) als *Mechanotransduktionskrankheiten* erkennen – und es könnte Medizinern dabei helfen, eigene Belastungstherapien zu entwickeln. Bis dahin können wir darauf achten, wie wir unseren Körper jeden Tag, jede Minute belasten und die nötigen Veränderungen sofort umsetzen.

WOLFFSCHES GESETZ

Das Wolffsche Gesetz war ursprünglich eine Reihe von mathematischen Formeln, aufgestellt von dem Anatomen Julius Wolff, um den genauen Verlauf von Knochenwachstum vorherzusagen. Obwohl sich einzelne Elemente (beispielsweise sein mathematisches Modell, demzufolge Knochengewebe nicht biegsam ist) als unzutreffend erwiesen, bleibt das Prinzip – dass Knochen sich den durch mechanischen Gebrauch entstehenden Lasten anpassen – ein Grundsatz der heutigen Osteologie.

Verallgemeinert drückt das Wolffsche Gesetz die Erkenntnis aus, dass Gestalt, Nährstoffaufnahme, Stoffwechselbilanz und Wachstum der Knochen vom Körpergebrauch abhängen – sowohl bei wachsenden Kindern als auch bei Erwachsenen. Heute bildet das Wolffsche Gesetz den Hintergrund für den Ansatz der Anthropologen, aus der Formung von Skelettfunden Rückschlüsse auf das mechanische Umfeld vergangener Zeiten zu ziehen.

DU BIST, WIE DU DICH BEWEGST

Ich kenne dich nicht persönlich, aber es liegt nahe, dass wir über ähnliche Entwicklungserfahrungen verfügen – was bedeutet, dass unsere Zellen ganz ähnliche mechanische Umfelder hatten. Du bist wahrscheinlich im Krankenhaus geboren und danach in einer

Babytrage auf dem Rücksitz eines Autos nach Hause gefahren worden. Die ersten sechs Monate hast du hauptsächlich liegend verbracht, und an die frische Luft wurdest du meistens in Rückenlage gebracht, im Kinderwagen oder im Buggy.

Die Feinmotorik deiner Hände ist am stärksten gefördert worden; du hast Rasseln und andere Gegenstände zum Greifen und Befingern bekommen. Um Kraft in den Beinen zu entwickeln, hättest du jemanden gebraucht, der dich regelmäßig aufrecht hält, sodass deine Beine einen kleinen Teil deines Körpergewichts hätten tragen können – aber solche Übungen galten als gefährlich, da gemeinhin der wissenschaftlich nicht belegte Glauben herrschte, Babys bekämen davon O-Beine. Und obwohl deinen Eltern davon abgeraten wurde, dich beim Stehen zu unterstützen, hielt sie niemand davon ab, dich ständig zu pucken und in Türhopser, Lauflerngeräte oder andere niedliche Vehikel zu stecken, die nachweislich schädlich sind (indem sie etwa die motorische Entwicklung hemmen oder zu Hüftdysplasie führen). Deine natürlichen motorischen Fähigkeiten, also das Auf-den-Bauch-Rollen, Hinsetzen, Krabbeln und dann Laufen haben sich wahrscheinlich mit sechs, sieben, acht und zwölf Monaten gezeigt.

HUCH!

Laut einer Studie aus dem Jahr 2013 gehen 15- bis 17-jährige kanadische Jugendliche im Schnitt 11 Minuten pro Tag.

Kaum dass du im Laufalter warst, ja vielleicht schon vorher, hast du Schuhe bekommen, um deine Füße zu »stützen«, und dann hast du deine Welt erforscht – bis es Zeit war, dich hinzusetzen: in den Hochstuhl, aufs Dreirad, auf deinen eigenen, kleinen Kinderstuhl.

Dein Gehen wurde zum kindlichen Laufen – zuerst zu einem unbeholfenen, steifarmigen Marschieren und schließlich zu etwas, das echtem Laufen ähnlicher war. Schwer zu sagen bei den klobigen Windeln, die deine Beine immer leicht auseinanderdrückten. Weil du schwer zu tragen oder schwer zu bändigen warst, hast du womöglich geraume Zeit im Buggy verbracht, auch wenn du nicht schliefst.

Als du mit fünf oder sechs Jahren in die Schule gekommen bist, musstest du dich stundenlang auf einem Stuhl winden. Das Stillsitzen war dir nicht angeboren, aber nach ein paar Jahren ist es zu deiner meistgeübten Fertigkeit geworden, auf die du mehr Zeit verwendet hast als zum Lesen, Schreiben, Spielen und zum Sportunterricht. Wie ein Ninja des Sitzens hast du das Stillsitzen auf dem Stuhl mehr geübt als jede andere Tätigkeit, hast Stunde um Stunde um Stunde damit verbracht, hast für keine andere Kulturtechnik auch nur annähernd so viel Übungszeit verwendet.

Ich weiß nicht, wie es bei dir war, aber ich habe nach der Schule viel gespielt oder auf dem Rad gesessen, bin auf alte Trecker geklettert und draußen geblieben, bis die Sonne unterging. Ich hatte nicht ständig Hausaufgaben, jedenfalls nicht das Tagespensum heutiger Kinder. Als ich älter wurde, schwand meine Spielzeit und wurde vom Abhängen mit Freundinnen abgelöst. Es hat einen Riesenspaß gemacht, aber viel Bewegung war nicht dabei.

Vielleicht hast du dich hingesetzt und ein Musikinstrument gespielt, nach der Schule Sport getrieben, eifrig Tanzkurse besucht oder für die Schulzeitung geschrieben. Gut möglich, dass deine Bewegung »nach der Schule« auf ein oder zwei Stunden zusammenschrumpfte oder stark strukturiert wurde – immer wieder der gleiche Drill, ein Programm mit hoher Frequenz und niedriger Varianz.

Deine Gegenwart als Erwachsener beherrschen Stuhl und/oder Computer wahrscheinlich vor, während und nach der Arbeit. Der Großteil deiner Kalorienaufnahme kommt essfertig aus dem Supermarkt. Wenn du einigermaßen dem »Durchschnitt« entsprichst, fährst du fast überallhin, nimmst mindestens ein Medikament regelmäßig und dazu ein paarmal im Monat Schmerzmittel und warst bereits wegen mindestens eines Problems mit dem Bewegungsapparat in Behandlung – wahrscheinlich wegen des unteren Rückens. Deine Füße haben fast jede wache Stunde fast jeden Tages deines ganzen Lebens in Schuhen gesteckt.

Wenn du zu denjenigen gehörst, die regelmäßig Fitness betreiben, bekommst du deine Bewegung wahrscheinlich in geschlossenen Räumen, an drei bis vier Tagen die Woche, etwa 45 Minuten lang. Du benutzt dazu irgendeine Ausrüstung, irgendeine Apparatur oder ein sich wiederholendes Muster und wirst dazu vielleicht von lauter Musik begleitet. Die Wahrscheinlichkeit ist hoch, dass bei deinem Training die Beine stark in Bewegung kommen, du dich aber nicht fortbewegst. Das Gehen, eine koordinierte Muskelaktivität, wird natürlicherweise von einem kontinuierlichen Strom an visuellem Input begleitet. Man kommt voran, und gleichzeitig bewegen sich Gegenstände an einem vorbei. Der ganze Datenstrom – das Ausmaß der Gelenkbeugungen und Muskelkontraktionen und die Geschwindigkeit, mit der sich Gegenstände im Gesichtsfeld verschieben – wird vom Sinnessystem zusammengefügt. Aber auf dem Laufband muss sich dein Gehirn mit großen Bewegungen befassen, die dem Dateninput deiner Augen zufolge nirgendwo hinführen.

Diese Bewegungschronik ist verallgemeinert, aber es kann sehr gut sein, dass du dich als Leserin oder Leser in fast allen Einzelheiten wiedererkennst. Deine Bewegungschronik ist für dich äußerst prägend, denn dein Körper wurde buchstäblich durch deine Bewegungserfahrung geformt. Und wenn ich *Bewegung* sage, meine ich nicht nur die sportliche. Ich spreche von jeder Bewegung, die dein Körper im Laufe deines Lebens gemacht, und jeder Haltung, die er eingenommen hat.

Stell dir vor, dein Körper wäre aus Ton und jede Art und Häufigkeit von Bewegung hätte seine endgültige Gestalt geformt. Nimm deinen imaginären Lehmkörper mit durch deine persönliche Bewegungschronik und betrachte deine frühe Entwicklung, deine Lieblingsaktivitäten, deine Unfälle und Sportverletzungen, dein gewohntes Schuhwerk, die Schultische, dein Lieblingssofa und deine Haltung im Autositz. Stell dir die daraus »resultierende« Form vor. Und dann schau in den Spiegel. Der im Geiste modellierte Ton müsste aussehen wie das Spiegelbild vor dir. Was du bisher gemacht hast, hat zu deiner »Form« geführt. Und vergiss nicht, unsere Erkenntnisse über Lasten und ihre epigenetischen Wirkungen legen nahe, dass deine Form nicht nur die Funktion deiner Körpergewebe beeinflusst, sondern auch die Gesundheit deiner Zellen. Kurz gesagt, deine Form beeinflusst alles.

JÄGER UND SAMMLER, FRÜHER UND HEUTE

Der Begriff *Jäger und Sammler* bezeichnet Mitglieder einer nomadisch lebenden Menschengruppe, die in der Wildnis überleben, indem sie ihre Nahrung jagend und sammelnd beschaffen. Der Begriff ist breit gefasst, schließt er doch sowohl historische Bevölkerungsgruppen ein, die sich ausschließlich auf diese Weise ernährten, als auch heute lebende Gruppen, die zeitweise jagen und sammeln, ansonsten aber Ackerbau und Lagerwirtschaft betreiben.

Manchmal beziehe ich mich auf historische Jäger und Sammler und auf Daten, die man aus Fundstücken und Rekonstruktionen hergeleitet hat. In anderen Fällen meine ich mit dem Begriff moderne Menschen, die in der Gegenwart auf diese Weise leben, dann stammen die Daten aus direkter Interaktion. Übrigens möchte ich darauf hinweisen, dass heutige Jäger und Sammler keine Relikte aus der Vergangenheit sind, sondern moderne, von der Globalisierung betroffene Menschen.

NATÜRLICH AUFWACHSEN

Stellen wir uns einen anderen Körper aus Ton vor, diesmal einen, der durch eine ganz und gar von der Natur bestimmte Kindheit geformt wird. Natürlich weiß niemand, wie urzeitliche Jäger und Sammler ihren Tag verbracht haben, aber wir können unsere Spekulationen auf bekannte Fakten stützen. Anhand von anthropologischen Erkenntnissen können wir einschätzen, wie weit ein Stamm im Jahresverlauf wandern konnte, und uns ausmalen, wie er sich Nahrung beschaffte. Auch wenn moderne Jäger und Sammler keineswegs lebende Fossilien sind, kann ein Einblick in ihren Alltag hilfreich sein, besonders bei der Einordnung der bereits vorliegenden Ergebnisse. Wir müssen nur daran denken, über welche Hilfsmittel und Annehmlichkeiten die urzeitlichen Jäger und Sammler nicht verfügten – es waren fast gar keine –, um eine Idee davon zu bekommen, was ihre Körper täglich leisten mussten.

Du kannst dir vorstellen, dass sich die körperliche Entwicklung von nomadisch durch die unberührte Natur ziehenden Menschen stark von der moderner Menschen unterscheidet.

Wärst du Teil eines urzeitlichen Jäger-und-Sammler-Stammes, wäre deine Entwicklung ungefähr nach diesem Szenario verlaufen:

Nach einer Geburt ohne jeden medizinischen Eingriff bist du als Jäger-Sammler-Baby gestillt worden, hast bei deinen Eltern geschlafen und mehrmals täglich Bewegungen ausprobiert. Die Meilensteine des Stehens und Gehens hast du in einem Alter erreicht, in dem heutige Kinder zu krabbeln beginnen. Als Tragling hast du bereits dein »Core-Training« mit jedem Schritt und Tritt deiner Eltern (unter freiem Himmel natürlich) absolviert, da sich deine Körperposition von Minute zu Minute je nach deinen Bedürfnissen oder denen des Tragenden änderte. So hast du die Welt und, durch die ständige Verlagerung, gleichzeitig eine unendliche Vielfalt an Lasten entdeckt.

Noch vor deinem zweiten Geburtstag hast du schon viele Stunden des Tages mit spielerischem Sammeln verbracht, hockend und stehend, grabend und kletternd. Außer Sammeln hast du alles Mögliche gespielt, immer in wechselndem Gelände. Durch diese tagfüllende und abwechslungsreiche Bewegung sind die Fertigkeiten, die Kraft und die Form ausgebildet worden, die du schließlich für dein Erwachsenenleben brauchst. Deine Gangart ist weit weniger kleinkindhaft und wackelig gewesen, weil du nie Windeln getragen hast. Becken und Hüftgelenke haben die zum Hocken, Auf-dem-Boden-Sitzen und Meilenweit-Laufen nötige Form angenommen und sind unbeeinflusst von Maxi-Cosis, Autositzen und langem Stillhalten geblieben.

Gleich nach der Pubertät, wahrscheinlich mit vierzehn, bist du ein vollwertiges Mitglied deines Stammes geworden, hast an den gleichen ganztägigen Bewegungsmustern teilgenommen

DIE PALÄO-BEWEGUNG

Dieses Buch propagiert eine natürliche, quasi altsteinzeitliche Bewegungsweise, die man auch Paläobewegung nennen könnte – nicht zu verwechseln mit der Paläo-Bewegung. Im Laufe des letzten Jahrzehnts hat ein Forschungszweig an Schwung gewonnen, der danach fragt, warum es gesundheitsfördernd ist, mehr im Einklang mit der Natur zu leben. »Paläo« (kurz für »paläolithisch« = altsteinzeitlich) ist zum Kultwort und Sammelbegriff geworden für die Idee, dass wir unsere Gesundheit durch Untersuchung und Nachbildung der Lebenspraxis unserer Urahnen optimieren können. Eine natürliche Bewegungsweise ist nur ein Zweig der Paläo-Bewegung, die auch Ernährung, Gemeinschaftsleben und Erziehung umfasst.

Manche Ideen der Paläo-Bewegung (bzw. mit dem englischen Begriff Paleo-Bewegung) sind nicht neu. Die frühesten Zeugnisse für die »Rückkehr zur Natur« stammen von den Kynikern, eine Gruppe antiker Philosophen, die soziale Werte ablehnten und behaupteten, dass natürliches Verhalten ein grundlegendes menschliches Bedürfnis sei. Die Anhänger des Kynismus nahmen ihre Mahlzeiten ohne Geschirr und ohne »Manieren« ein, verrichteten ihre körperlichen Bedürfnisse öffentlich (dem ursprünglichen altgriechischen Wortsinn nach waren Kyniker »wie Hunde«) und waren dem »naturnahen Leben« zugetan. Der Sokratesschüler Antisthenes war nachweislich der Begründer des Kynismus, aber als sein Inbegriff gilt Diogenes. Angeblich starb er, weil er, um die Naturwidrigkeit des Kochens zu demonstrieren, einen rohen Tintenfisch verzehrt hatte. Schon verstanden, Diogenes.

wie deine Eltern und bist an den meisten Tagen deines Lebens mittlere (fünf Kilometer) bis lange (15 Kilometer) Strecken gegangen. Du hast keinen Tag ohne Gehen erlebt und viel Mühe mit dem Erlegen und Transportieren von überlebenswichtiger Jagdbeute gehabt. Die häufige, Gewicht tragende Gehbelastung hat zu maximaler Knochenmasse in den entscheidenden Jahren des frühen Erwachsenseins geführt.

Als Erwachsener trainierst du nicht regelmäßig, eigentlich überhaupt nicht. Stattdessen gebrauchst du deinen Körper, um dein Leben zu meistern. Sämtliche Bewegungen und Gelenkpositionen und der Energieumsatz deines dem Überleben dienenden Tagwerks übertreffen bei Weitem das Trainingspensum eines Sportlers. Und du bewegst dich nicht nur mehr, sondern entspannst dich auch häufig. Du stehst nicht unter dem Stress des Autofahrens, des ständigen Lärms, der Informationsflut und des künstlichen Lichts.

Stell dir vor, du könntest deinen Lehmkörper wieder in diese Form bringen. In eine naturgegebene Form.

WAS DEINE KÖRPERFORM ÜBER DICH SAGT

Anthropologische wie medizinische Forschungen haben ergeben, dass sich die Art und Weise, wie sich Menschen heute bewegen, drastisch von der Bewegungsweise während des größten Teils der Menschheitsgeschichte unterscheidet – was einleuchtet, wenn man die eigene Bewegungschronik mit der eines Jägers und Sammlers vergleicht. Die physikalischen Bedürfnisse des Körpers – Lasten, die viele der lebensnotwendigen Funktionen antreiben – sind durch die Quantität und die *Qualität* der in der Zivilisation erlebten Lasten nicht gedeckt.

Die meisten Zellen sind stark von mechanischer Stimulation abhängig. Die durch Bewegung auf den Körper wirkenden Lasten übertragen sich auf die Zellen, und dadurch entstehen zelluläre Daten. Auf dieser Ebene verändern sich Kraft, Dichte oder Form. Mit dem Wort *Krankheit* unterstellen wir, dass in unserem Körper etwas schiefgegangen ist; aber wie ich schon sagte, in den meisten Fällen reagiert unser Körper einfach ganz normal auf den Input, den er bekommt. Bewegung versorgt den Körper mit Information. Bewegung ist ein Umweltfaktor, ein epigenetischer Faktor. Unsere Bewegungsumwelt ist sozusagen verschmutzt, und unsere Körperform ist eine Folge dieser Umweltverschmutzung.

DU BIST NICHT AUS DER FORM

Dein Körper ist nie »aus der Form«; er ist immer *in* einer Form, die du mit allen deinen bisherigen Bewegungen geschaffen hast. Er ändert sich ständig und reagiert auf einen kontinuierlichen Input aus seinem äußeren und inneren Umfeld, auch wenn dieser Input nur aus stundenlangem Stillsitzen besteht.

Du brauchst nur die Bewegungschronik des Sammlers und Jägers zu überfliegen, um die wahre Größenordnung deiner eigenen täglichen Bewegung einzuschätzen. Führe dir deine Lebensumstände vor Augen und lasse nach und nach alles Überflüssige weg, angefangen mit den Möbeln in Wohn- und Esszimmer. Rechne dir aus, wie viel Zeit dein Körper in einer Haltung verbringt, die durch die stützende »Energie« der Möbel ermöglicht wird. Der Körper eines Jägers und Sammlers stützt sich die meiste Zeit selbst.

ALLE WOLLEN JÄGER SEIN

Ich glaube, dass jeder Mensch einzigartige Ernährungs- und Bewegungsbedürfnisse hat. Zwar haben wir ähnliche Grundbedürfnisse, aber unsere wesensmäßige Einzigartigkeit verlangt einen Input, der unseren Organismus so antreibt und nährt, dass wir ihn zur Erfüllung unser Rolle in der Gemeinschaft einsetzen können. Wie in jedem Tierverband erfüllt jedes Mitglied eine andere Rolle – eine Rolle, die die individuellen Stärken nutzbringend macht. Ohne die Mischung verschiedener Stärken wäre unsere Spezies sehr anfällig für Lücken in der Funktionsvielfalt. Anders ausgedrückt: Nicht alle müssen Krieger sein. Nicht alle müssen Eltern sein. Nicht alle Jäger. Nicht alle Sammler.

Meine zwanzig Jahre im Gesundheits- und Fitnessbereich haben mich eindrücklich gelehrt, dass manche Menschen intensives körperliches Training lieben (ja sogar brauchen). Viele, mit denen ich gearbeitet habe, würden auch gerne das Training lieben, tun es aber nicht. Aber obwohl wir unterschiedliche Gefühle für die körperliche Anstrengung hegen, teilen wir alle das Bedürfnis nach elementaren Bewegungen und Lasten – Lasten, die nicht von unserer Konstitution oder sozialen Rolle abhängen und bei allen ähnlich sind.

Uns fehlen aufgrund unserer ähnlichen kulturellen Erfahrung Bewegungsnährstoffe. Falls du sportlich aktiv bist, muss ich dir nichts von den sportlichen Spitzenleistungen von Jägern und Sammlern erzählen; solchen Lasten setzt du dich vermutlich ebenfalls aus, leidest allerdings womöglich dennoch unter Mangelerscheinungen, weil du diese Leistungen außerhalb eines natürlichen (im Sinne von »in der Natur vorkommenden«) Zusammenhangs vollbringst. Vielleicht bist du ein Läufer, aber kein Geher. Oder machst 200 Kniebeugen täglich, aber in Schuhen und ohne die nötigen Gelenkfacetten (siehe Kapitel 10).

Worauf ich hinauswill, ist, dass jeder – selbst der jagdverrückteste Jäger – als Sammler angefangen hat. Als Kinder haben Jäger und Sammler die Aufgabe, zu sammeln. Jeder ist zunächst darin erfolgreich. Um voranzukommen, müssen wir erst zurückgehen und herausfinden, welche Grundbewegungen wir nicht eingeübt haben und welche Gewebeanpassungen wir noch benötigen.

Das Schöne an diesen Grundlagen ist, dass sie für die ganze Gemeinschaft ein Spielfeld schaffen, auf dem wir alle wachsen können.

Rechne dir aus, wie oft du am Tag allein der Ausscheidung halber in die Hocke gehen müsstest, wenn du keine Toilette hättest. Dann gehe in die Küche und überlege, wie viel Zeit du vor der Spüle mit der Essenszubereitung auf Arbeitsflächenhöhe verbringst, anstatt auf dem Boden zu sitzen oder zu hocken. Je besser du dir den Unterschied zwischen deinem Alltagsleben und dem von nomadischen, nahrungsbeschaffenden Menschen ausmalst, desto eher kannst du begreifen, wieso mehr als eine Stunde täglichen Trainings, und sei es noch so intensiv, notwendig ist, um die typischen Lastprofile dieser Lebensweise nachzubilden.

KNOCHENROBUSTHEIT DURCH MECHANOTRANSDUKTION

Zwar ist die genetisch geregelte Form jedes unserer Knochen so einheitlich, dass sie wiedererkennbar ist – ha, ein Oberschenkelknochen! –, aber im Detail wird der Knochen dadurch geprägt, wie er im Laufe des Lebens gebraucht wird (genau wie ein vom Wind geformter Ahornbaum!). Anthropologen berechnen aus der Knochenrobustheit die Lasten und Bewegungsmuster früherer Menschen. Skelette von Menschen beispielsweise, die viele Stunden auf Pferden ritten, besitzen eine besondere Form und Dichte verglichen mit denen von nicht reitenden Menschen. Und wenn man seinen Körper weniger bewegt oder seine Körperteile in einer Weise ausrichtet (etwa durch gebeugte Haltung), die die vertikale Last auf die Knochen verringert, reagieren die Becken- und Oberschenkelknochen, indem sie weniger stark werden. Mit dem Knochenwachstum an sich ist in diesem Fall alles in Ordnung; der Körper reagiert einfach korrekt auf die verringerte Last. Dass der Körper infolge von verringerter Last sein Gewebe verringert, zeugt von seiner metabolischen Klugheit. Warum sollte er Energie zum Erhalt von nicht benutztem Gewebe aufwenden? Der Ratschlag »Use it or lose it« ist physiologisch fundiert.

Ob du dich bewegst oder nicht, deine Wahl stimuliert die Zellskelette (Cytoskelette) aller deiner Zellen mit der Information: »So verhalte ich mich, also passt euch bitte an.« Die derzeitige Osteoporose-Epidemie – besonders der Gewebeabbau in Handgelenken, Rippen, Wirbelsäule und Oberschenkelkopf – verrät viel über unsere Bewegungsgewohnheiten. Das kulturbedingte Muster lokalen Knochenabbaus (Osteoporose ist meist keine allgemeine Knochenbildungsstörung, das sollte den Osteologen wirklich zu denken geben) ist bei unseren üblichen Belastungsmustern absolut erwartbar. Das Skelett ist so etwas wie eine »lebendige Geschichte«, an der man immer weiterschreibt. Knochenrobustheit ist nicht nur das Resultat genetischer Informationen, sondern auch von Bewegungsdaten. Durch deine selbstgewählte Bewegungsweise und die daraus entstehenden Lasten wird dein Körper zu deiner Biografie.

KNOCHENROBUSTHEIT

Der Begriff Knochenrobustheit umfasst die Größe, Form und Dichte von Knochen.

Ich kann dir nur empfehlen, einmal einen ganzen Tag lang auf alles zu achten, was du tust: den Wasserhahn aufdrehen, um Wasser zu erhalten, den Kühlschrank öffnen, um Essen herauszunehmen und so weiter. Stell dir vor, was du alles anders machen müsstest, gäbe es diese Dinge nicht. Je genauer du dein Verhalten beobachtest, desto mehr wird dir klar werden, wie sehr sich deine Bewegungsquantität von dem unterscheidet, wozu Menschen fähig sind. Auf diese Weise kannst du auch eine Liste erstellen, die dir hilft, erste kleine Veränderungen an deinen Belastungsgewohnheiten vorzunehmen.

AUCH PASSIVE LASTEN ZÄHLEN

Der Umstand, dass wir irrtümlicherweise Fitness mit Gesundheit gleichsetzen, trübt unseren Blick für die Abhängigkeit des Körpers von spezifischen Lasten. Dein Training magst du absolviert haben, aber was ist mit den Lasten, die du den Rest des Tages erfahren hast? Wie viele Wochenstunden presst sich ein Stuhl gegen die Rückseite deiner Oberschenkel? Wie wirkt sich dieser ständige Druck auf die Blutgefäße aus, die zu deinen Füßen führen, oder auf die Nerven in der Beckenregion? Wie schläfst du? Ich frage nicht nach der Schlafdauer, sondern nach den Lasten, die deine Schlafposition erzeugt. Ist dein Körpergewebe schon so verkümmert, dass du dich nicht mehr an eine andere Matratze oder ein anderes Kopfkissen anpassen kannst? Das würde bedeuten, dass die kleineren Gelenke deines Körpers schon so steif sind, dass bereits das Nichtstun – auf mehreren Schichten Kuscheligkeit – deinen Körper überfordert (wie bei der Prinzessin auf der Erbse). Hättest du bisher in der Natur geschlafen, dann hätte sich diese nächtliche Anpassung nicht in deinen Zellen niedergeschlagen und dich so geschwächt, dass du nicht ohne Kissen auskommst. Ich weiß, *Schlafen ohne Kissen* klingt nicht gerade nach Extremsport, aber ein großer Teil der Bevölkerung würde nach einer kissenfreien Nacht steif und schmerzgeplagt aufwachen!

Es gibt noch einen Aspekt des modernen Lastprofils, der fast nie kritisch gesehen wird: Unterwäsche. Büstenhalter und Unterwäsche mindern die Schwerkraftbelastung unserer hängenden und baumelnden Teile. Brüste und Hoden sind darauf angewiesen, dass die Schwerkraft ihre Haltemuskeln und -bänder belastet und sie dadurch stark und bewegungsfähig hält.

Bei Männern hebt und senkt der Hodenheber *(Musculus cremaster)* die Hoden je nach ihrer Temperatur. Wenn sie kalt werden, zieht der Hodenheber sie zum Aufwärmen an den

Körper; wenn sie zu warm sind, lässt er sie sinken, damit sie die Wärme abgeben können. Wenn die Kleidung die Hoden ständig eng am Körper hält, lässt das nicht nur die Kraft des Hodenhebers verkümmern, sondern hält auch ständig die Hodentemperatur unnötig hoch.

Bei Frauen sind die Brüste auf die Unterstützung ihres Halteapparats und der darunter liegenden Muskeln angewiesen – Strukturen, die sich nun den durch den BH erzeugten Lasten anpassen und nicht dem Gewicht der Brust. Falls du schwere Brüste hast, trägst du wahrscheinlich schon länger BH als andere, was heißt, dass deine Brüste eben nicht nur schwerer sind als die anderer Frauen, sondern dass dein Halteapparat auch vergleichsweise schwach ist. Interessanterweise besteht ein Zusammenhang zwischen größeren Brüsten und Brustkrebs. Während Forscher die Ursachen dafür im Genom suchen, würde ich an dieser Stelle gern auf das Mechanom pochen und ihnen die Parabel von der Orcaflosse und den falschen Lasten ans Herz legen.

BH-tragende großbusige Frauen erfahren Lasten, die fast mit denen von BH-tragenden kleinbusigen Frauen identisch sind. Wenn der BH die Bewegungen von großen wie kleinen Brüsten vernachlässigbar macht, liegt bei großbusigen Frauen ein größeres Missverhältnis zwischen den von ihren Brüsten benötigten und den tatsächlich erfahrenen Lasten vor – so wie unnatürliche Belastung bei einem Orca mit großer Rückenflosse mehr Schaden anrichtet.

Angesichts der häufiger werdenden Brust- und Hodenkrebserkrankungen – Krebsarten, deren Wurzeln auch in der Mechanotransduktion liegen – ist es extrem wichtig, darüber nachzudenken, welche Fehlbelastungen wir unserem Körper aus Gründen des Anstands (oder der Eitelkeit) zumuten. Ich rate dir nicht, deine BHs oder Slips gleich wegzuschmeißen; dein Halteapparat hat seit Langem nicht mehr das volle Gewicht der zu haltenden Teile erfahren. Allerdings kann es nicht schaden, deine Liste an körperlichen Beschwerden einmal genau durchzugehen und mit deinem Lastprofil abzugleichen und dann die Stützmittel über einen langen Zeitraum hinweg schrittweise zu reduzieren, sodass dein Gewebe die Möglichkeit hat, mit der Zeit kräftiger zu werden.

NATÜRLICHE LASTEN UND KREBS

Zwar wird regelmäßige sportliche Betätigung häufig als Vorsorgemaßnahme für viele Krebsarten empfohlen, aber spezifische Lasten müssen in der Krebsforschung erst noch untersucht werden (was unspezifische Belastung betrifft, ist ein positiver Beitrag zur Rückbildung von Krebszellen belegt). Das mechanische Umfeld von Krebszellen wird neuerdings erforscht, aber es gibt noch keine Untersuchungen zu unseren selbstgeschaffenen (natürlichen wie unnatürlichen) Lasten und zu krebserregenden Aspekten des mechanischen Umfelds.

Entzündungen sind als krebsbegünstigende »Umweltfaktoren« bekannt, aber es fehlen Erkenntnisse zur Rolle der mechanischen Reize bei Entzündungen. Mit der Zeit werden sich alle diese Fragen klären.

BEWEGUNG ZÄHLT

Offensichtlich besteht ein großes Missverhältnis zwischen den von uns im modernen Alltag geschaffenen Lasten (im Bett schlafen, mit dem Auto zur Arbeit fahren, vor dem Computer sitzen, dann 60 Minuten lang tüchtig trainieren, anschließend vor dem Fernseher sitzen, und alles noch mal und noch mal von vorne) und den Lasten, denen wir uns bei einem naturnäheren Leben unterziehen würden (Nahrung suchen, sammeln und zubereiten, gehen, um Wasser und Baumaterial herbeizuschaffen, Habseligkeiten und Kinder in den Armen tragen, und alles noch mal und noch mal von vorne). Keine Angst, mein Lösungsvorschlag besteht nicht darin, dass du ab jetzt nackt in einer Höhle leben sollst. Die Lösung ist viel einfacher, als du denkst. Der Unterschied zwischen dir in der Natur und dir hier und jetzt beim Lesen dieses Buches ist so gewaltig, dass selbst winzige Änderungen deiner gewohnten Lasten deine lastbedingten Leiden erheblich lindern und Millionen an medizinischen Kosten einsparen helfen können.

Wenn du deine Gesundheit verbessern willst, musst du die Art ändern, wie du dich bewegst und wie du über Bewegung denkst. Wie aber sollten wir über Bewegung und über unsere Bewegungsgewohnheiten denken, und wie können wir sie ändern?

DER UNTERSCHIED ZWISCHEN FITNESS UND BEWEGUNG

KAPITEL 3

»Anders ausgedrückt: Unsere Körper sind komplizierte hierarchische Strukturen, und daher zieht die mechanische Verformung ganzer Gewebe die koordinierte Umordnung von Strukturen verschiedenster Größenordnung nach sich.«

DONALD INGBER

Mir ist die einzigartige Erfahrung zuteilgeworden, das Leben als Couch-Potato (im Alter von 5 bis 18 Jahren), als Fitnesssüchtige (von 19 bis 30) und als sich ganztags »natürlich« Bewegende (von 31 bis 38 und weiterhin) kennenzulernen.

Als Kind war ich eine Leseratte. Ich spielte und fuhr Fahrrad wie alle Kinder, aber wenn ich auf den tatsächlichen Bewegungsanteil meiner damaligen Tage schaue, bestand der größte Teil aus Sitzen und Lesen. In der Schule war ich im Schwimmteam (wozu nur ein paar Schwimmstunden am Tag während weniger Monate im Jahr gehörten), aber auch das Schwimmtraining fand zwischen langen Lesestunden am Schreibtisch oder im Bett statt. Es wird dich nicht verwundern, dass meine Brillengläser dick wie Glasbausteine sind.

Im Abschlussjahr begann ich, die paar Kilometer Schulweg zu Fuß zu gehen, und fühlte mich dabei so wohl, dass ich schließlich nach dem Heimweg noch irgendwohin fuhr, wo man spazieren gehen konnte. Ich nahm ab. Die Kolleginnen von der Eisdiele, in der ich arbeitete, waren schon über zwanzig und nahmen daher von den üblichen vier Kugeln pro Schicht eher zu als ich (Teenager müsste man noch mal sein). Sie meldeten sich daher im Fitnessstudio an, und ich ging mit.

Dort traf ich auf den Stepper. Und auf die Aerobic-Kurse. Und auf die Beinpresse. Dort feierte ich den Triumph meiner ersten freiwillig gelaufenen Meile (im Sportunterricht war ich darin immer grottenschlecht gewesen) und dort verliebte ich mich in das Trainings-High.

Auf dem College war ich immer noch verrückt nach Büchern und Eis, merkte aber, dass ich mein Gewicht durch intensives tägliches Laufen halten konnte. Zuerst waren es drei Kilometer, dann acht, dann fünfzehn. Von Physik wechselte ich zur Bewegungswissenschaft, um Biomechanik zu studieren; Fitness gehörte dort zum Pflichtprogramm (mit Schein). In einem Semester belegte ich einen Lauf- und einen Aerobic-Kurs und »Bewegungswissenschaft 20«, ein dreimal wöchentlich stattfindendes Training, das alle Studierenden des Faches absolvieren mussten, um den obligatorischen Fitnesstest zu bestehen. In einem Semester ging meine Zeit beim Meilenlauf von 10 Minuten auf 6:45 runter. Heftig, oder?

In der Collegezeit entschied ich, dass es besser wäre, fürs Training bezahlt zu werden. So könnte ich meine Collegegebühren bezahlen und gleichzeitig in Form bleiben. Ich machte meine Trainerlizenz und addierte zu meinem eigenen Trainingsplan noch zehn Wochenstunden Kurse. Ich lief, schwamm, machte Gerätetraining und dazu noch Cross-Training mit Hanteln und Eigengewichtsübungen. Ich unterrichtete Stretching, Core-Training, Kickboxen … eigentlich alles.

Das Ganze zog ich zehn Jahre durch und war fantastisch in Form. Außer dass mein Körper ständig schmerzte. Ich hatte furchtbare Akne am Kinn. Und das Schlimmste war, dass ich panisch wurde, wenn ich mein Workout verpasste.

Meine Trainingskameradinnen waren genauso. Wir waren zu enormen Ausdauerleistungen fähig (um fünf Uhr früh sechs Kilometer laufen und anschließend zwei Cardio-Kurse hintereinander geben, bei denen wir ununterbrochen reden mussten), aber nicht wirklich kräftig. Fast niemand von uns brachte einen Klimmzug zustande und viele konnten nur mit Stützbandagen sportlich etwas leisten. Die meisten waren nicht schlank und viele hatten einen recht hohen Körperfettanteil. Meine Regelschmerzen waren fürchterlich, und einmal holte ich mir einen Hexenschuss … beim Verrücken einer Ottomane im Wohnzimmer. Zwar genoss ich den Respekt meiner Bekannten und den Titel des »gesündesten« Familienmitglieds, aber ich war gar nicht gesund – jedenfalls nicht so gesund, wie ich sein wollte. Trotz regelmäßigem Training und Befolgung aller »evidenzbasierten« Richtlinien fühlte ich mich unwohl.

Erst als ich im Hauptstudium Biomechanik auf Zellebene studierte, begriff ich, warum das so war, und gab mein Fitnessprogramm zugunsten einer bewegten Lebensweise auf.

Und Junge, Junge, ist das ein Riesenunterschied zwischen Bewegung und Fitness!

BEWEGUNG UND FITNESS: DIE DETAILS

Wenn ein Bild mehr sagt als tausend Worte, dann sagt ein Mengendiagramm bestimmt mehr als 250.000 Worte. Somit sagt der folgende Abschnitt mehr als eine Million Worte, ich hoffe, du bist bereit dafür.

Hier ein Diagramm mit dem Titel »Bewegung«.

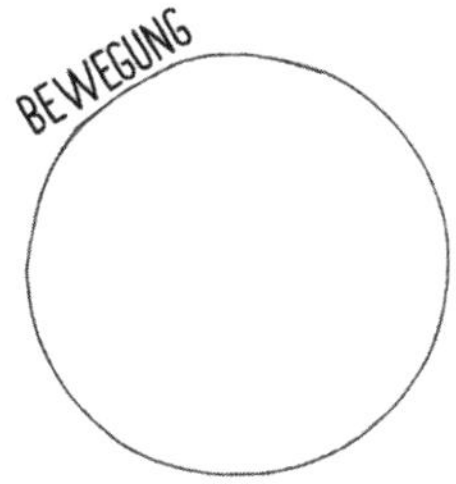

Noch ist das Diagramm leer, aber du kannst alles, was der menschliche Körper vermag, in den Kreis reinschreiben. Fingerschnippen, Fahrrad fahren, Einrad fahren, hocken, blinzeln, atmen, rülpsen, Slacklining, stillen, ein Kind gebären, mit den Armen wedeln, heben, tauchen, Äpfel pflücken, ja selbst so etwas Winziges wie Gänsehaut kriegen könnte in dieses Bewegungsdiagramm passen. So:

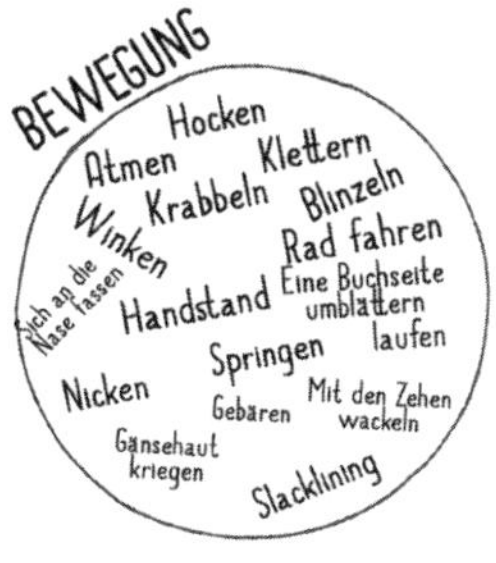

Du hast dich heute bewegt. Dein Herzmuskel hat sich angespannt und entspannt. Deine Lunge hat sich aufgebläht. Deine Augäpfel haben sich beim Lesen dieses Buches tüchtig hin- und herbewegt. Du bist wahrscheinlich aufgestanden, aufs Klo gegangen, hast

Hand, Ellenbogen und Schulter zum Abwischen benutzt und bist wieder aufgestanden. Aber wenn du nicht trainiert hast, würdest du auf meine Frage »Hast du dich heute schon bewegt?« womöglich antworten: »Nein, habe ich nicht. Nicht wirklich.« Denn uns ist zwar klar, dass es selbstverständlich Tausende von möglichen Körperbewegungen gibt, aber wenn ich *Bewegung* sage, denken die meisten Menschen an *Fitnessübungen*.

Fitness zu betreiben ist die gesündeste Art von Bewegung, so oder ähnlich wird es uns beigebracht. Frag irgendeinen Experten, und er wird dir wahrscheinlich sagen, man könne selbstverständlich nicht gesund sein ohne Körperertüchtigung. Wenn es um *wirkliche* Bewegung geht, ist immer Fitness gemeint. Allein der Gedanke an den Begriff *Fitness* beschwört in deinem Kopf wahrscheinlich Bilder von Trainingsgeräten, Sportplätzen, Yogaseminaren, Klimmzügen und Tanzkursen, vom Gewichtheben und Laufen, von Schrittzählern und Pulsmessern herauf. Kurz, dein Gehirn arrangiert das Begriffsfeld Bewegung wie folgt:

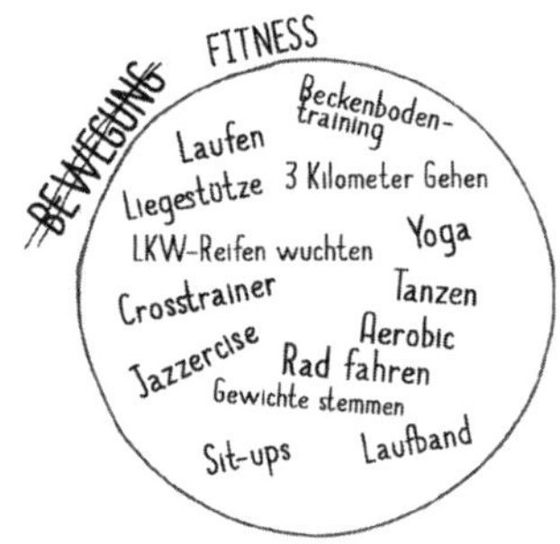

An diesem Punkt muss ich eingreifen, denn der *erste Schritt* zu einer radikalen Gesundheitsverbesserung besteht darin, die Gleichsetzung von Bewegung mit Fitness aufzugeben. Um durch Bewegung gesundheitlich voranzukommen, musst du unbedingt das in deinem Kopf bestehende Verhältnis zwischen Bewegung und Fitness mental zurechtrücken, sodass es eher so aussieht:

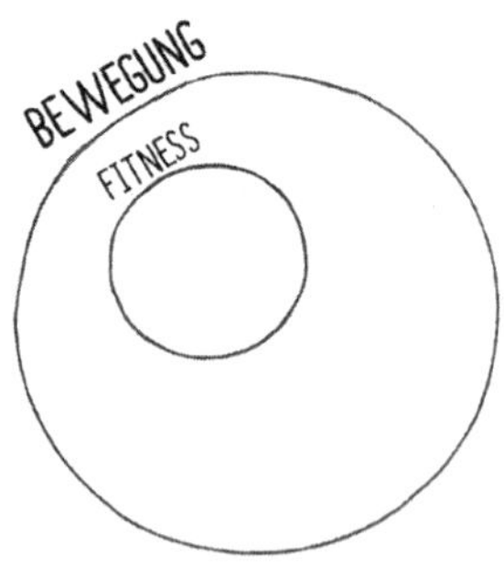

Ich möchte, dass du im Kopf zwischen Fitness und Bewegung trennst, weil es viele Bewegungen gibt, die nicht als fit machend gelten, die jedoch für verschiedene Körpergewebe essenziell sind. Beispielsweise unterscheidet sich die Arbeit, die der Mund eines Säuglings beim Stillen verrichtet, von der Arbeit, die sein Mund beim Füttern mit der Flasche hat. Am Ende ist die Aufgabe, an Milch zu kommen, erfüllt, egal ob dazu Brust oder Fläschchen hergehalten haben, aber es hat sich gezeigt, dass das Melken der Brust *als Prozess* wichtig für die optimale Herausbildung der Kiefer- und Gesichtsknochen ist. Die Struktur der Gesichtsknochen und die eingespielten Bewegungsmuster der Gesichtsmuskeln beeinflussen wiederum andere Prozesse, wie Atmen und Schlucken, sowie den für die Zahnung verfügbaren Raum.

Was der Säugling beim Stillen macht, ist eine menschliche Bewegung, die zu einer besonderen, vom Körper später abrufbaren Knochenrobustheit führt, und trotzdem würden die meisten Menschen Stillen bzw. Gestilltwerden nicht zur Kategorie Bewegung zählen (weil sie keine solche Kategorie haben, nur eine namens Fitness). Die meisten Menschen kämen nicht auf die Idee, dass eine so dezente Bewegung wie die beim Stillen ausgeführte – eine spezielle Zungentätigkeit, in minutenlangen Einheiten vielmals am Tag ausgeführt, immerhin in frühestem Alter – irgendeine Auswirkung auf die Gesundheit eines Erwachsenen haben könnte.

Das ist der Grund, warum wir das Konzept Fitnesstraining aufgeben sollten. Es gibt einfach zu viele essenzielle Bewegungen und durch Bewegungen erzeugte Lasten – ganz dezente Bewegungen, die der Beobachtung entgehen und die den meisten von uns fehlen (wie das Geschaukel der erwähnten Weichteile). Auf der Empfehlungsliste der »gesunden« Körperaktivitäten fehlen ganze Kategorien von Bewegung.

EIN BISSCHEN ANATOMIE

Wenn du verstehen willst, was ein Spannungserhöher ist, dann stell dir vor, du würdest einen Handtuchhalter aus Titan an einer Wand aus Lehm anbringen. Aufgrund der wiederholten Krafteinwirkung (in diesem Fall das tägliche Aufhängen des Handtuchs) würde der starke Halter die schwächere Wand beschädigen, weil sich ihre Widerstandskraft so sehr unterscheidet. Zellen sind zwar Zellen (ja, ja, sehr tiefgründig), aber aufgrund der kollektiven Widerstandskraft einer Gruppe von Zellen kann sich eine Geweberegion von einer anderen, nur ein paar Zellen entfernten Region mechanisch unterscheiden. Um alle Regionen gleich stark zu machen, ist es unerlässlich, den Körper gleichmäßig zu gebrauchen.

WIR BRAUCHEN EINE ART CROSS-TRAINING

Wenn du schon eine Zeit lang Fitness betreibst, kennst du wahrscheinlich den Begriff Cross-Training. Cross-Training ist eine Trainingsmethode, die auf Abwechslung bei den Übungen setzt (und manchmal auch auf Abwechslung in der Art, sie auszuführen), damit der Körper besser auf das Training anspricht und Verletzungen vermieden werden.

Cross-Training wird oft von Trainern oder Therapeuten empfohlen, weil das Vorhandensein von Kraft und Gesundheit in einem speziellen Bereich nicht für alle anderen Bereichen ebenfalls gilt. Wenn du zum Beispiel ein formidabler Läufer bist, ständig läufst und leicht und schmerzfrei läufst, hat sich dein Körper wahrscheinlich gut an die fürs Laufen benötigte Gewebestärke angepasst. Aber sagen wir mal, du hilfst einem Freund beim Umzug und bist nach dem Heben einiger Kisten einen Monat lang außer Gefecht gesetzt, weil du dir den Rücken tüchtig verhoben hast. Warst du denn nicht stark? Warst du denn nicht in Form? Hast du dich denn nicht regelmäßig bewegt und hat dich das denn nicht bewegungstüchtig gemacht? Die Antwort auf diese Fragen hat mit dem Spezifitätsprinzip zu tun, welches besagt, dass man besser wird in dem, was man tut, und nicht in dem, was man lässt. Eine bestimmte Art von Bewegung erzeugt *nur* in den dabei unter Zug oder Druck geratenden Geweben Last und Anpassung. Je öfter du immer und immer wieder das Gleiche tust, desto stärker werden *manche* Stellen deines Körpers. Wie bei allen Materialien – Stoff, Metall, Holz – ergibt sich aus der Widerstandskraft einer Stelle die relative Schwäche der umliegenden Stellen. Wer starke, regelmäßig beanspruchte Stellen direkt neben unterforderten (oder überforderten) schwachen Stellen hat, erhöht damit das Risiko für Gewebeschäden durch die Schaffung eines natürlichen Spannungserhöhers.

Je mehr Körperteile du in deine Bewegungsweise integrierst, desto weniger Missverhältnisse bestehen zwischen ihnen. Aus diesem Grund empfehlen Wissenschaftler seit Jahren Abwechslung beim Training (zum Beispiel Cross-Training): um die Kraftlücken zwischen den Übungen, die man macht, und denen, die man sein lässt, zu schließen.

Die Lücke zwischen dem, was du zurzeit körperlich tust, und dem, wozu dein Körper in der Lage ist, ist riesig. Das Prinzip Cross-Training wird üblicherweise auf den bestehenden Trainingsplan angewendet: »Wenn du immer läufst, solltest du auch ab und zu Krafttraining machen« oder: »Wenn du Rad fährst, solltest du zum Ausgleich Yoga machen«. Vom Gefühl her ist dieser Ansatz richtig. Schau darauf, was du machst, und runde die auf den Körper wirkenden Lasten mit etwas anderem ab. Das Problem dabei ist, dass die meisten unserer Fitnessaktivitäten nur Varianten der gleichen Art von Bewegungen sind. Es gibt kaum einzigartige Übungen, und selbst die, die mehr Körperregionen ansprechen sollen, scheitern oft an unseren eingefleischten Bewegungsmustern, die die beabsichtigte Ausführung der Übungen unterlaufen. Um sich anders zu bewegen, braucht man ein außerordentliches Maß an Achtsamkeit, denn sobald man nicht aufpasst, fällt man in alte Muster zurück und steigert einmal mehr den Unterschied zwischen der einen Körperregion und allen anderen. Und erneut entstehen Spannungserhöher.

Um festzustellen, welche Teile unseres Körpers wir mehr, welche wir weniger bewegen, müssen wir auf mehr fokussieren als auf unsere Fitnesstermine und müssen die Bewegungshäufigkeit, die Bewegungsspielräume und die Belastung unseres Körpers im Tagesablauf, im Laufe der Tage, ja im Laufe des Lebens untersuchen. Und anstatt unser wöchentliches Training mit anderen Trainingsmethoden auszugleichen, müssen wir den ganzen Tag lang »cross-trainieren« – damit unser Workout nicht die einzige Spitze in unserer täglichen Bewegungskurve darstellt und wir nicht einen Großteil unserer Zeit damit verbringen, unser Gewebe nach den immer gleichen Mustern zu gebrauchen und zu formen.

Wenn wir nur unsere Belastung während einiger Workouts pro Woche ändern müssen, um Spannungserhöher zu vermindern und Verletzungen zu vermeiden, warum ändern wir dann nicht gleich die Art, wie wir unseren Körper das ganze Leben lang belasten?

DER UNTERSCHIED ZWISCHEN BEWEGUNG UND FITNESS

Aus verschiedenen Gründen habe ich den Fitness-Kreis so viel kleiner als den Bewegungs-Kreis gezeichnet. Am leichtesten ist vielleicht das Unterscheidungskriterium Zeit zu erklären. Sicherlich ist die Zeit, die wir für »Fitness« aufwenden, sehr gering im Vergleich mit der Zeitspanne, in der wir unseren Körper bewegen *können*, die nämlich entspricht hundert Prozent unserer Wachphase.

Aber diese Abbildung zeigt nicht nur den großen Unterschied zwischen Trainings- und Bewegungszeit. Das Verhältnis zwischen Bewegung und Training ist noch stärker von der geometrischen Form geprägt, die der Körper beim Training annimmt. Fitnessübungen bestehen meistens aus einer Bewegung oder einer begrenzten Zahl von Bewegungen, die immer wieder ausgeführt werden. Sagen wir, du radelst oder läufst eine Stunde am Tag. Müsste ich deine Gelenkaktivitäten während dieser Stunde quantifizieren, würde ich feststellen, dass du immer wieder eine sehr geringe Bandbreite an möglichen Gelenkpositionen durchläufst. Selbst Trainingsformen wie Yoga oder Dance, bei denen du zwanzig bis hundert unterschiedliche Körperhaltungen durchläufst, bieten nur einen winzigen Bruchteil aller ausführbaren Bewegungen.

In meinem Buch *Every Woman's Guide to Foot Pain Relief* habe ich die irrwitzige Zahl an unterschiedlichen Positionen errechnet, die der Fuß einnehmen kann. Weil jeder Fuß

33 Gelenke hat, ist die Zahl aller unterschiedlichen Fußverrenkungen enorm: 8.589.934.592 (nämlich 2^{33})! Dabei muss erwähnt werden (wo ich's doch im ersten Buch versäumt habe), dass diese Rechnung voraussetzt, jedes Gelenk könne nur zwei verschiedene Positionen einnehmen, was für dein Knie bedeuten würde, dass es nur ganz gebeugt oder ganz gestreckt sein könnte. Würden wir jedem Gelenk drei verschiedene Stellungen zugestehen, kämen wir auf 3^{33} unterschiedliche Fußhaltungen (etwa $5{,}56 \times 10^{15}$, also rund 5.560.000.000.000.000), bei vier Stellungen wären es 4^{33} (etwa $7{,}38 \times 10^{19}$, also 73.800.000.000.000.000.000).

Nun extrapoliere dies für den Rest deines Körpers, der über 300 Gelenke besitzt. Daraus folgt, dass die Zahl aller unterschiedlichen Positionen, zu denen du fähig bist (bei nur zwei Stellungen pro Gelenk), 2^{300} beträgt – ausgerechnet sind das $2{,}04 \times 10^{90}$. Ich hätte Lust, das Komma zu streichen und die 88 Nullen dranzuhängen, nur um sie auf dich wirken zu lassen – stattdessen nur dies: Angesichts unserer Fähigkeit zur Einnahme einer Unzahl an geometrischen Stellungen erscheint unsere Praxis des Cross-Trainings – Yoga als Ausgleich zum Laufen oder Zumba als Abwechslung zum Ergometer – als ein ziemlich winziger Schritt in Richtung mehr Bewegung.

Gewiss, es ist ein Schritt, aber Cross-Training als Fitnesskonzept ist die kleinstmögliche Art, über die größtmögliche Chance zu denken, die du hast. (Und wenn ich bis hierher nicht alles ganz falsch gemacht habe, denkst du jetzt darüber nach, wie schmal das Belastungsspektrum ist, das dein Körper in den letzten zehn Jahren, im letzten Jahr, seit dem Anfang dieses Kapitels erfahren hat. Ändere ruhig deine Leseposition, wenn du möchtest.)

UNNATÜRLICH MOTIVIERT

Der letzte Unterschied zwischen Bewegung und Fitness lässt sich schlecht in einem Mengendiagramm darstellen und hat mit dem zu tun, was der Bewegung im Gehirn vorausgeht: Motivation.

Auch wenn es sich bei Arthur C. Clarkes Roman *2001* keineswegs um ein anthropologisches Lehrbuch handelt, ist das erste Kapitel, in dem der »Denkprozess« vormenschlicher Primaten beschrieben wird, mein Lieblingstext aller Zeiten zum Thema prähistorisches Leben. Im ersten Kapitel von *2001* – vor der Ankunft der Außerirdischen – ist die Hauptfigur, der »Urmensch« Moonwatcher, nur durch seinen Hunger motiviert. Hunger ruft Bewegung hervor. Bewegung ist seine einzige Antwort auf die unformulierte, buchstäblich Bauchweh verursachende Frage »Wo finde ich Essen?«.

Stell dir nun eine andere Szene vor. Vollgestopft auf dem Sofa nach einem Festtagsschmaus denkst du an das Restaurant und den gespannten Hosenbund. So viel problemlos erhältliches Essen, vor dir auf dem Tisch, ohne dass eine Bewegung nötig war. Und dann die Gedanken dazu! »Oh Mann, ich hab so viel gegessen, dass mir schlecht ist!«, »Ich muss ins Fitnesstudio!«, »Das muss wegtrainiert werden«. Oder wie wär's mit dieser Frage: Wie oft hast du schon mehr gegessen, als du brauchtest – oder sogar als du wolltest – und es mit dem Gedanken gerechtfertigt: »Ich trainier's später wieder weg!«?

In unserer Zeit ist es der Überfluss an Nahrung, der uns zum Fitnesstraining motiviert. Unser Verhältnis zum Essen, zur Ernährung ist nicht nur einfach verschoben, im Grunde arbeiten wir *gegen* unsere menschlichen Essens- und Bewegungsinstinkte.

Unser Leben mit einem Überfluss an Nahrung prägt die Art, wie wir Bewegungsprogramme sehen und angehen. Nach dem urzeitlichen Bewegungsmodell wird Bewegung durch den Wunsch nach Nahrung angestoßen. Der biologische Hunger regte auf organische Weise zur Bewegung an. Als Nahrung dann problemlos ohne Bewegung erhältlich war, änderte sich unsere Beziehung zu Nahrung und Bewegung grundlegend. Heute bewegen wir uns infolge von zu viel Nahrung. Dieser Glaubenssatz, dass Bewegung nötig ist, um die Auswirkungen des Essens zu mildern, wird wie ein Mantra von Gesundheitsratgebern und -experten wiederholt. Dass der Zweck von Bewegung darin besteht, die Folgeschäden des Lebensmittelkonsums zu verhindern, gehört zu den Grundfesten unserer modernen Ansichten über Gesundheit. Diese Umkehrung der natürlichen Denkweise und die biochemischen Kettenreaktionen, die aus solchen negativen Gedanken entstehen, unterscheiden sich sehr von der mentalen Chemie von Jägern und Sammlern.

Unser landläufiges Modell misst sowohl dem Essen als auch der Bewegung einen negativen Wert bei. Essen (eine biologische Notwendigkeit) macht uns Schuldgefühle, und aus Bewegung (ebenfalls eine biologische Notwendigkeit) machen wir die Strafe dafür. Mit Fitness büßen wir für unsere Ernährung. Kein Wunder, dass es so viele Menschen nicht schaffen, sich auf eine Weise zu bewegen (und zu ernähren), die dem Essen und auch unserer angeborenen Bewegungsfähigkeit Achtung erweist. Wir haben völlig verkehrte Vorstellungen.

Glücklicherweise hatte ich ein ganzes Kapitel dafür, aber wenn ich den fundamentalen Unterschied zwischen Fitness und Bewegung in nur einem Absatz ausdrücken müsste, käme das dabei heraus: Während Fitness darauf abzielt, die positiven körperlichen Wirkungen von Bewegung zu nutzen, zielt Bewegung auf die bewegungsunabhängigen Ergebnisse einer Tätigkeit. Wenn du zwei Kilometer oder eine halbe Stunde lang gehst, um die Beine zu kräftigen, Kalorien zu verbrennen und die Muskeln zu dehnen, ist das ein Beispiel für Fitness. Wenn du zwei Kilometer zum Supermarkt gehst, um etwas fürs Abendessen zu besorgen, ist das ein Beispiel für Bewegung. Beides beansprucht den Körper auf genau die gleiche Weise, aber letztlich besteht ein Unterschied in der Art, wie du deine körperlichen Bedürfnisse wahrnimmst und bedienst. Zum Verständnis dieses Buches ist es hilfreich, diesen Gedanken im Sinn zu behalten: *Fitness ist Bewegung, Bewegung aber nicht immer Fitness.*

DU TRAINIERST? PRIMA!

Wenn du bereits Fitnesstraining betreibst, ist das toll. Ich trainiere auch gerne. Fitness hat sicherlich viele positive Auswirkungen. Körperfettreduzierung und Muskelaufbau, gesteigerte Ausdauer und funktionelle Kraft sowie eine bessere Beweglichkeit der Gelenke sind nur ein paar Beispiele für die vorteilhafte Wirkung von Fitnessübungen. Es gibt sogar Gründe für das Training, die über die körperlichen Ergebnisse hinausgehen: Wettkampfsportler trainieren, um ihr Einkommen oder ihren Status zu sichern. Ein Tanzkurs bringt Freude und die Möglichkeit, sich selbst auszudrücken. Manche Berufe machen Training nötig, um Arbeitsaufgaben erfüllen zu können. Untersuchungen zufolge trainieren viele Menschen in ihren goldenen Jahren nicht der Fitness, sondern der Geselligkeit wegen. Fitnesstraining kann Menschen zusammenbringen oder eine kleine Flucht aus dem Alltag bedeuten. Fitnesstraining macht, dass wir uns körperlich und geistig besser fühlen.

Aber das Problem ist: Fitness macht nicht immer *jeden Teil* von uns besser. Was für den Kopf gut ist, kann den Knien schaden. Was die Taille hübsch schmal macht, kann dem Beckenboden den Rest geben. Was heute mentale Ablenkung bringt, kann irgendwann zu mentalem Leiden führen. Wir verdienen etwas Besseres als Fitness. Wir müssen *mehr* machen als Fitness. Unser Körper braucht mehr Bewegungsnahrung, als das Fitnesstraining, wie wir es praktizieren, hergibt.

Fitnessjünger gelten in unserer Kultur als Bewegungsmenschen, auch wenn sie im Vergleich mit Jägern und Sammlern den Großteil ihres Tages sitzend verbringen. Der Unterschied zwischen jemandem, der nicht trainiert, und jemandem, der es regelmäßig tut, beträgt etwa 300 Minuten in der Woche. Wer einmal ein Fitnessprogramm in Angriff genommen hat, weiß, wie schwierig es ist, diese 300 Minuten durchzuhalten, aber wenn es gelingt, fühlt man sich viel besser. Nun verdeutliche dir den Unterschied zwischen einem durchschnittlichen Fitnessjünger (300 Minuten Bewegung pro Woche) und einem Sammler und Jäger, der seinen Körper acht Stunden am Tag gebraucht (ungefähr 3.000 Minuten pro Woche) und sich dabei noch mehr Ruhezeit gönnt als du. Die Bewegungshäufigkeit des Jägers und Sammlers ist zehnmal höher als unsere. Für unser Gewebe ist der Unterschied zwischen 300 und 3.000 Minuten wöchentlicher Belastung himmelweit.

Zur Verbesserung unserer Gesundheit müssen wir die Grenzen des Modells Fitness erkennen. Um noch einmal die Nahrungsanalogie zu verwenden: Das Modell Fitness sieht eine sehr geringe tägliche »Kalorienzufuhr« vor. Offiziell werden derzeit drei Bewegungskategorien empfohlen – Herz-Kreislauf-Training, Krafttraining und Dehnübungen –, die man mit den Makronährstoffgruppen Kohlenhydrate, Fett und Protein analog setzen könnte. Aber solange nicht genauer angegeben wird, was man essen oder wie man sich bewegen soll, decken wir die »empfohlene Tagesmenge« an Bewegung größtenteils mit dem Äquivalent von Junkfood. Und wenn wir außer Acht lassen, dass jede Bewegung ein einzigartiges Lastprofil erzeugt und bestimmte Anpassungen hervorruft, übersehen wir, dass Fitness als Zusatz zum modernen Leben trotz aller guten Absichten *krank machen* kann.

HERZENSDINGE: WARUM WIR »CARDIO« VIELLEICHT GAR NICHT BRAUCHEN

KAPITEL 4

In seinem Buch *Nature's Garden: A Guide to Identifying, Harvesting, and Preparing Edible Wild Plants* erläutert der Nahrungssammler und Naturforscher Samuel Thayer, wie unvernünftig es ist, den scheinbar unendlichen Detailreichtum biologischer Systeme nicht *wertzuschätzen*. Seine Erläuterung ist so gut, dass ich ihn um Erlaubnis gebeten habe, einen Absatz seines Buches hier zu zitieren:

> Wer auch immer den Satz »Der Teufel steckt im Detail« geprägt hat, mochte wahrscheinlich keine Details. Und er war wohl kaum ein praktizierender Botaniker. Denn wenn es um essbare Wildpflanzen geht, steckt das ***Wunder*** im Detail. Die Details sind es, die mir nicht nur ermöglichen, eine Pflanzenart zu identifizieren, sondern auch die besten Exemplare auszuwählen … Also habt keine Angst vor den Details; und nehmt es der Natur nicht übel, dass sie so voller Komplexität ist. Das ist ihre Pracht, nicht ihr Problem. Unsere Intelligenz verdanken wir dieser wundervollen Komplexität. Dem Naturforscher ist es keine Bürde, diese Komplexität zu studieren; es ist die erhabene Wirklichkeit. Davon, welche dieser beiden Haltungen ihr einnehmt, hängt euer Erfolg mehr ab als von allem anderen. Studiert also die Details voller Stolz und erlebt sie voller Dankbarkeit. Lasst euch von ihnen anregen – denn es gibt genug davon, um euch ein Leben lang anzuregen.

Um es gleich klarzustellen: Ich habe keine Ahnung von Wildpflanzen. (Oder hatte keine, bevor ich dieses Buch gelesen habe. Dank Mr. Thayer habe ich im letzten Jahr Dutzende von wildgesammelten Nahrungsmitteln zubereitet und genossen.) Was ich an diesem Absatz so mag und warum ich ihn in mein Buch aufnehmen wollte, ist, dass diese Geisteshaltung für die Beschäftigung mit jedwedem biologischen Prinzip nützlich ist und dass sie auf das Folgende gut einstimmen kann: einen Einblick in unser Herz-Kreislauf-System, das Konzept der Fitness und ein Überblick all jener Details, an denen es unserem Fitnesskonzept mangelt.

HÄMODYNAMIK UND FITNESSTRAINING

Die meisten Menschen wissen, dass das Herz-Kreislauf-System den Körper mit Sauerstoff und Nährstoffen beliefert und Abfälle aus dem Gewebe entsorgt. Sie glauben, dass dieser Prozess vom Herzmuskel angetrieben wird, der das Blut durch das arterielle und das venöse System pumpt. Diese Beschreibung ist nicht ganz unrichtig, aber so stark vereinfacht, dass sie irreführend ist, wenn es um die Verbesserung der Herz-Kreislauf-Gesundheit geht.

Wenn du dir ein mentales Bild des Herz-Kreislauf-Systems machen müsstest, käme dabei wahrscheinlich ein Bild heraus, wie man es ähnlich in Anatomie- und Physiologielehrbüchern auf der ganzen Welt findet:

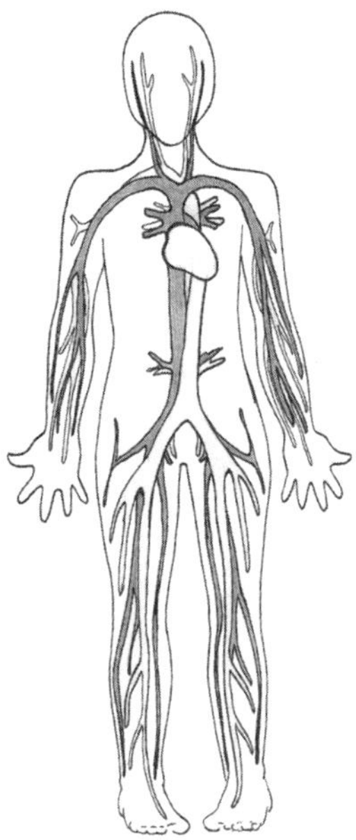

Aber dieses Bild ist unvollständig. Große Arterien und Venen sind meistens die Hauptsache auf solchen Abbildungen, aber was weggelassen wird, sind die kleineren Gefäße, in denen die Sauerstoffversorgung – der eigentliche Zweck, zu dem das Blut im Körper zirkuliert – stattfindet. Die Endstation für den Sauerstoff ist das Kapillarbett, winzig kleine Röhrchen, die von den Arteriolen abzweigen, welche wiederum von den Arterien abzweigen. Hier findet der Austausch zwischen Gewebe und Blut statt.

Dir sind Bilder lieber als Worte? Die Durchblutung der Hand, die so dargestellt wird:

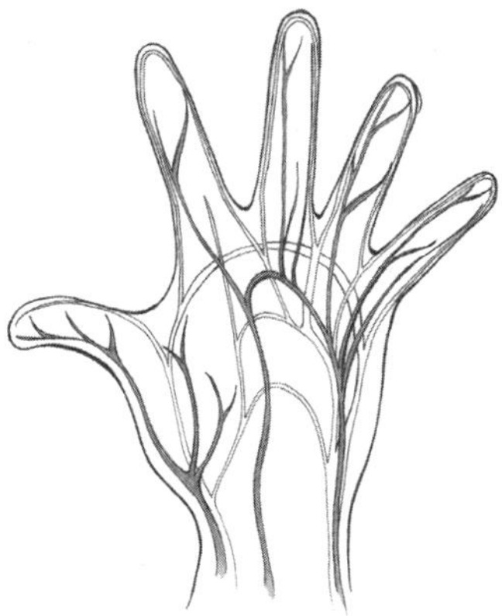

sieht eher so aus:

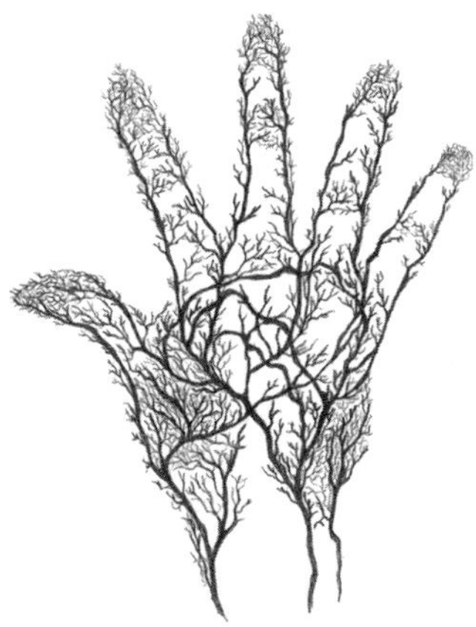

Selbst dieses Bild wird dem engmaschigen Netz des Kapillarsystems nicht gerecht. Das Kapillarsystem ist so gut ausgebaut, dass die meisten Zellen des Körpers (und es sind hundert Billionen) nicht weiter als 50 Mikrometer von einem Kapillargefäß entfernt sind. Du hast keinen Zollstock zur Hand? Ein menschliches Haar ist etwa 17 Mikrometer dick, also liegt fast jede Zelle deines Körpers um Haaresbreite neben einer Kapillare.

ARTERIEN BILDEN NUR DIE AUTOBAHN FÜR DEN SAUERSTOFF

Stell dir vor, du besuchst eine Freundin, die ein paar hundert Kilometer weit entfernt wohnt. Du setzt dich ins Auto und fährst über die schnellstmögliche Autobahnverbindung so nah zu ihrem Wohnort wie möglich, bevor du auf eine immer noch stark befahrene Hauptstraße abfährst, dann noch langsamer ein Wohngebiet durchquerst, bis du schließlich in die Einfahrt ihres Hauses einbiegst.

Der schrittweise Übergang vom Fahren zwischen tausend anderen Autos auf der Autobahn und der Ankunft als einziges Auto in der Einfahrt ähnelt dem Weg eines roten Blutkörperchens, das vom Herz bis zu einem Kapillarbett reist. Das Herz-Kreislauf-System funktioniert nur dann »gut«, wenn es ihm gelingt, den Sauerstoff in alle Regionen des Körpers zu transportieren, und der Zustand der Zellen – sozusagen die Mikrogesundheit – ist ein besserer Indikator für die Funktion des Herz-Kreislauf-Systems als die Fähigkeit, zehn Kilometer zu laufen.

WIE GELANGT SAUERSTOFFREICHES BLUT AUS DEN ARTERIEN IN DIE KAPILLAREN?

Blut wird folgendermaßen bewegt: Die mechanische Stimulation eines Muskels bringt die aus glatter Muskulatur bestehende Arteriolenwand dazu, sich zu entspannen und zu öffnen (der Vorgang heißt Vasodilatation), und der entstehende Druckabfall zieht das Blut aus den Arteriolen in die Kapillaren.

Hier mache ich erst mal einen Punkt, um dich kurz an die dir wohlbekannte Darstellung des Herz-Kreislauf-Systems zu erinnern. Kommt da der Bewegungsapparat überhaupt vor? Wahrscheinlich nicht. Den meisten von uns wird ein Herz-Kreislauf-System gelehrt, bei dem im Wesentlichen das Herz das Blut durch den Körper pumpt. In Wirklichkeit ziehen die aktiven Muskeln das Blut in diejenigen Gewebe, die es benötigen. Das »Herzpumpe«-Modell des Kreislaufs ist wahrscheinlich ein Grund dafür, dass sich das Fitness-Paradigma »Das Herz muss gekräftigt werden« so hartnäckig hält. In unserer vom Sitzen geprägten Kultur wird das Herz zum alleinigen Beweger des Blutes. Das ist jedoch nicht die normale Funktionsweise des Körpers, sondern seine Anpassung an eine Bewegungsdürre.

Das Gesamtvolumen des Kapillarsystems ist ungefähr so groß wie das gesamte Blutvolumen des Körpers – etwa fünf Liter. Sollte also sämtliches Blut aus den Arterien in die Kapillaren fließen, wäre kaum noch etwas im Herz und in den großen Blutgefäßen übrig. Die Sauerstoffversorgung ist für das Überleben der Zellen enorm wichtig. Ohne ihren Sauerstoff verhalten sich die Zellen ganz ähnlich, wie du ohne Luft reagieren würdest. Ziemlich panisch, oder? Wenn du allerdings genügend Blut hättest, um immer alle deine Blutgefäße zu füllen, wärst du ziemlich schwer und ineffizient. Der Körper hat in diesem Fall zugunsten eines leichteren Gewichtes auf ständige Sauerstoffsättigung aller Gewebe verzichtet.

Denken wir uns noch einmal an den gefangen gehaltenen Wal. Es leuchtet ein, dass sich die Strukturen und Funktionen eines Tieres an die Bewegungsumgebung anpassen, die es während seiner Evolution erlebt. So, wie die Rückenflosse des Wals auf das durch natürliches Schwimmen erzeugte mechanische Umfeld angewiesen ist, hängt unser System der Sauerstoffverteilung von häufigem und ständig variierendem Muskelgebrauch ab.

Indem sich die Sauerstoffverteilung im Körper nach dessen Gebrauch richtet, bekommen wir das Beste aus zwei Welten: jederzeit nach Bedarf verfügbare Zellversorgung ohne die Bürde zusätzlichen Gewichts. Der einzige Haken bei der Sache (immer das Kleingedruckte lesen!) ist, dass der Transport des Blutes in die Kapillaren vom Gebrauch des Bewegungsapparats abhängt. Bewegst du dich nicht, werden deine Zellen nicht versorgt. Werden deine Zellen nicht versorgt, sterben sie ab. Damit haben wir nun noch einen Grund, warum Bewegung nicht optional ist: Bewegung erzeugt nicht nur Lasten und beeinflusst das Verhalten der Gene, sondern spielt auch eine wesentliche Rolle bei der Sauerstoffversorgung.

ARBEITEN, UM ZU LEBEN

Wie wir wissen, beansprucht jede Art von Training bestimmte Muskelgruppen auf bestimmte Weise. Arbeitende Muskelgruppen brauchen mehr Treibstoff, erzeugen mehr Abfall und werden daher besser durchblutet. Aber regelmäßiges Training bedeutet nicht automatisch, dass alle Körperteile aufgrund der Trainingsanstrengungen mit Nährstoffen versorgt werden; die positiven Wirkungen des Trainings erstrecken sich nur auf die arbeitenden Bereiche.

Dies führt mich zu etwas, was ich in Bezug auf Fitnesstraining klarstellen möchte: *Die positive Wirkung von Fitnesstraining – besonders die Erhöhung der Sauerstoffsättigung – ist nicht systemweit.*

Durch unser gebrauchsabhängiges Herz-Kreislauf-System wird das Blut ständig von Einsatzort zu Einsatzort verlegt, wo es die beteiligten Gewebe nährt und von Abfällen befreit. Wie ein Flugzeug verbraucht der Körper mehr Treibstoff und produziert mehr Abgas, je mehr er arbeitet. Aber wenn man etwas genauer hinschaut, ist nicht der Körper das Flugzeug, sondern jeder einzelne Muskel.

Dein Körper hat um die 600 Skelettmuskeln, da ist es sehr gut möglich, dass dein Trainingsprogramm nicht alle in Anspruch nimmt.

STEHEN IST DAS NEUE SITZEN

Nun wäre da noch die Sache mit der Häufigkeit. Inzwischen weißt du, dass ein aus dem Nichtstun ragender täglicher Aktivitätsschub bedeutet, dass dir wichtige Lasten entgehen. Der Aktivitätsschub mindert also nicht dein Erkrankungsrisiko. Tatsächlich haben Forscher kürzlich herausgefunden, dass die *im Sitzen verbrachte Zeit an sich* ein Risikofaktor für eine Herzerkrankung ist, selbst bei sportlich Aktiven. Regelmäßige Trainingsschübe machen die Auswirkungen des Sitzens auf den Körper nicht rückgängig. Wie du dir vorstellen kannst, wurde darüber unter Schlagzeilen wie »Sitzen ist das neue Rauchen« berichtet.

Ich weiß, mit »Sitzen« ist die Körperhaltung gemeint, die man auf Stuhl oder Sofa einnimmt, aber überleg mal: Würde ich dir sagen, dass Sitzen tödlich ist, dann würdest du stattdessen lieber stehen und glauben, das Problem wäre gelöst. Aber wenn du dann 15 Jahre lang im Büro stehst, bekommst du wahrscheinlich genauso viele Probleme wie der Kollege, der den ganzen Tag gesessen hat. Wir sollten nicht vergessen, dass die kollektive Bestuhlung wegen der Erkrankungen, die die ganztägig im Stehen verrichtete postindustrielle Arbeit verursachte, vollzogen wurde. Das Erkrankungsrisiko durch »Stehen« ist bereits aktenkundig.

Der Wechsel vom Schreibtischstuhl zu einem Steh-Arbeitsplatz erinnert an folgenden Witz: »Ich hab gelesen, dass alle Unfälle in einem Umkreis von 25 Kilometern von zu Hause passieren, also bin ich umgezogen.« »Ich hab gelesen, dass Sitzen tödlich ist, deshalb bleib ich vor lauter Angst stehen.« Was die Belastung angeht, ist der Übergang vom Schreibtisch zum Stehpult ein Schritt in die richtige Richtung, aber stundenlanges Stehen ist nur eine Variation desselben Problems. Nicht die Sitzhaltung ist problematisch, das Verharren in einer Position ist es, was krank macht. (Na gut, die Körpergeometrie beim Sitzen ist tatsächlich ein zusätzlicher Risikofaktor für eine Herzerkrankung, aber darauf komme ich noch.)

Stell dir vor, die Schlagzeile SITZEN IST TÖDLICH würde durch ANDAUERNDES STILLHALTEN IST TÖDLICH ersetzt. Würde dich das dazu bringen, mehr zu stehen oder dich mehr zu bewegen? (Ich würde übrigens das Wort tödlich ersetzen, weil es grundlos schlechte Laune verbreitet und weil wir alle sowieso irgendwann sterben. Ich bin der

Überzeugung, dass Gesundheitsinitiativen, die mit dem Slogan »Mach X, damit du nicht stirbst« werben, das Thema verfehlen. Was wir anstreben, liegt irgendwo zwischen Leben und Sterben, und es hat mit biologischem Erfolg zu tun – der Fähigkeit, ohne medizinische Hilfe gewöhnliche Lebensaufgaben zu meistern und sich als ganzer Mensch wohlzufühlen.)

Zurück zum Thema. Das Herz-Kreislauf-System arbeitet ununterbrochen, egal ob du dich bewegst oder nicht. Solange deine Muskeln nicht mitspielen, ist das Herz gezwungen, die ganze Arbeit zu übernehmen, den ganzen Tag lang. Wenn du dann endlich aufstehst, mutest du deinem Herzen – das deinen muskulären Müßiggang den ganzen Tag ausgleichen musste – auch noch zu, bei einer intensiven Aktivität mitzumachen, nur damit es kräftig genug bleibt, um erneut die ganze Arbeit zu übernehmen.

DIE GEOMETRIE DER BLUTGEFÄSSE UND DURCHBLUTUNGSVERLETZUNGEN

Ich habe die Erfahrung gemacht, dass Krankheiten – beispielsweise ein arthritisches Knie – mit Aussagen wie »Ihr Knie ist einfach verschlissen, das ist altersbedingt« leichtfertig wegerklärt werden. Wie kann es dann (in diesem Fall) sein, dass das andere Knie gesund ist? Hat es denn nicht dasselbe Alter? Und Menschen mit Ablagerungen in den Arterien sind gleichfalls immer wieder erstaunt über die Tatsache, dass sie diese Ablagerungen nicht überall haben. Warum denn an dieser Stelle und dort nicht?

Die Verhärtung der Arterien aufgrund der Ablagerung von Plaque nennt man *Atherosklerose* (oft wird auch synonym der Begriff Arteriosklerose gebraucht), aber die Ablagerung findet nicht systemweit statt. Die Plaque sammelt sich an bestimmten Stellen an. Dass manche Arterien eher zur Verkalkung neigen als andere, könnte man als einen Hinweis darauf deuten, dass wir bei der Vorbeugung der Atherosklerose nicht nur auf die Ernährung schauen sollten. Gewiss, Ernährung ist enorm wichtig, aber die unter Biomechanik-Experten vorherrschende Theorie besagt, dass sich Plaque an den Stellen ansammelt, wo die Blutströmungsmuster besonders komplex sind (Bauchaorta, Becken-, Herz-, Oberschenkel-, Kniekehlen-, Hals- und Hirnschlagadern).

Blut verhält sich unterschiedlich in Abhängigkeit vom – richtig geraten – mechanischen Umfeld. So wie Wasser ein plätschernder Bach sein kann oder eine gegen die Küste krachende Welle, kann Blut harmlos sein oder eben nicht, je nach Krafteinwirkung.

EIN BISSCHEN ANATOMIE

Im Allgemeinen fließt das Blut geradeaus durch die Arterien.

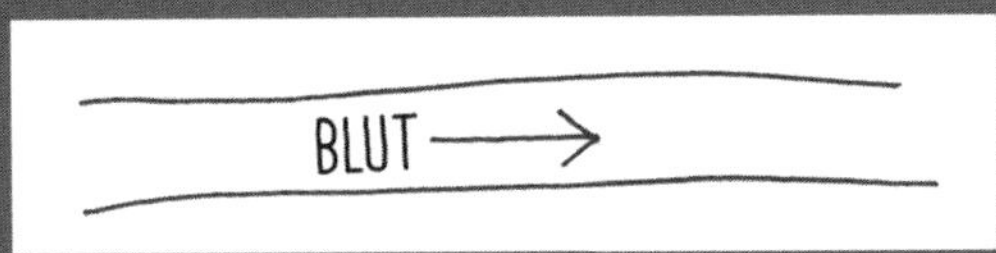

Aber bei genauerem Hinsehen fließt das ganze Blut nicht immer in derselben Richtung. Das komplexe Zusammenspiel von Form und Elastizität der Ader und Dünnflüssigkeit und Geschwindigkeit des Blutes erzeugt ein Strömungsfeld, in dem sich das Blut teils in eine Richtung, teils in eine andere bewegt, und zwar unterschiedlich schnell – wie hier mit Vektoren verdeutlicht:

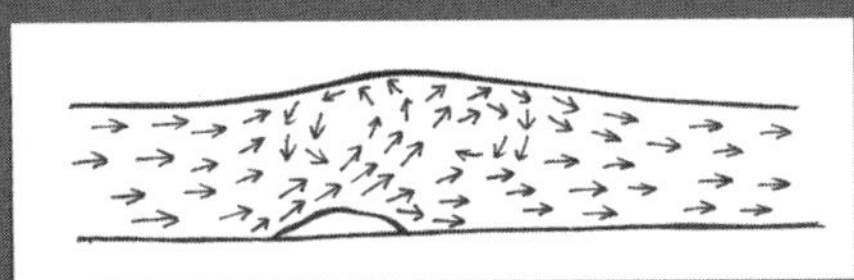

Strömungsfelder belasten die Endothelzellen an der Innenwand der Arterie. Strömungsfelder (und die durch sie erzeugten Lasten) sind von vielen Faktoren abhängig – davon, was man isst und trinkt, ob man raucht, wie intensiv man trainiert, wie steif die Muskeln sind, von Stress und von der Blutgefäßgeometrie. Wahrscheinlich gibt es noch mehr auf den Blutstrom wirkende Faktoren, die noch gar nicht bekannt sind.

Die für Ablagerungen besonders anfälligen Körperregionen sind diejenigen mit der kompliziertesten Gefäßgeometrie. Dort, wo die Arterien nicht gerade verlaufen – wo sie sich verzweigen, Schleifen bilden oder wichtige Gelenke passieren –, ist Plaque meistens zu finden. Forschungen zufolge erzeugt ein langsamer oder unregelmäßiger (oszillierender) Blutstrom »ungerichtete« Scherlasten an der Gefäßwand. Das Blut fließt nicht *entlang* der endothelialen Oberfläche, sondern *dagegen*. Mit der Zeit ändert diese geringe, wiederholte mechanische Interaktion zwischen dem Blut und der Epithelschicht des Gefäßlumens die Genexpression der Endothelzellen. Die Zellen auf der Innenwand der Arterie sind von Natur aus *atheroprotektiv* (sie verhindern die Plaquebildung), aber nach wiederholter mechanischer Belastung durch den fehlgerichteten Blutstrom werden diese Zellen *atherogen*, das heißt, sie *fördern* nun die Ablagerung von fettiger Plaque.

SCHERKRÄFTE IM BLUTSTROM

Tangentialkräfte des Blutstroms, der entlang der Endothelschicht einer Ader fließt.

Ich vergleiche die Belastung durch den Blutstrom gerne mit einem Töpfer, der eine Vase auf der Töpferscheibe modelliert. Bei diesem Vergleich entspricht der Tonklumpen den Epithelzellen, deren Stimulation vom Druck und von der Haltung der Hände und von der Drehgeschwindigkeit der Töpferscheibe abhängt. Jede dieser Variablen kann die Form der Vase verändern, stimmt's? Etwas mehr Druck, ein anderer Winkel im Handgelenk oder eine Verlangsamung der Scheibe – all das verändert die Interaktion zwischen Vase und Töpfer. In ähnlicher Weise formen deine Gewohnheiten – Bewegung und Haltung eingeschlossen – die Muster deines Blutstroms, der die Zellen formt, welche wiederum bestimmen, wo wie viel Plaque abgelagert wird.

Unsere Sicht auf das Problem der Arterienverkalkung ist unangemessen. Die Verkalkung wird als Krankheit gesehen – als »das Problem« –, aber die Verstärkung der Gefäßwand infolge von mechanischer Belastung könnte auch als Anpassung gesehen werden: eine kurzfristige Verstärkung der Gefäßwandbeschichtung. Ohne die Verdickung der Wand könnte das Lumen theoretisch porös werden, was für das kurzfristige Überleben des Organismus sicherlich kritischer wäre. Hier stellt sich wieder die Frage, ob unsere Physiologie wirklich fehlerhaft ist oder nur völlig angemessen auf den jeweiligen Gebrauch oder Missbrauch unseres Körpers reagiert.

LUMEN

Im biologischen Sinne: die Innenseite eines Hohlorgans.

Im Allgemeinen ist Bewegung deshalb heilsam, weil sie das Blut gleichmäßiger strömen lässt. Aber stell dir vor, dein Blut fließt in Formation (in sogenannter laminarer Strömung) durch eine offene Aderstrecke, nur um plötzlich auf eine Engstelle zu stoßen. Was dann passiert, ähnelt dem, was mit einem Wasserstrahl passiert, wenn man die Gartenschlauchöffnung mit dem Daumen halb abdeckt. Es spritzt! Und strömt nicht mehr gleichmäßig, sondern turbulent (also querbeet).

EIN BISSCHEN ANATOMIE

Atherosklerotische Plaque tritt vorwiegend in der Bauchaorta (verläuft mittig durch den Leib), den Beckenarterien (beidseits der unteren Lendenwirbel), den Herzkranzarterien (auf dem Herzen), den Oberschenkelarterien (an der Hüftvorderseite entlang), Kniekehlenarterien (hinter den Knien), Halsschlagadern (an beiden Seiten des Halses) und der Hirnschlagadern (im Gehirn).

Diejenigen, die bereits Plaque angesammelt haben oder bei denen bereits Risikofaktoren für eine Herzerkrankung bestehen – jene Warnzeichen, die auf Probleme auf der Zellebene hindeuten –, setzen oft ausschließlich auf Herz-Kreislauf-Training zur Linderung ihrer »Herzprobleme«. Aber das Herz ist gar nicht das Problem. Die Herz-Kreislauf-Probleme entstehen durch die Auswirkungen der Gesamtheit aller Tätigkeiten, und Cardio-Training ist nicht die Lösung. Cardio-Training kann sogar – wenn es ausgiebig und von jeder anderen Bewegung getrennt betrieben wird – Blutturbulenzen fördern! Statt Trainingseinheiten von hoher Intensität und (in Relation zum ganzen Tag) kurzer Dauer zu absolvieren, wäre es doch besser, sich so zu bewegen, dass das Blut den ganzen Tag lang bewegt wird (was gut ist) und die Endothelschicht durch Massage in eine neue Form gebracht wird.

Leider erhält man die Plaque-Diagnose erst, wenn sie deutlich sichtbar ist. Man muss also JEDE MENGE davon haben, damit es offiziell wird. Was uns zum nächsten Thema bringt: der Geometrie des Sitzens.

Wie ich schon erwähnt habe, erzeugt das Sitzen *mehr* als die mit dem Stillhalten verbundenen Probleme, weil beim Sitzen die Blutgefäßgeometrie noch komplexer ist als beim Stehen. Ja, die Schleifen und Verzweigungen der Blutgefäße sind unabhängig von der Körperhaltung vorhanden, aber durch das Beugen der Hüften und Knie, das Runden des Rückens und das Vorstrecken des Kopfes erhält dieses System noch mehr Biegungen. Ginge es nur um Minuten oder Stunden, könnten sich die Reibungskräfte an den Wänden der Arterien nicht akkumulieren. Aber da diese komplikationsträchtige Geometrie über Jahrzehnte strikt beibehalten wird, kommt einiges an Schädigung zusammen.

Unnötig zu erwähnen, dass ich kein Fan des Sitzens bin, und schon gar kein Fan von Stühlen. Aber es geht mir dabei nicht nur um die Durchblutung. Im Folgenden kommen noch weitere Gründe (schluck!) dazu.

SITZEN: IMMER MEHR PROBLEME

Nehmen wir an, du liest auf deiner Lieblings-Website, dass »Sitzen mit erhöhter Mortalität verbunden« ist. Du beschließt, deinen Schreibtisch samt Stuhl gegen ein Stehpult einzutauschen und außerdem zwischendurch kleine Gehpausen einzulegen, um dein tägliches Bewegungspensum zu erhöhen. Großartig. Durch diese einfachen Umstellungen hast du deinen Knochen neue Lasten verschafft und mehr Bewegung in deinen Alltag gebracht, ohne deinen Job aufzugeben oder sämtliche Kollegen vor den Kopf zu stoßen. Außerdem sitzt du nun weniger und hast daher, traut man den Forschungsergebnissen zum Sitzen, dein Erkrankungsrisiko gesenkt. Gut gemacht.

Das Problem bei der Erforschung der Auswirkungen des Sitzens ist, dass man die *Inaktivität*, die mit dem Einhalten einer einzigen Position einhergeht, nur schwer von dem Effekt trennen kann, den eine *repetitive Geometrie* auf den Körper hat. Ein Sportwissenschaftler, der ein Bewegungsprogramm aufstellt, mag besonders die Inaktivität des Sitzens im Sinn haben; Inaktivität bedeutet geringeren Kalorienverbrauch, was wiederum Fettleibigkeit und mangelhaften Glukosehaushalt mit sich bringen kann – beides Risikofaktoren für Herzerkrankungen. Weniger zu sitzen und Pausen einzulegen sind daher, wie bereits erwähnt, gute Möglichkeiten, um die mit dem Sitzen einhergehende Inaktivität zu vermindern.

Ein Biomechaniker sieht das Sitzen dagegen in einem anderen – oder sagen wir lieber – in einem *zusätzlichen* Licht. Er könnte sich nämlich auch fragen: Welche Kräfte entstehen durch das Sitzen? Wie reagiert der Körper auf lange Perioden mit gleichbleibendem Input? Welche Gelenkstellungen werden beim Sitzen am häufigsten eingenommen (Hüfte und Knie im 90-Grad-Winkel, Lendenwirbelsäule gerundet etc.), und welche Anpassungen sind bei diesen Gelenkstellungen zu erwarten?

Falls du jemals einen Anatomiekurs besucht hast, kennst du wahrscheinlich die Grundidee, dass sich die Muskeln verkürzen und dehnen, um die Knochen in Relation zu den Gelenken zu bewegen. Nehmen wir beispielsweise an, du setzt dich auf einen Küchenstuhl. Dazu müssen sich deine Hüft- und Kniegelenke bis zu ungefähr 90 Grad beugen. Um dies zu bewerkstelligen, verkürzen sich manche Muskelfasern, und manche werden länger, aber wenn du aufstehst, nimmt alles wieder seinen ursprünglichen Zustand wie vor dem Sitzen an. Theoretisch ist das richtig, aber ein solcher Anatomiekurs berücksichtigt nicht, was passiert, wenn die Skelettmuskulatur die meiste Zeit in einer festen Position verharrt. Chronische Haltungen – also solche, die immer wieder und andauernd eingenommen werden – machen das Modell der Muskelbewegung komplizierter.

Nehmen wir an, du verbringst den größten Teil des Tages in dieser Haltung:

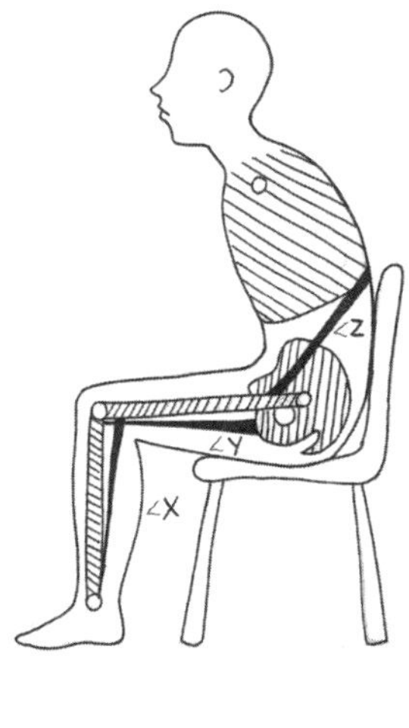

Oder in dieser:

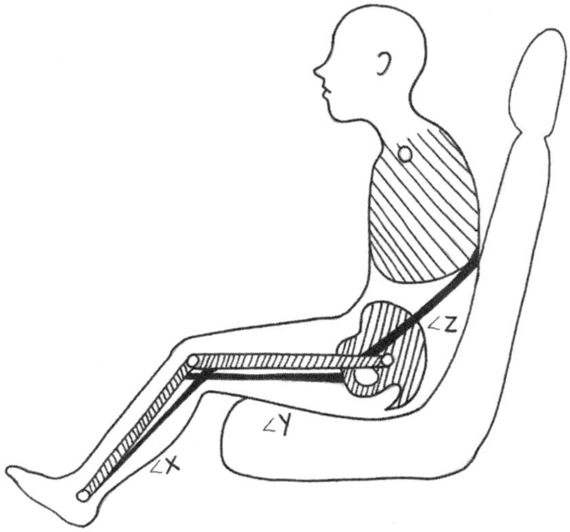

Wenn du dann aufstehst, meinst du womöglich, dass du wieder diese Haltung einnimmst:

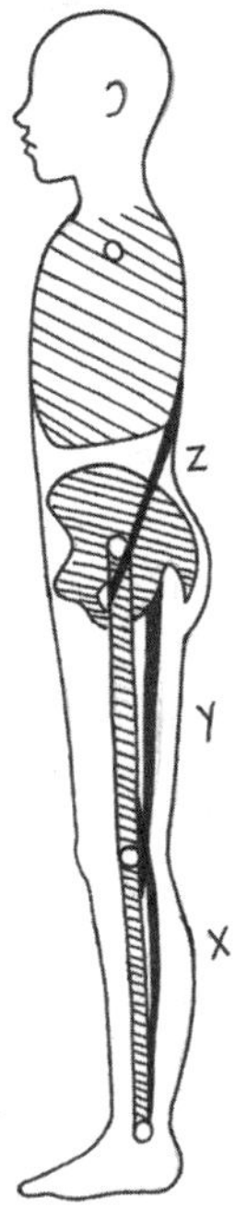

Aber wenn du einen Großteil deiner Zeit im Sitzen verbringst, und zwar seit früher Jugend, richtet sich dein Körper nach dem Aufstehen vom Stuhl nicht vollständig auf. Dein aufgestandener, stuhlverliebter Körper sieht eher so aus wie eine dieser Figuren:

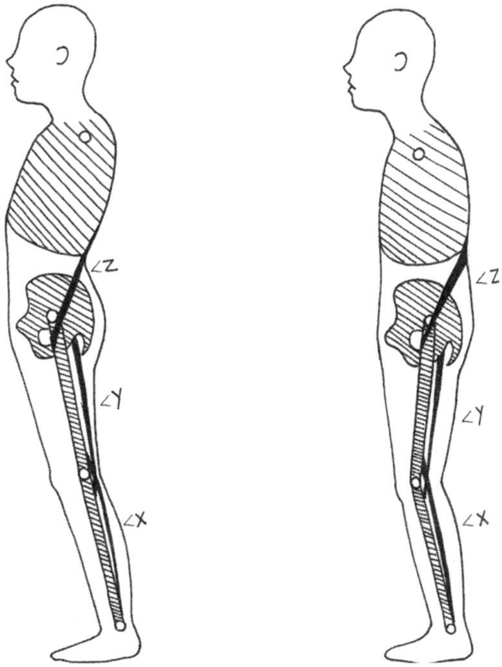

Die meisten von uns haben einen guten Teil ihres Lebens im Sitzen zugebracht, und infolgedessen hat sich unser Körper an das Sitzen angepasst.

Im biologischen Zusammenhang bedeutet *Anpassung* nicht, dass dein Körper besser (im Sinne von gesünder) geworden ist. Diese Anpassung erfolgt eher aus dem ständigen Bestreben des Körpers, Energie zu sparen. Da wir täglich stundenlang sitzen geübt haben, hat unser Körper uns das »Sitzen« leichter gemacht.

Ein Gewebe, das die meiste Zeit in einer festen Position gehalten wird, passt sich durch ziemlich permanente Veränderungen dieser Position an. *Wirklich* permanent sind diese Veränderungen nicht, da sie sich bei neuen Gewohnheiten langfristig zurückbilden können, aber nicht so sehr, wie man meinen möchte – und ganz gewiss nicht, weil man aufsteht, wenn Feierabend ist.

DIE BÜRDE DES SITZENS

Wenn du dir schon mal etwas gebrochen und einen Gips getragen hast, kennst du die Anpassungen, die mit Ruhigstellung einhergehen. Aus einer Verminderung von Bewegung folgt auch eine Verminderung von Muskelmasse (Atrophie), Gefäßneubildung (Kapillaren), Empfindlichkeit deiner Propriozeption (Wahrnehmung der Stellung von Körperteilen zueinander) und Knochenmasse. Andererseits tritt in zu wenig bewegten Körperregionen ein Zuwachs an Bindegewebe innerhalb der Muskulatur auf. Solche besonders verbundenen Regionen nenne ich gern »verklebte Stellen«.

Besonders verbunden zu sein ist etwas Tolles, wenn es um deine Familie, dein soziales und berufliches Umfeld oder dein WLAN geht. Nicht so toll ist eine zu starke Verbundenheit zwischen zwei Muskeln. Das durch Bewegungsmangel angeregte Wachstum von Bindegewebe lässt Bindungen zwischen Teilen von Muskeln entstehen, die sich ganz ähnlich wie Narbengewebe verhalten. Diese nicht glatt und strukturiert, sondern chaotisch und asymmetrisch verlaufenden Fasern behindern die Gleitbewegung der Muskeln und schränken die Kraftausbeute und den schmerzfreien Bewegungsspielraum ein. Auf der Zellebene stört so eine verklebte Stelle die Kraftübertragung innerhalb des Gewebes – und damit die mechanischen Signale, die die Zellen über ihre Position und die auf sie wirkenden Lasten informieren.

EIN BISSCHEN ANATOMIE

Sarkomere (griech. *sarx, sarkós*, »Fleisch« und *méros*, »Teil«) sind die kontraktilen Grundeinheiten der Skelettmuskeln. Ein einzelnes Sarkomer misst in der Länge etwa 2,2 Mikrometer; zusammen- und aneinandergelegt bilden Sarkomere die Myofibrillen (Fädchen, aus denen die Muskelfasern bestehen, aus denen wiederum die Muskeln bestehen). Muskeln erzeugen Kraft und Bewegung nur deshalb, weil Sarkomere Kraft und Bewegung erzeugen. Jede Muskelbewegung ist die Gesamtsumme winziger Bewegungen auf der Sarkomerebene. Wenn sich beispielsweise 1.000 Sarkomere um 0,1 Mikrometer verkürzen, verkürzt sich die gesamte Kette, die sie bilden (sprich: der Muskel) um 100 Mikrometer.

Sarkomere bestehen aus langen, faserartigen Proteinen namens Aktin und Myosin, die bei Verkürzung und Ausdehnung zusammen- und auseinandergleiten, sowie aus Titin (dem größten bekannten Protein), welches dem Muskel Dehnbarkeit und Elastizität verleiht. Durch die Interaktion zwischen Aktin und Myosin bewegen sich die beiden Hälften eines Sarkomers aufeinander zu oder voneinander weg, während das Titin dafür sorgt, dass der Muskel nach getaner Arbeit »nach Hause« zurückkehrt.

Die Kraft einer Kontraktion hängt vom Zustand eines Sarkomers ab, insbesondere vom Grad der Überlappung zwischen Aktin und Myosin beim Zeitpunkt der Muskelinnervation. Sarkomere mit zu großer Überlappung (bei passiv verkürztem Muskel) haben keinen Bewegungsspielraum und können sich daher nicht kontrahieren und Kraft erzeugen, auch wenn sie vom Gehirn das Signal dazu erhalten. Bei Muskeln, die zu lang sind, überlappen Aktin und Myosin nur wenig und können daher kaum Arbeit verrichten. Eine fantastische Einführung zum Thema Sarkomere bietet der Vortrag »Sarcomere length-tension relationship« der Khan Academy (englisch, Link siehe Anhang »Quellen und Leseempfehlungen«).

WIE SARKOMERE DIE MUSKELLÄNGE ÄNDERN

• A

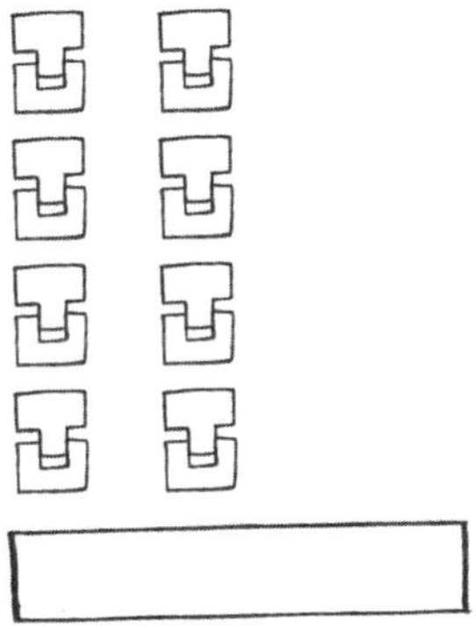

Muskeln funktionieren in verschiedenen Längezuständen, Sarkomere jedoch nicht.

Dies ist die Seitenansicht des Unterschenkels und des Fußes mit der theoretischen Sarkomerstellung bei »neutralem« Sprunggelenkswinkel. (Bild A, links oben)

Das Muskulaturmodell, wie es im Lehrbuch steht, sieht diese Sarkomerstellung vor: Bei »neutralem« Winkel sind die Muskeln beidseits des Gelenks so lang, dass die Sarkomere einen optimalen Aktionsspielraum haben: die Überlappung zwischen Aktin und Myosin ist so groß, dass das Sarkomer je nach Bedarf länger oder kürzer werden kann. »Neutral« heißt deswegen neutral, weil die Sarkomerüberlappung es dem Muskel ermöglicht, im gesamten Bewegungsspielraum des Gelenks Kraft zu erzeugen.

Auf diesem Bild ist das Fußgelenk in die Plantarflexion gegangen (also die Fußspitze zum Boden hin bewegt), sodass sich die Muskeln auf der Unterschenkelrückseite verkürzen mussten, während die vorderen Muskeln länger geworden sind. (Bild B, links unten)

• B

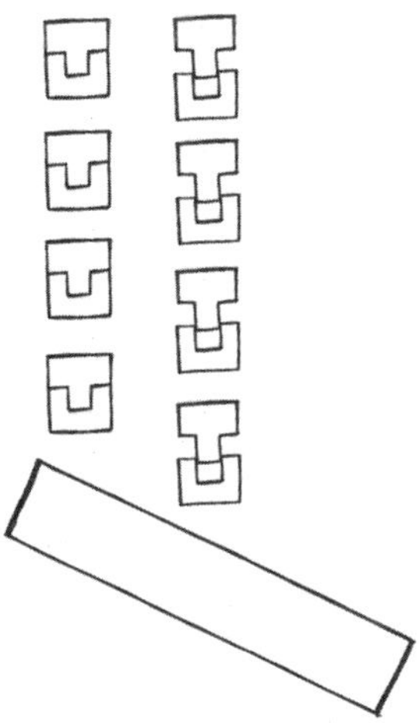

Muskeln verändern ihre Länge, weil die Sarkomere ihre Länge ändern. Muskeln verkürzen sich, wenn die Sarkomerüberlappung größer wird; sie werden länger, wenn sich die Überlappung der Sarkomere verringert. Jede aktive Bewegung setzt voraus, dass sich die Muskeln (also die Sarkomere) auf einer Seite des Gelenks verkürzen, während diejenigen auf der anderen Seite länger werden.

Aber jetzt kommt der Haken: Das obige Modell zeigt die sofortige, bei Bewegung auftretende Verschiebung. Bei gleichbleibenden Haltungen oder wiederholten Bewegungen mit kleinem Spielraum verhalten sich Muskeln ganz anders als hier demonstriert.

Wenn man andauernd dieselbe Haltung einnimmt oder die Muskeln in eingeschränkter und repetitiver Weise einsetzt, reagiert der Körper auf der Zellebene auf diese Gewohnheiten. Der Körper passt sich an das an, womit die meiste Zeit verbracht wird, damit oft ausgeübte Tätigkeiten leichter werden (d. h. weniger Energie verbrauchen).

Das Problem bei der Sarkomerstellung auf Bild B ist, dass in der Plantarflexion auf beiden Seiten des Gelenks kein Spielraum mehr besteht. Auf der Rückseite (in der Wadenmuskulatur) fehlt den Bestandteilen der Sarkomere der Raum für ein Aufeinanderzubewegen. Vorne, am Schienbein, überlappen die Sarkomerbestandteile nicht mehr. Ohne physischen Kontakt fehlt den aneinander vorbeigleitenden Fädchen die Verbundenheit, um viel Bewegung (oder Kraft) zu erzeugen.

Daraus »schließen« die Mechanosensoren sehr bald, dass die Sarkomerstellung auf Bild B langfristig nicht vorteilhaft ist. Kann in einer bestimmten Haltung keine Kraft erzeugt werden, ist man bewegungsunfähig. Sarkomere organisieren sich im Wesentlichen auf eine bestimmte Weise. Verändert man also aus Gewohnheit den durchschnittlichen (sprich: am häufigsten auftretenden) Abstand zwischen den Enden eines Muskels, bildet der Körper einzelne Sarkomere neu (Sarkomerogenese) oder baut sie ab (Sarkomerolyse), um mit den bestehenden Sarkomeren die mechanische Homöostase wiederherzustellen.

Auf der linken Seite habe ich diese Anpassung illustriert, indem ich jeweils ein Sarkomer im Wadenmuskel entfernt und im Schienbeinmuskel hinzugefügt habe. Glücklicherweise vollzieht dein Körper dies mit viel mehr Finesse, als ich das hier nachbilden kann, aber es wird deutlich, dass die Sarkomere nun wieder Kraft erzeugen können. (Bild C, links)

• C

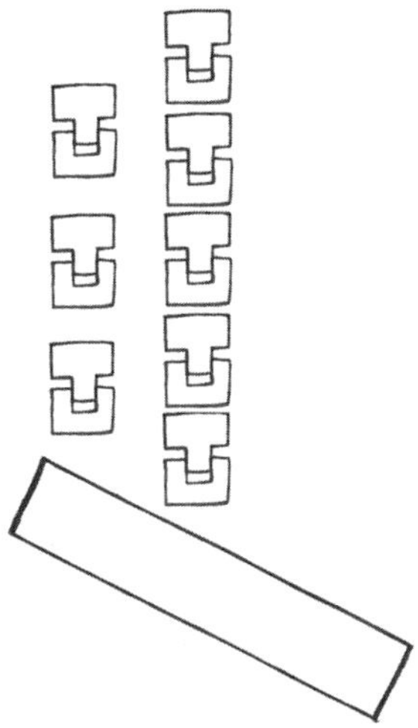

Um sich aktiv bewegen zu können, müssen Sarkomere genug Spielraum haben, um kürzer oder länger zu werden, daher ist diese Anpassungsleistung auf der Zellebene eine tolle Sache. Aber wie alle Anpassungen hat sie ihren Preis.

Der Preis, den man in diesem Beispielfall zahlt, ist, dass die erzeugbare Gesamtkraft auf Bild C geringer ist als auf Bild A. Aber noch wichtiger ist die Auswirkung auf Gelenkgesundheit und Beweglichkeit, denn die zusätzliche Masse auf der Zellebene hält den Fuß strukturell ohne jeden Krafteinsatz in der Plantarflexion. Nicht nur, dass man den Fuß nur noch spitz halten (und nur noch auf den Zehenspitzen federnd gehen) kann, das Fußgelenk kann auch nicht mehr in die Dorsalflexion gehen. Schon mal von Frauen gehört, die so lange hohe Absätze getragen haben, dass sie mittlerweile körperlich unfähig sind, flache Schuhe zu tragen?

Das reduktionistische Verständnis der Muskulatur lässt uns glauben, Dehnübungen seien ein Ausweg aus der vielfachen Immobilisierung unserer Gelenke durch Schuhe, Stühle, Sofas, Kinderspielzeug, Kissen, Gehen auf ebenem Boden. Aber jede einzelne dieser Gewohnheiten ändert unsere zelluläre Verfassung.

EINGESCHRÄNKTE BEWEGLICHKEIT

Unsere »stuhlgeformten« verklebten Stellen (und all die anderen repetitiv gebrauchten Stellen) verursachen Probleme, sobald sie mit Bewegung belastet werden. Wenn ein Gelenk sich nicht mehr vollständig bewegt, kompensiert der Körper dies, indem er andere Gelenke nutzt. Nehmen wir zum Beispiel deine steifen Computerschultern. Du gehst Tennis spielen und hebst den Arm zum Aufschlag schön hoch über den Kopf. Wunderbar. Da dachtest du, deine Schultern wären zu steif, um den Arm nach oben zu recken, aber schau nur! Der Schläger ist hoch oben. Wenn wir allerdings das Video stoppen (du hast dich ja beim Tennisspielen mit dem iPhone filmen lassen, oder?), erkennen wir, dass der Arm kaum über Schulterhöhe hinauskommt und dass du in dem Moment, da der Bewegungsspielraum deiner Schulter endet, den Schläger weiter hebst, indem du den Brustkorb hochziehst. Kurz: Du hast den Ball getroffen, aber dazu musstest du die Rippen hochreißen (und die Bänder verschieben und die Bandscheiben quetschen), weil deine Schultern an die Arbeit am Computer angepasst und zum Tennisspielen überhaupt nicht bereit sind.

LÖSUNGEN FÜR VERKLEBUNGEN

Die Verklebungen zwischen Muskeln lassen sich nicht nur durch Verhaltensänderungen und korrigierende Übungen verringern, sondern auch durch geeignete Therapiemethoden. Wenn verklebte Stellen die Gelenkbeweglichkeit und die Muskelfunktion behindern, können Faszialtherapien den Gesundungsprozess vorantreiben.

Bei eingeschränkter Beweglichkeit und verminderter Muskelkraft kann eine sportliche Aktivität trotz bester Absichten zu einer Tätigkeit werden, die schwere Schäden nach sich zieht. Wenn wir nach einem langen Arbeitstag freudig vom Stuhl aufspringen, um laufen oder trainieren zu gehen, nehmen wir etwas von unserer Stuhl-Geformtheit mit. Und wenn wir unserem Körper dann Krafteinwirkungen zumuten, obwohl seine Knochenstellung und seine Muskelausrichtung gar nicht auf stabile Bewegung ausgerichtet sind, setzen wir uns einem erhöhten Risiko für Verletzungen des Bewegungsapparats aus. Die Gelenke können dann ihre Lasten nicht optimal tragen, die Muskeln sind nicht in der richtigen Stellung, um die Lasten abzufangen, und das in Bewegung geratene Blut stößt gegen Biegungen, die nicht mehr da sein dürften.

FASZIEN

Dichtes, faseriges Bindegewebe, das den gesamten Körper durchzieht und ein durchgängiges, dreidimensionales Gewebe mit Stützfunktion bildet.

LASTENDÄMPFUNG

Erinnerst du dich an das T-Shirt-Beispiel in Kapitel 1? Holen wir das T-Shirt noch mal hervor und versehen es mit einem dicken Klecks. Mit etwas richtig Klebrigem wie Lackfarbe. Wenn die Farbe trocknet, bindet sie die Fasern des T-Shirts aneinander. Was passiert, wenn du jetzt am T-Shirt ziehst? Der Farbfleck verändert die Art und Weise, wie das T-Shirt die Lasten erfährt. Ein leichter Zug am Saum führt in den Flächen um den Fleck herum die gleiche Dehnung herbei wie zuvor, aber die durch die Farbe versteifte Fläche verhält sich anders. Das gleiche Zupfen, das das T-Shirt zuvor nach unten und nach innen hin verformt hat, bewirkt in der verklebten Fläche kaum (oder gar keine) Verformung, während an den Rändern des Flecks eine besonders starke Verzerrung entsteht. So wie ein auf das T-Shirt genähter Flicken die Zugkräfte im Stoff verändert, ändert eine verklebte Stelle die Art, wie ein Gewebe Lasten erfährt. Die Krafteinwirkung bleibt gleich, das Resultat ist ganz anders – es wird von der Verklebung der Fasern beeinflusst.

In der gleichen Weise wirken die auf den bewegten Körper einwirkenden Zug- und Druckkräfte eben nicht bis auf jede Zelle, wie sie eigentlich sollten. Die Zellen in verklebten Körperregionen regenerieren sich ohne Bewegungszusammenhang, oder besser gesagt, in einem steifen und bewegungslosen Zusammenhang; die benachbarten Regionen dagegen erfahren unnatürlich hohe Lasten.

Mit der Zeit entwickeln sich diese verklebten Stellen zu zellulären Schwielen und richten verheerende Schäden an – nicht nur als Auswirkung deiner Bewegung, sondern auch aufgrund andauernder Kräfte wie der Schwerkraft, die alle Zellen erfahren können sollten.

Stühle habe ich bereits als Verklebte-Stellen-Verursacher gebrandmarkt, aber unser Verhalten im modernen Lebensraum läuft so oft auf Ruhigstellung hinaus. Schuhe, Schreibtische, Kleidung, eintönige Bodenbeläge, repetitive Tätigkeiten – das sind alles moderne Phänomene, die einen engen Bewegungsspielraum sozusagen im Körper einzementieren.

UND JETZT BEWEGEN WIR UNS

Also: Das größte bisher unerforschte Umfeld des Menschen ist das mechanische. Aber der Erforschung desselben steht vor allem im Weg, dass wir bei Bewegung automatisch an Fitnesstraining denken. Nicht nur, dass die Fitnessschublade als Schranke im Denken wirkt, Fitnesstraining ist auch physisch insofern beschränkt, dass es nicht annähernd die nötige Varianz und Häufigkeit an Bewegungen und Lasten nachbilden kann, die für die Stabilität unserer passiven Körperteile und die Beschäftigung unserer Muskeln sorgen und dafür, dass unser Blut im Fluss bleibt und Verklebungen verhindert werden. Fitnesstraining schafft es nicht annähernd, die Gewebe wiederherzustellen, die sich bereits an unsere Lebensweise angepasst haben. Genau wie Nahrungsergänzungsmittel nicht den Großteil der Ernährung stellen sollten, darf Fitnesstraining nicht den Großteil unseres Bewegungsprofils ausmachen.

Die durch Bewegung erzeugten Lasten müssen ständig wirken und ständig variiert werden, damit keine Anpassung an enge Bewegungsspielräume auftritt. Kurz, Fitness ist gut (sicherlich besser als gar nichts), aber nicht gut genug. Wir müssen über die Grenzen von Fitness hinaus denken, wir müssen raus aus der Fitnessschublade.

Ironischerweise kommen wir jetzt zum Teil des Buches, in dem ich dir einen Haufen Übungen vorstelle. Denn es ist nun einmal so, dass der moderne Lebensraum mit seinem überall künstlich ebenen Untergrund, seinem menschengemachten Zeug und seiner Zeitplanung (dem Fluch menschlicher Existenz) unsere Bewegungen automatisch einschränkt. Aber zusätzlich zu den beschriebenen Übungen – Korrektivübungen zur Rückbildung verklebter Stellen und Kraftlücken – gibt es Bewegungsempfehlungen. Empfehlungen, wie du dich im Alltag bewegen, wie du sitzen, stehen, ruhen und sogar denken kannst. Wenn du sie befolgst, ist jede Sekunde deines Lebens eine Sekunde für deine Zellen.

BEWEGEN

DEN ÜBERGANG MEISTERN

KAPITEL 5

»In der Natur gibt es weder Belohnung noch Bestrafung – nur Konsequenzen.«

ROBERT G. INGERSOLL

Ich bin ein Riesenfan des Trends zu minimalem Schuhwerk, wundere mich aber sehr darüber, dass es die Barfuß-/Minimalschuh-Szene nicht hinbekommt, physiologisch fundierte Anleitungen zum Übergang von konventionellem Schuhwerk hervorzubringen – als ob sich das Gewebe in unseren Füßen in puncto Anpassung irgendwie von anderen Körperregionen unterscheidet.

Wer sich vornimmt, einen Marathon zu schaffen, springt auch nicht vom Sofa und läuft mal eben 30 Kilometer. Niemand käme auf die Idee, aus dem Bett zu steigen und auf dem Boden zu schlafen; die Angst vor den Rücken- oder Nackenschmerzen am nächsten Morgen hält uns davon ab. Aber überall stellen die Leute ihre Schuhe nach jahrzehntelangem Tragen in den Schrank und laufen nur noch mit Minimalschuhwerk, ohne ihre Füße auch nur ansatzweise trainiert zu haben.

Selbstverständlich ist vielen der Übergang gelungen. Manchen jedoch leider nicht; und was noch schlimmer ist: Nur diese Versehrten sind mit ihren Knochenbrüchen und entzündeten Sehnenplatten zum Orthopäden gegangen – und haben mit ihren Krankengeschichten die Skepsis des Medizinbetriebs gegenüber Minimalschuhwerk erhärtet.

In den folgenden Kapiteln beleuchte ich im Alltag fehlende Tätigkeiten wie Barfußlaufen, Hocken, das Gehen auf unebenem Terrain sowie das Hängen und Schaukeln an den

Armen. Ich erläutere, warum die mechanischen Umfelder, die diese Tätigkeiten schaffen, so wichtig sind, und ich erläutere es hoffentlich so gut, dass du sofort mit allem anfangen willst.

Aber ich bitte dich, es nicht zu tun, und zwar deshalb: Dein Körper ist momentan überhaupt nicht dafür gerüstet, sich verletzungsfrei anzupassen. Vielleicht schaffst du es ja auch mit etwas Gewalt, rufst dadurch aber jede Menge Kompensationsmechanismen hervor: mentale Programme, die es dir erschweren, deine reflexhaften Kräfte zu wecken.

Es sind zwei verschiedene Dinge, ob man sagt: »Natürliches menschliches Verhalten sieht vor, lebenslang mehrmals am Tag in die Hocke zu gehen«, oder: »Du musst ab jetzt zehnmal am Tag in die Hocke gehen«. Meine detaillierte Darstellung des urzeitlichen menschlichen Verhaltens ist keine Empfehlung für dich, dieses Verhalten sofort zu übernehmen. Nach jedem Abschnitt liste ich Maßnahmen und Warnhinweise für den Übergang auf. Zu den Übergangsmaßnahmen gehören neben Mobilisations- und Kräftigungsübungen auch Änderungen der Lebensweise, die den Einsatz bestimmter Muskeln oder Gelenke betreffen. Bei den Warnhinweisen finden sich Kontraindikationen und Alternativen sowie generelle Empfehlungen zu schrittweisem Vorgehen.

Ich will dich nicht vom eifrigen Üben und Ausprobieren abhalten; ich möchte dich nur zu einer intelligenten Trainingspraxis anhalten, und dazu gehören kleine Belastungssteigerungen, die die richtigen Anpassungen ermöglichen. Wenn du dieses Buch zuklappst, um dich gleich zehn Kilometer durch raues Gelände zu schlagen, mit Zehenschuhen an den Füßen, einem Kind auf dem Arm und einem toten Reh auf der Schulter, wird es am Tag darauf und womöglich in den kommenden Monaten wehtun. Enormer Muskelkater wird heutzutage als Erlebnis gefeiert, aber Schmerzen sind oft ein Zeichen dafür, dass man zu schnell zu weit gegangen ist. Wenn du dich dagegen an die Grundprinzipien der Trainingswissenschaft hältst, müsstest du deine Gesundheit verbessern und alte Anpassungen rückgängig machen können – und zwar verletzungsfrei.

GEHEN

> »Gehen ist das große Abenteuer, der Anfang aller Meditation, eine ursprüngliche Menschensitte mit Herz und Seele. Gehen ist das exakte Gleichgewicht von Transzendenz und Demut.« **GARY SNYDER**

Mag sein, dass du jetzt denkst: »Gehen kann ich schon, was soll ich da noch lernen?« Aber Gehen ist nicht Gehen ist nicht Gehen. So wie der Muskeleinsatz beim Tragen von sechs Kilo Kürbis je nachdem, wie man die Kürbisse trägt, sehr unterschiedlich ausfallen kann, können Unterschiede in der Körperhaltung beim Gehen ganz verschiedenene Auswirkungen haben.

Wenn dein Akzent die Art ist, wie du sprichst, ist deine *Gangart das Muster, nach dem du gehst*. Und unsere Gangart erwerben wir auf ganz ähnliche Weise wie unseren Akzent. Deine Art zu gehen ist von vielem, was du erlebt hast, geprägt worden.

Zu den die Gangart bestimmenden Variablen zählen: deine Körpergröße und -form; die Art, wie in deiner Familie gegangen wurde, als du gehen lerntest; deine Muskelkraft; das Muster deiner Körperspannung; Hilfsmittel (wie Windeln, Schuhwerk, Sitzmöbel), die du benutzt hast, als dein Gangmuster sich ausbildete; Hobbys (wie Sport, Tanzen etc.); Verletzungen; die Untergründe, auf denen du gehst, und die Untergründe, auf denen du die meiste Zeit gegangen bist.

Da sich die Form deiner Knochen und die Länge deiner Gewebe an deine meistangenommenen Haltungen und Gewohnheiten angepasst haben, und da die meisten Lasten, die auf dich gewirkt haben, anders sind als die Lasten, die in der Natur vorkommen, ist deine jetzige Art zu gehen wohl eher nicht deine natürliche Gangart.

Gehen wird oft als die leichteste und sicherste Form von Fitnesstraining angepriesen, die man überhaupt machen kann. Aber die meisten Menschen gehen so ineffizient, dass ihre Art zu gehen selbst zu ihren Rücken-, Knie- oder Knochenproblemen beiträgt. Aber lass dich jetzt bloß nicht vom Gehen abbringen. Wenn du vor der Wahl stehst, zu gehen oder nicht zu gehen, dann solltest du auf jeden Fall gehen. Allerdings kannst du deine Gangart mit nur wenigen Korrekturen auch so verändern, dass du mehr Muskeln einsetzt, mehr Gelenke stabilisierst und die für die Zellanpassung (etwa in der Knochenmasse) nötigen Kräfte hervorrufst.

Durch das Gehen wird ein Großteil des menschlichen »Bedarfs« an Be-Lastung (oder Lastwirkung) gedeckt, und sogar unter den Sport- und Bewegungsmuffeln gehen fast alle – und sei es nur bis zum Auto oder ums Haus herum. Für *jeden* Menschen, der körperlich in der Lage ist zu gehen, kann eine Analyse der Art und Weise, wie er geht, von großem

Nutzen sein. Stärken und Schwächen der derzeitigen Gangart sind festzustellen, damit die Elemente des »Gehens«, die eher ein »Fallen« sind, verbessert werden können.

FÄLLST DU NOCH ODER GEHST DU SCHON?

Gehen ist lange Zeit als kontrolliertes Fallen beschrieben worden. Und ich gebe zu, dass das auf die Art und Weise, wie weltweit die meisten Menschen gehen, zutrifft. Die durch chronisches Sitzen (Hüftbeugung) und Schuhwerk mit Absätzen (Plantarflexion) geformte Muskelgeometrie lässt die für stabile Fortbewegung nötige Krafterzeugung nicht zu. Für die meisten von uns ist die Vorwärtsbewegung durch eine schnelle Abfolge von Stürzen die einzige Art, wie wir gehen *können*. Wenn wir im Laufe unseres Lebens viel mehr gegangen wären, viel weniger gesessen hätten und unseren Körper weniger einseitig genutzt hätten, wäre unsere Gangart vollkommen anders. Gehen *kann* also Fallen sein, muss es aber nicht.

Um unser Lastprofil beim Gehen zu verbessern, müssen wir nach Variablen suchen, die die Belastung beim Gehen beeinflussen.

GEHDISTANZ UND GEHHÄUFIGKEIT

Es ist gar nicht so schwer, das Gehpensum von Jägern und Sammlern nachzubilden. Anthropologen schätzen, dass das tägliche Beschaffen von Holz, Nahrung und Wasser zusammen mit den notwendigen größeren Wanderbewegungen bei historischen Jäger-Sammler-Kulturen eine jährliche Gehdistanz von etwa 1.600 Kilometern ergab. Auf eine tägliche Strecke umgerechnet wären also 4,4 Kilometer zu gehen, um ein urzeitliches Gehpensum zu schaffen.

Aber stand auf der To-do-Liste von Jägern und Sammlern wirklich »4,4 Kilometer spazieren«? Nö. Ihre Jahresdistanz kam viel eher durch über den Tag verteilte kürzere Gehstrecken, Tage ohne nennenswerte Strecken und Tage mit viel längeren Wegen zusammen. Auf die Verteilung der Strecken kommt es aber an, so wie es auf die Verteilung von sechs Kilo Kürbis ankommt. Wer *immer* 4,4 Kilometer geht, erfährt nie die Anpassungen von Physiologie und Gewebe, die für längere Strecken nötig sind. Wer keine 15-Kilometer-Wanderungen wagt, kann auch nicht die dazu nötige Ausdauer entwickeln. Vergiss nicht, dass die durch Ausdauertraining gleich welcher Intensität hervorgerufenen Anpassungen – Weitung der Kapillaren und Sauerstoffverteilung – auch nach Beendigung der Aktivität fortbestehen. Damit geht auch ein gesünderer Stoffwechsel (sprich: mehr Kalorienverbrauch) einher, einfach aufgrund des veränderten Gewebezustands.

Anstatt also die 30 Wochenkilometer sauber in tägliche 4,4-Kilometer-Spaziergänge zu zerteilen, solltest du dir einen anderen Plan machen, etwa so:

Montag: drei Kilometer
Dienstag: fünf Kilometer
Mittwoch: zwölf Kilometer
Donnerstag: einen Kilometer
Freitag: acht Kilometer
Samstag: null Kilometer
Sonntag: einen Kilometer

Mit diesem Plan kämst du zu anderen körperlichen Resultaten als mit einem täglichen 5-Kilometer-Gang. Du könntest auch noch größere Gehleistungen einplanen, beispielsweise eine 30-Kilometer-Wanderung einmal im Monat oder immer dann, wenn du Zeit hast. Der Maßstab von 1.600 Kilometern im Jahr ist natürlich nur ein Durchschnittswert. Die urzeitlichen Sammler und Jäger lebten mit schwankender Wetterlage und Nahrungsverfügbarkeit, daher hatten sie in manchen Jahren eher mehr als 1.600 Kilometer zu gehen, in anderen Jahren weniger. Die perfekte Formel zur Nachahmung ihrer Bewegungsweise gibt es nicht; wir müssen unsere Gehdistanzen einfach steigern und anders verteilen, um robustere Anpassungen zu bewirken.

Wir müssen nicht nur unser Gehpensum mit Bedacht über die Woche verteilen, sondern auch bedenken, wie die Verteilung über den Tag hinweg aussieht. Wie bereits erläutert bringt das ganze Gehen auf einmal die ganze mechanische Stimulation auf einmal mit sich. Gehen aktiviert mehr Muskeln als die meisten anderen Tätigkeiten (wenn es auf natürliche Weise ausgeführt wird), daher ist spazieren zu gehen für die Zellen so etwas wie essen zu gehen. Wenn du deine fünf Kilometer auf einmal gehst und dich anschließend nicht mehr rührst, lässt du deinen Körper ganze 24 Stunden auf seine nächste »Nahrungsaufnahme« und Abfallentsorgung warten. Gehst du dagegen dreimal am Tag anderthalb Kilometer, bekommen die Zellen ihre Nahrung in kleineren Happen und werden häufiger von Abfallprodukten befreit.

Vergleicht man die Tagesleistung von null Kilometern mit drei am Stück zurückgelegten Kilometern, dann ist es sicherlich gesünder, die drei Kilometer zu gehen. Aber vergiss nicht, dass Lasten von verschiedenen Faktoren abhängen, darunter auch der zeitliche Abstand zwischen den Belastungen. Im Laufe des Tages immer wieder ans Gehen zu denken kann dein Wohlbefinden steigern, selbst wenn deine »Spaziergänge« nur aus ein- bis fünfminütigen Runden ums Haus, ums Büro oder um den Block bestehen. (Los jetzt. Leg dieses Buch weg und gehe JETZT SOFORT eine Runde um den Block!

Im Ernst. Lies nicht weiter, bevor du nicht mindestens fünf Minuten gegangen bist.

AUF WELCHEN OBERFLÄCHEN GEHST DU?

Wir modernen Menschen haben nicht nur den Großteil unserer Lebenszeit in Schuhen verbracht (die dem Fuß nur ein eintöniges Umfeld bieten), sondern sind auch die meiste Zeit auf künstlich geebneten Oberflächen gelaufen. Die nicht nur eben waren, sondern auch flach. Unsere herrlich komplexen Füße, Fußgelenke, Knie und Hüften sind auf diese Weise ruhiggestellt und ihrer vollen Beweglichkeit beraubt worden. Indem wir unsere Gelenke Tag für Tag, Jahrzehnt für Jahrzehnt den gleichen Oberflächen ausgesetzt haben, haben wir Körperstrukturen geschaffen, die einen vollständigen Gebrauch des Körpers verhindern, und damit die Beweglichkeit verloren, die für den Umgang mit abwechslungsreichem Gelände nötig wäre. Wenn wir über ein Loch im Boden stolpern und uns den Knöchel verknacksen, geben wir leichthin dem Loch die Schuld. Blödes Loch, mitten auf dem Sportplatz! Wieso tauchst du gerade da auf, wo ich langgehe?

Da wir unser Leben lang die breitesten Wege und gepflegtesten Pfade gewählt haben, ist unser Gewebe garantiert nicht in der Lage, den Körper sicher über das Geröll zu geleiten, das uns die Natur in den Weg legt. Gelegentliche Löcher sind nicht das Problem. Unsere Schwäche ist es.

Bei der Aufstellung deines Gehprogramms solltest du Folgendes bedenken:

Je mehr sich der Fuß auf einer Oberfläche bewegen und verformen kann, desto weniger Arbeit muss ihm das Fußgelenk abnehmen.

Je mehr Steigung oder Gefälle dein Gehweg hat, desto mehr variieren die Stellungen von Fuß-, Knie- und Hüftgelenk und die Ausrichtung des Beckens, und desto vielfältiger ist der Muskeleinsatz im gesamten Körper.

Je mehr der Boden natürlich strukturiert ist (durch Sand, Steine, Laub, Schiefer, Wurzeln, Löcher, Kiesel etc.), desto aktiver müssen Füße, Knie, Hüften, Becken und Ganzkörpermuskulatur werden.

Das Gelände kann im Großen und Ganzen zwei Arten von Abwechslung bieten: *Steigung* (bergauf oder bergab in unterschiedlichen Graden) und *Bodenbeschaffenheit* (rau, glitschig, holprig, steinig, löchrig etc.). Jede einzelne Kombination aus Steigung und Bodenbeschaffenheit bringt eine besondere physische Stimulation mit sich. Vergleicht man die unendliche Vielfalt an Gelenkbewegungen und Muskelkontraktionen, die das Gehen auf natürlichem Terrain (sprich: Wandern) erfordert, mit dem eintönigen, repetitiven Bewegungsmuster beim Gang durchs Einkaufszentrum, dann wird begreiflich, dass die körperlichen Auswirkungen unserer heutigen Gehgewohnheiten eigentlich als Schäden aus repetitivem Gebrauch gelten müssten.

CROSS-TERRAINING

Wenn du schon mal eine größere Wanderung hinter dich gebracht hast, weißt du, dass die Oberschenkel am Tag darauf möglicherweise protestieren. Wechselnde Steigungen beanspruchen die großen Muskeln weit mehr, als man womöglich gewohnt ist. Die Lasten, die wechselnde Bodenbeschaffenheit mit sich bringt, sind generell von geringerer Größe und erfordern oft fast unmerkliche Änderungen in der Ausrichtung der Fußknochen und -gelenke. Lass dich nicht von der Geringfügigkeit dieser Verschiebungen täuschen – sie summieren sich.

Auch wenn ich gewohnheitsmäßig Minimalschuhe trage, lege ich genau wie du viel mehr Kilometer auf künstlichen Oberflächen zurück. Einmal unterbrach ich eine Autofahrt, um meinen Bruder zu besuchen und mit ihm wandern zu gehen. Wir liefen etwa acht Kilometer, für mich eine ganz normale Strecke – aber über Schiefer. Eine ungewohnte Oberfläche. Am nächsten Morgen konnte ich die Fußgelenke kaum bewegen. Mein Körper war sehr gut an Minimalschuhwerk, an lange Wanderstrecken, ans Bergauf- und Bergabgehen angepasst. Leider glich nichts davon dem Muskeleinsatz, der für die winzigen Fußgelenkbewegungen beim Gehen über Schiefer nötig ist.

Ich hoffe, du lernst aus meiner schmerzhaften Lektion. Kleinigkeiten können anstrengend sein. Und nicht nur die Muskeln werden stärker beansprucht. Diese kleinen Verformungen deines Fundaments rufen einen kontinuierlichen Datenstrom ins Gehirn hervor und erfordern einen ständigen Informationsaustausch innerhalb des ganzen Körpers, und zwar während der gesamten Wanderung. Wenn du die Verbindung zwischen Kopf und Körper verbessern willst, ist das Gehen abseits gepflasterter Wege genau das Richtige für dich.

Während einer Fortbildung für Restorative-Exercise™-Kursleiter habe ich einmal eine informelle Untersuchung der Auswirkung der Bodenbeschaffenheit auf die Schrittfrequenz angestellt. Forschungen zufolge erfordert das »fitnessorientierte« Gehen – also das Gehen zur Verbesserung von Langlebigkeitsfaktoren – ein *zügiges* Tempo, welches mit hundert Schritten pro Minute beziffert wird.

Bei dieser Fortbildung ließ ich die Teilnehmer die Schrittfrequenz ihres normalen Gehtempos auf einer nahegelegenen asphaltierten Fläche messen. (Das kannst du auch machen. Du musst nur jemanden die Zeit stoppen lassen oder selber die Stoppuhr bedienen und zählen, wie viele Schritte du in einer Minute machst.) Alle stellten fest, dass ihre normale Schrittfrequenz im Durchschnitt bei 120 lag – gut über der Grenze zur Fitnesskategorie.

Nach dieser Datenerhebung ließ ich die Teilnehmer ihre Schuhe ausziehen, und wir maßen ihren Barfußgang, um festzustellen, ob das Tragen von Schuhen ihre Schrittfrequenz beeinflusst hatte. Du kannst dir vorstellen, dass sich die Schritte bei allen etwas verlangsamten (obwohl es sich um eine Gruppe von langjährigen Minimalschuh-Fans handelte), da sie nun etwas vorsichtiger liefen. Zwar blieb die durchschnittliche Schrittzahl pro Minute über der Hundert, aber sie nahm um rund 15 Schritte ab.

Als Nächstes verließ die Gruppe den befestigten Boden und wechselte hinüber in den hawaiianischen Dschungel gleich neben dem Parkplatz. Für die letzte Messung mussten unsere nackten Füße mit tropischem Dornengestrüpp, Macadamianüssen und Lavagestein sowie löchrigem und unebenem Untergrund fertig werden. Es ist kaum verwunderlich, dass die Schrittfrequenzen auf rund 75 Schritte pro Minute sanken.

Strengten sich die Probanden beim Barfußlaufen im Dschungel weniger an als beim beschuhten Gang über den Parkplatz? Natürlich nicht. Sie strengten sich ungeachtet der Zahl ihrer Schritte viel mehr an. Es mag also zutreffen, dass man, um sich fit zu halten, mindestens hundert Schritte pro Minute erzielen sollte, aber ideal kann diese Frequenz nur auf öden, anspruchslosen Oberflächen sein, die keine Aufmerksamkeit erfordern und uns viele der guten Auswirkungen des Gehens vorenthalten.

Im Bestreben, alles sicher zu machen, haben wir uns auch alles leicht gemacht – was dazu führt, dass Geschwindigkeit die einzige Variable ist, in der noch eine Herausforderung steckt. Das aber verringert die Herausforderung, die uns jeder Spaziergang zu bieten hat. Diesen langen und langweiligen Wanderweg willst du gehen? Gehe schneller. Dann hast du mehr davon.

Schnelles Gehen auf ebenem Grund hat gewiss auch seinen Zweck, aber wenn wir unseren Körpereinsatz beim Gehen allein am Tempo (oder an der Intensität) messen, geraten die geschwindigkeitsunabhängigen gesundheitlichen Vorteile des Gehens auf wechselndem Terrain aus dem Blickfeld.

WECHSELNDE STEIGUNGEN

Beim Bergauf- oder Bergabgehen werden völlig unterschiedliche Muskeln und Bewegungsabläufe verwendet, die sich zudem noch von den Bewegungsmustern beim Laufen auf ebenem Grund unterscheiden. Die meisten von uns sind ihr Leben lang auf ebenem Grund gelaufen, daher sind unsere Bergauf- und Bergabmuskeln gefährlich unterentwickelt.

Nimm dir dein Gehprogramm vor und achte darauf, dass darin Steigungen vorkommen. Heißt das etwa, dass du Extremwanderungen einplanen musst? Natürlich nicht. Jede Steigung – vom leichten Gefälle der Garagenauffahrt bei einem Freund bis zum Hügelchen auf dem Spielplatz – bietet wertvollen Nährstoff. Hohe Hänge sind auch eine tolle Ergänzung, aber wenn du Steigung im Sinne von Steigungsgrad verstehst und so viele Steigungsgrade bewältigst, wie du kannst, wirst du dir die bisher fehlenden Lasten und muskulären Anpassungen ohne Weiteres er-gehen.

GEHEN LERNEN BRAUCHT ZEIT

Am Anfang eines sechsmonatigen Seminars kam einmal eine Schülerin zu mir und bat mich, ihr ganz kurz alles zu erklären, was sie über das Gehen wissen müsse, damit sie es bis zur nächsten Stunde üben könne. Ich sagte ihr, dass sie nach den sechs Monaten eventuell einen ungefähren Begriff von den zum Verständnis des Gehens notwendigen Grundprinzipien haben würde und dass sie, falls es sie interessiere, das Gehen in zunehmend komplizierteren Zusammenhängen ein paar Jahrzehnte lang an der Uni studieren könnte. Menschliche Bewegung ist keine einfache Wissenschaft.

Gehen ist, so leicht es auch scheinen mag, ein extrem komplexes Phänomen, das unter Umständen sämtliche Muskeln gleichzeitig involviert. Als ich mit dem Studium der Biomechanik begann, kamen im Unterricht Diagramme wie das links abgebildete vor. Nach ein paar Jahren sahen sie dann so aus wie das rechte Bild.

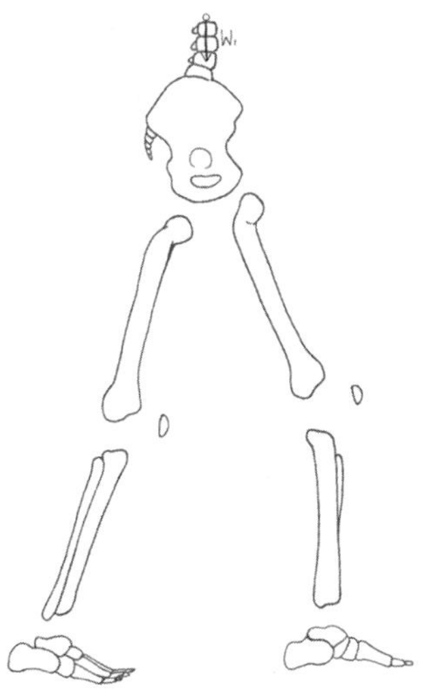

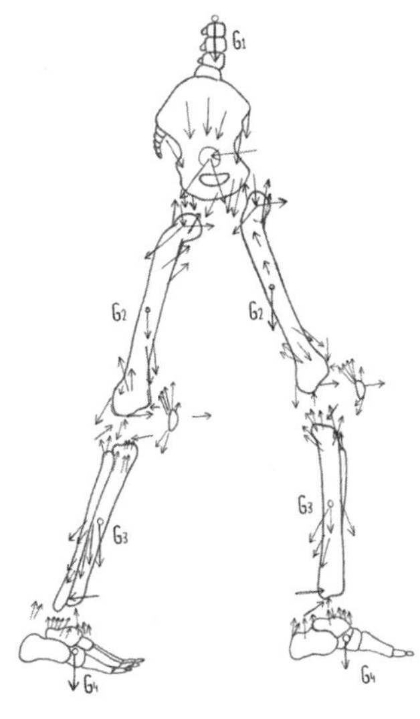

(Man beachte, dass viele der beteiligten Kräfte auch hier noch fehlen! Beispielsweise sind die Kraftvektoren für die Fußmuskulatur nicht abgebildet, ganz zu schweigen von denen für ganze Gewebestrukturen wie Faszien und Haut.) Gehen erfordert den koordinierten Einsatz aller Körperteile. Aus diesem Grund kommen wir erst am Ende des Buches auf das Gehen zu sprechen – nachdem du die Gelegenheit gehabt hast, Füße, Knie, Hüften, Rumpf, Wirbelsäule und Schultern zu mobilisieren. Die Arbeit an diesen Körperregionen wird übrigens deine Gangart verbessern, auch wenn diese Verbesserungen zunächst nur eine willkommene Nebenwirkung sind und keine bewusste Anstrengung zur Veränderung deiner Gehweise erfordern.

PARADIGMENWECHSEL: NEUAUSRICHTUNG VON FORSCHUNG UND THERAPIE

Die Rahmenbedingungen der Gangforschung beginnen (wahrscheinlich unbewusst) mit der Prämisse, dass Gehen gleich Gehen auf ebenem Grund ist. Die meisten anatomischen Modelle von Fuß und Fußgelenk gehen von den Fuß- und Fußgelenkbewegungen chronisch beschuhter Flachlandgänger aus. Wenn wir diese Modelle unhinterfragt für die Bewegungsforschung übernehmen, werden wir weiterhin keine therapeutischen Lösungen für die vielen Verletzungen und Beschwerden finden, die aus den Verhaltenskrankheiten herrühren.

Im Allgemeinen entgeht Verletzungs- und Therapieforschern die Tatsache (zumindest unterschlagen sie sie in ihren Veröffentlichungen), dass das Gehen auf ebenem Grund in der Häufigkeit, mit der wir es praktizieren (oder nicht praktizieren), an sich schon eine Verletzungsursache darstellt. Bei der Suche nach Therapielösungen für chronische Fuß-, Fußgelenk-, Knie-, Hüft- und Beckenprobleme dürfen wir die wohlbekannten Auswirkungen nicht ignorieren, die repetitive Muster auf die Gewebegesundheit haben. Es wäre ein therapeutischer Fehler, die Wurzel des Problems nicht anzutasten – dass nämlich die Art, wie wir gehen (unser Gangmuster, unsere üblichen Wegstrecken und unsere Gehhäufigkeit), gegen unsere Natur ist. Was nicht heißen soll, dass wir zusätzlich zu Verhaltensänderungen keine Ausgleichsübungen brauchen. Aber dreimal die Woche dreißig Fußkreisel und zwanzig Zehenstände zu absolvieren reicht eben nicht, um so viel Kraft aufzubauen, dass man unbeschadet in ein Loch stolpern kann.

Dank der Barfußlauf-Bewegung haben sich manche Bewegungs- und Anatomieforscher für das moderne Lebensumfeld (etwa für den Effekt von Windeln und Kinderschuhen auf den Lauflernprozess) zu interessieren begonnen und sagen nun: »Oh ja! Natürlich muss der Einfluss dieser Dinge beim Studium menschlicher Bewegung berücksichtigt werden.« Endlich begreifen sie, dass alles, was wir über das menschliche Gehen wissen, eigentlich auf dem Gehen im modernen Lebenszusammenhang fußt. Wenn wir nicht einsehen, dass unser Modell einer »normalen« Gangart nichts mit der Natur zu tun hat, bleiben unsere Therapiemöglichkeiten stark eingeschränkt. Wie soll ein lastbezogenes Problem wie Knie-Arthrose gelöst werden, wenn wir die Auswirkungen des Gehumfelds und der Gangmuster auf die Belastung außer Acht lassen? Um die Gelenkgesundheit zu verbessern, muss ein breiteres Spektrum an Gelenkfunktionen genutzt werden.

NOCH EINE VARIABLE: VARIANZ

Jedem Gelenk seine angemessene Bewegungsquantität zukommen zu lassen ist ein Punkt, den wir modern Lebenden bedenken müssen. Eine der mächtigsten Variablen natürlicher Bewegung ist die Varianz. Eine sich ständig in jeder möglichen Weise verändernde Umwelt sorgt für einen umfassenderen Körpergebrauch. Unser Körper hat sich an repetitiven Gebrauch gewöhnt und angepasst. An diesem Punkt erfordert eine Rückkehr zur Bewegungsweise der Sammler und Jäger mehr Lassen als Tun. Etwas, das du hier und jetzt lassen kannst, ist deine Sitzgewohnheit. Am besten fängst du mit der Verlagerung irgendeines Körperteils an. Aufstehen ist auch eine Möglichkeit. Bonuspunkte gibt es, wenn du dich auf den Boden setzt und deine Hüft- und Kniegelenke in eine ungewöhnliche Position bringst.

Der Anthropologe Dr. Gordon Hewes hat jahrelang auf der ganzen Welt ohne Stuhl auskommende Ruhehaltungen gesammelt (die du im nächsten Kapitel abgebildet findest). Indem du dir eine dieser Haltungen aussuchst, statt dich auf einen Stuhl plumpsen zu lassen, kannst du deinen Alltag mit einer Prise »paläo« würzen. Je häufiger du die Haltung wechselst, desto besser. Du musst dir keine Zeit nehmen, um natürliche Bewegung in den Tagesablauf einzubauen, du musst nur das gewohnte Sitzen auf Stühlen und Sesseln sein lassen.

Das Gleiche gilt für Schuhe mit hoher Sprengung (also solche, bei denen die Ferse gegenüber dem Fußballen erhöht ist – anders gesagt, Schuhe mit Absatz) ebenso wie für Haltungsgewohnheiten (Brust raus!) oder im Laufe der Zeit erworbene Gangmuster. Sobald du etwas – irgendetwas – sehr häufig tust, verändern sich deine Gewebe so sehr, dass Rückbildung und Neuanpassung nach einer Gewohnheitsänderung ebenso viel Zeit brauchen.

Wenn du neue Bewegungsweisen übernimmst, musst du deinen alten Körper nach und nach hinter dir lassen, um sicherzugehen, dass die Belastung von Muskeln, Knochen und Gelenken so ist, wie du sie haben möchtest. Es ist durchaus möglich, eine Vielzahl an scheinbar urmenschlichen Körperbewegungen auszuführen und dabei auf der Zellebene keineswegs die entsprechende Erfahrung zu machen, weil bestimmte Körperteile noch verklebt sind. Wir werden uns noch den größeren, anspruchsvolleren Bewegungen und Kraftakten zuwenden, die in der Natur vorkommen. Aber daneben stehen Maßnahmen und Ausgleichsübungen, die den Körper zu seinem Ursprung zurückführen – und die Kraftlücken füllen, die in den ersten Jahren entstanden sind.

AUSRICHTUNG ALS MESSWERKZEUG

Wir wissen, dass wir zum Leben Sauerstoff brauchen; wir wissen, dass unser Gewebe Sauerstoff braucht, um gesund zu bleiben; wir wissen, dass die zur Sauerstoffversorgung benötigten Lasten die Zellen auch mechanisch stimulieren, was ebenfalls eines ihrer biologischen Bedürfnisse ist. Aber wie können wir die Wirkung einer Bewegung auf die Zellen beurteilen und sicherstellen, dass sie mit Sauerstoff und mechanischer Stimulation versorgt werden? Wir brauchen ein Messwerkzeug für die Lasten, die auf den ganzen Körper und seine Einzelteile wirken. Ich benutze dazu die Ausrichtung.

Ausrichtung bezieht sich auf das wechselseitige Verhältnis zwischen den Körperteilen und zwischen ihnen und dem Boden. Die Ausrichtungswissenschaft beschäftigt sich damit, wie bestimmte Körperpositionen die Lasten und Kräfte im Körper verändern.

GEGENKRAFT DES BODENS

Die Reaktion des Bodens auf einwirkende Kräfte; drückt man gegen den Boden, übt der Boden eine Gegenkraft von gleicher Größe, aber entgegengesetzter Richtung aus

Beispiele für Ausrichtungsänderungen sind das Verlagern des Beckens, damit die Hüftknochen mehr oder weniger Gewicht tragen, oder das Senken des Brustkorbs zur Entlastung der Bandscheiben in der Lendenwirbelsäule. Beim Menschen erfüllt die Ausrichtung den gleichen Zweck wie die Radaufhängung beim Auto: Jedes Einzelteil hat seinen Platz und seinen angemessenen Spielraum, sodass Schäden vermieden und die Langlebigkeit des Fahrzeugs – beziehungsweise des Körpers – ermöglicht werden.

Für die korrekte Ausrichtung der Radaufhängung werden die Kräfte berücksichtigt, die die Straße normalerweise auf die Räder ausübt, das Wetter, der Fahrstil und die Art des Autos. Neben all diesen Kräften wird auch berücksichtigt, was der Fahrer vom Auto erwartet (ein Rennen zu gewinnen oder langlebige Reifen). Für eine korrekte Ausrichtung der Räder haben diese natürlich nicht fest in einer Position zu bleiben; das würde das Fahren doch sehr erschweren. Stattdessen gibt eine gute Ausrichtung der Räder allen Einzelteilen des Autos die Freiheit, die vom Fahrer beabsichtigte Bewegung zu erzeugen, ohne das Auto zu beschädigen. Ist die Ausrichtung der Räder »aus der Spur«, kann eines der Räder sich vorzeitig abnutzen oder sonstige Schäden am Auto verursachen.

Bewegung ist etwas Dynamisches, da auf jeden Knochen und jedes Gelenk unterschiedlich viele Kräfte wirken, und die Ausrichtung ist ein Mittel, um diese Kräfte zu einem bestimmten Zeitpunkt zu messen. Wenn wir dann viele »Zeitpunkte« sammeln, erhalten wir einen Überblick über die auf den Körper einwirkenden Lasten. Bei der Evaluation menschlicher Bewegung müssen täglich und den ganzen Tag über wirkende Kräfte (wie die Schwerkraft und die Gegenkraft des Bodens) berücksichtigt werden, aber auch jene Kräfte, die Bewegung erzeugen und durch Bewegung erzeugt werden. Und natürlich verursachen sämtliche Bewegungen des Muskel-Skelett-Systems auf der Zellebene Kräfte, die den Zustand des aus Zellen bestehenden Gewebes verändern.

Ausrichtung wird im Zusammenhang mit dem Körper oft mit Haltung verwechselt, aber wie beim Auto bedeutet richtige Ausrichtung nicht, dass es eine Körperposition gibt, die immer beibehalten werden sollte. Tatsächlich ruinieren wir uns gerade durch unser hartnäckiges Bewahren einer »guten« Haltung unsere Gesundheit.

Ausrichtung ist als Werkzeug unverzichtbar, wenn man historische und moderne Bewegungen messen und vergleichen möchte. Da das körperliche Wohlbefinden von den Quantitäten und Qualitäten der Belastung abhängt, brauchen wir ein Raster: eine einfache Möglichkeit, den Körper und seine Fähigkeiten zu vermessen. Mit einem besseren Verständnis der Körperausrichtung können wir unser Bewegungsverhalten Stück für Stück analysieren und wieder neu aufbauen.

Die Ausrichtung verwendet ein einfaches Raster oder Koordinatensystem in Verbindung mit der *anatomischen Nomenklatur*. Diese von Anatomen entwickelte Fachsprache wird von praktisch jedem, der Körper untersucht oder behandelt, zur Beschreibung von Positionen und Richtungen benutzt. Zum menschlichen Körper liegen Datenschätze aus Jahrzehnten der Forschung sowohl an Leichen als auch am lebenden Patienten vor, die uns einen Eindruck davon verschaffen, zu welchen Lasten heutige und historische Körper fähig sind und waren. Indem wir einen bewegten oder unbewegten Körper an dieses Raster anlegen, können wir Daten auf der Grundlage der Körpergeometrie erheben.

ZUR VERWENDUNG DER AUSGLEICHSÜBUNGEN

Fitness zu unterrichten dürfte nicht allzu schwer sein, oder? Doch, ist es. Bewegung ist etwas unheimlich Komplexes, und wer ein Fitnessprogramm aufstellt, kann dabei, wie ich schon sagte, unendlich viele Details berücksichtigen. Auch wenn wir uns noch nie begegnet sind, werden du und ich nun eine Lehrer-Schüler-Beziehung eingehen – nur kann ich dir kein Feedback dazu geben, wie du die folgenden Übungen ausführst. Ich werde in meinen Beschreibungen so konkret und exakt wie möglich sein, muss dich aber darum bitten, auf deinen Körper zu hören und die volle Verantwortung dafür zu übernehmen.

Der folgende Abschnitt befasst sich mit den Ausgleichsübungen im Allgemeinen: wie sie konzipiert sind, wie du sie an deine derzeitigen körperlichen Fähigkeiten anpassen kannst und wie du aus dieser begrenzten Liste eine unbegrenzte Vielfalt an Lasten machen kannst.

- **Ausrichtungspunkte**

Bei diesen Ausgleichsübungen sind die spezifischen Ausrichtungsparameter zu beachten, sodass anhand eines Rasters die Platzierung der Lasten überprüft werden kann.

- **Regenbogenvariante**

Sobald du die eher gerade ausgerichtete Grundform einer Übung beherrschst, kannst du ähnliche Bewegungen mit einer Reihe unterschiedlicher Gelenkwinkel ausführen: Varianten, die wie ein Regenbogen aufgefächert sind und in verschiedenen bunten Farben schillern. Beispielsweise kannst du den Fuß bei der Wadendehnung statt geradeaus wie in der Grundform in jeweils drei oder vier verschiedenen Winkeln nach außen oder innen zeigen lassen und in jeder Stellung innehalten und dehnen.

Ein Regenbogen aus Gelenkwinkeln trägt dazu bei, die Lastvarianz nachzubilden, die bei der Interaktion mit der Natur aufträte. Wenn du mit Regenbogenvarianten beginnst, solltest du Intensität und Häufigkeit der Ausgleichsübung etwas zurücknehmen. Selbst wenn du die Grundform der Übung schon längere Zeit praktiziert hast, erzeugt jede neue Gelenkstellung neue, bisher nicht erfahrene Lasten.

- **Naturnahe Variante**

Du kannst die Ausgleichsübungen in deinen eigenen vier Wänden absolvieren, aber bei einigen Übungen gebe ich dir auch eine naturnähere Version dazu, um dir zu zeigen, wie sich die Übung in eine natürliche Bewegungsweise integrieren lässt. Auf diese Weise kannst du die Bewegungen langsam in deinen Alltag einbauen, sodass du langfristig immer weniger auf ein Übungsprogramm angewiesen bist.

Denk daran, dass die naturnahe Version die *Version für Fortgeschrittene* ist. Es kann sein, dass du noch Jahre nach dem Lesen dieses Buches Fortschritte bei den einfacheren Versionen machst. Unter Umständen hast du auch bestimmte Leiden oder Kraftmuster, die einer Ausführung der naturnahen Version im Weg stehen. Ärgere dich nicht darüber. Um Mark Sisson, Pionier der Paläo-Ernährung, zu zitieren: Es geht um Progression, nicht um Perfektion.

- **Progression**

Alle Übungen sind nach steigender Belastung angeordnet. Beginne mit niedrigen Lasten und arbeite dich mit der Zeit zu den hohen vor. Wenn sich eine Dehnung oder Übung bereits intensiv anfühlt, brauchst du keine Steigerung. Es gibt bei diesen Übungen keine ideale Häufigkeit oder Dauer. Durch häufigeres Üben (indem du die Wiederholungen über den Tag verteilst, anstatt sie alle auf einmal zu machen) erzielst du wahrscheinlich bessere Ergebnisse. Es sei denn, du praktizierst die Bewegungen exzessiv und intensiv und ignorierst die schmerzhaften Warnsignale.

- **Dauer**

Bei Fitnessübungen wollen wir aus Gewohnheit immer wissen, wie lang und wie oft etwas ausgeführt werden soll, aber bei diesen Ausgleichsübungen lässt sich diese Frage nicht so leicht beantworten. Halte die Dehnungen so lange, wie du Lust hast. Mach so viele, wie du deiner Meinung nach brauchst. Sinn und Zweck dieses Buches ist, die Gewohnheiten des Stillhaltens und des repetitiven Tuns aufzubrechen, und es liegen keine Daten darüber vor, wie viele Bewegungen zum Anlegen neuer Nervenverbindungen notwendig sind.

Anstatt die kommenden Kapitel wie ein Trainingsprogramm anzugehen (was sie zugegebenermaßen sind), solltest du den Übungsteil als eine Sprache sehen, die du sprechen lernen willst. Nach fünf Jahren Studium konnte ich einigermaßen gut Spanisch sprechen, aber nach einem Monat in Yucatán träumte ich auf Spanisch. Mein Gehirn übernahm die Steuerung und ich musste mich nicht mehr anstrengen. Nimm dir für den Rest des Buches vor, die Sprache der Bewegung *fließend* sprechen zu lernen. Die Körperhaltung ist eine unserer ursprünglichsten Kommunikationsformen, und es wird Zeit, dass du lernst, dich durch die Form deines Körpers auszudrücken!

DIE FÜSSE IM SITZEN UND STEHEN

KAPITEL 6

Alles, was in diesem Buch steht, ist wichtig. Aber wenn du nur die Ratschläge eines Kapitels befolgen könntest, dann solltest du dieses wählen. Egal wie es zurzeit um dein körperliches Wohlbefinden steht, du wirst es verbessern, indem du drei Dinge änderst: dein Schuhwerk, wie du sitzt und wie du stehst.

HEILUNG DER FUSSSOHLE

Ich habe die chronische Ruhigstellung, die das Sitzen mit sich bringt, bereits beschrieben, aber selbst ein Ninja des Sitzens muss ab und zu aufstehen, um aufs Klo zu gehen oder sich etwas zu essen zu holen. Deine Füße stecken dagegen fast pausenlos in ihren einengenden Schuhen. Den ganzen Tag lang werden die Zehen von den Seiten des Schuhs zusammengepresst. Den ganzen Tag lang ist das Fußgelenk wegen des Absatzes leicht plantarflektiert (nach unten gebeugt). (Nicht nur wegen hoher Absätze, auch wegen vernünftiger Ein-Zentimeter-Absätze und der winzigen Sprengung bei »flachen« Schuhen. Und falls du keinen Absatz zu tragen glaubst, nimm dir mal deine Lieblings-Sneaker und ein Maßband zur Hand.) Jahrelanges Festhalten der Zehen beim Gehen mit Flip-Flops oder Slippern führt zu verbogenen, steifen Zehengelenken. Deine Füße hatten seit der Geburt kaum Gelegenheit, ihre Muskeln zu kräftigen, und darunter haben auch die Muskelkraft der Unterschenkel, deren Knochendichte und Nervengesundheit gelitten.

Aber es liegt nicht nur an den Schuhen. Wie ich im vorigen Kapitel ausgeführt habe, sorgt die Allgegenwart von flachen und eintönigen Bodenbelägen zwangsläufig für eine

Immobilisierung. Wiederholtes Gehen auf ebenem Grund unterbindet sämtliche Gelenkbewegungen, die nicht für das Flachlandgehen nötig sind. Alle anderen Gelenkbewegungen, zu denen Fuß und Fußgelenk in der Lage wären, sind verklebt.

Füße sind unheimlich geschickt, und zwar nicht nur beim Stützen und Vorwärtskommen; die Fußsohle ist ebenso wie Nase oder Auge ein Sinnesorgan. Die Knochenverschiebungen, die entstehen, wenn man auf etwas tritt, lassen im Nervensystem ein »Bild« entstehen, das über die Position Auskunft gibt. So wie das Hören, Sehen oder Riechen liefern auch Gelenkwinkel Input über die Umgebung, die dem Körper eine Reaktion abverlangt. Die extrem hohe Zahl an verklebten Stellen im Fuß moderner Menschen stört die Kommunikation zwischen Körper und Hirn, und beim Gehen oder Stehen kann das Haltungssteuerungssystem des Körpers falsche Informationen über die Umgebung vermitteln. Stell dir beispielsweise vor, jemand tritt auf diesen Haufen Steine.

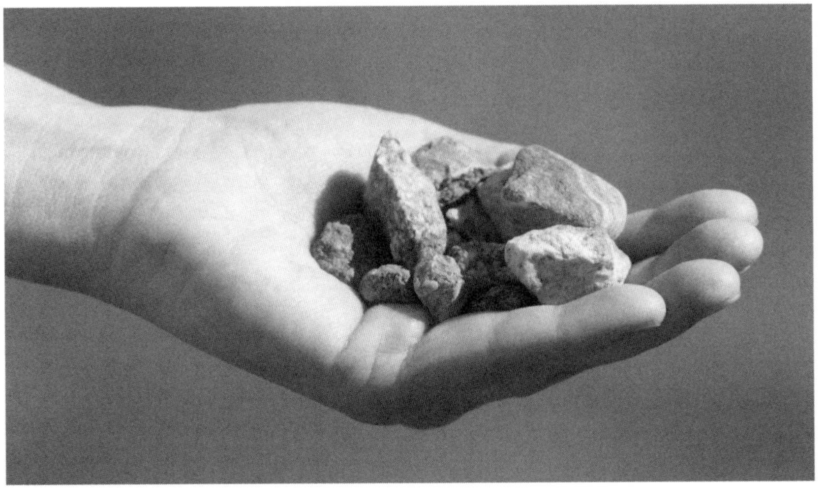

Ein sehr geschmeidiger Fuß wird durch die Steine leicht verformt und nimmt eine ganz spezifische Form an. Informationen über diese Form werden über das sensorische Nervensystem ans Gehirn übermittelt, wo ein Bild davon entsteht, »worauf ich gerade getreten bin«.

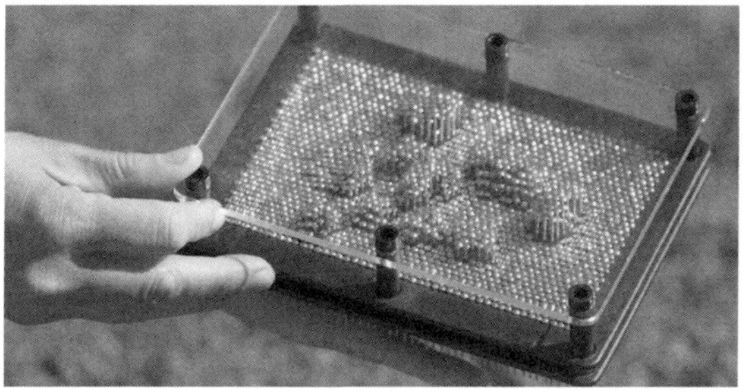

Die störungsgfreie Übermittlung von Input ans Gehirn ermöglicht es diesem, diese Informationen zu berücksichtigen und mit feinsten Verschiebungen des Fußgelenks, des Knies, der Hüften oder des Beckens darauf zu reagieren – Verschiebungen, die es dem Rest des Körpers ermöglichen, ohne nennenswerte Verrenkung oder Beschleunigung (beides Vorboten eines Sturzes) voranzukommen.

Stellen wir uns nun vor, dass jemand mit wenig beweglichen Füßen auf den gleichen Steinhaufen tritt.

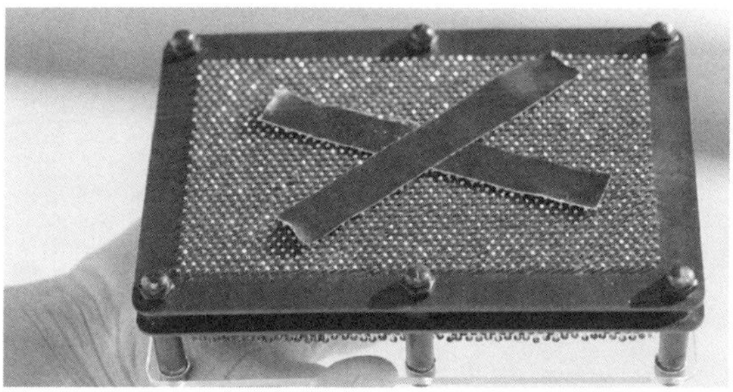

Das Abbild, das im Gehirn dieses Menschen entsteht, entspricht nur ungefähr der Umgebung.

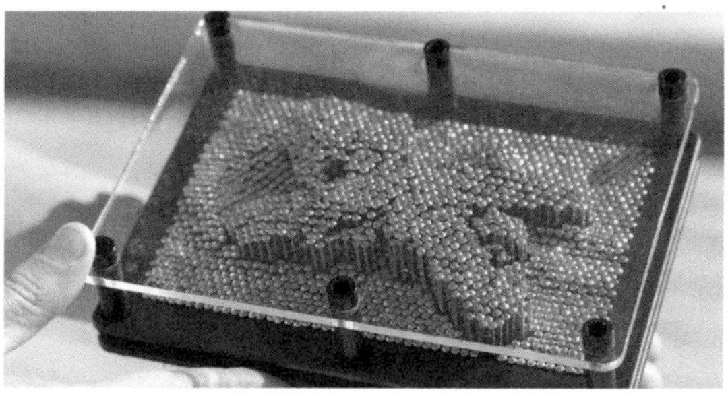

Das Abbild ist verzerrt und verzerrt ist auch die Reaktion dieses Menschen auf die Oberfläche der Steine. Bei »verklebten« Füßen können schon kleine Hindernisse wie Risse im Gehwegpflaster oder leichte Senken im Boden einen Sturz oder eine Zerrung verursachen, weil die Füße ihre Sensibilität und Beweglichkeit eingebüßt haben und dem Gehirn nicht mehr mit ihren Informationen bei der Steuerung des restlichen Körpers beistehen können. Wenn verklebte Stellen im Fuß mit verklebten Stellen in Hüfte, Knie, Rücken und Schulter einhergehen, kann die Fortbewegung sehr schmerzhaft werden und eher einem Torkeln gleichen.

RUHIGSTELLUNG DURCH SCHUHE

Das jahrelange Einsperren der Füße in Schuhen lässt die Zehenmuskeln und die Muskeln zwischen den Fußknochen (die das Fußgewölbe formen) verkümmern und führt zu einer (semi-)permanenten Verkürzung der Achillessehne und der Wadenmuskulatur.

Die Wechselwirkung zwischen Fuß und Schuhwerk ist so komplex, dass ich ein ganzes Buch darüber geschrieben habe. Ich spare mir hier die langwierige Erläuterung all dessen, was mit unseren Füßen und Schuhen nicht stimmt, und wende mich lieber der Fußbeweglichkeit zu, insbesondere den Ausgleichsübungen, mit denen sich beheben lässt, was die Ruhigstellung der Zehen, Fußknochen und vor allem der Waden angerichtet hat.

- **Wadendehnung**

Ausrichtungshilfe: Richte anhand dieser beiden Punkte den Fuß so aus, dass er nach vorne zeigt.

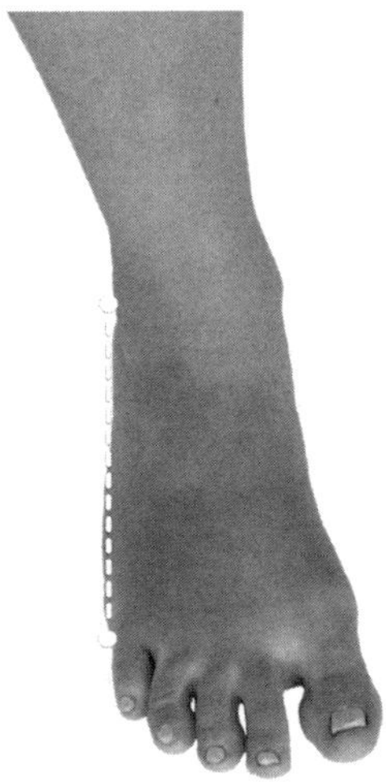

Lege ein dickes, zusammengefaltetes und -gerolltes Handtuch vor dich auf den Boden. Stelle einen nackten Fuß darauf, wobei der Fußballen auf dem Handtuch ruhen, die Ferse aber auf dem Boden bleiben soll. Richte den Fuß so aus, dass er geradeaus zeigt. Halte den Oberkörper (Schultern und Hüften über den Fersen) aufrecht und mache mit dem anderen Fuß einen Schritt nach vorne.

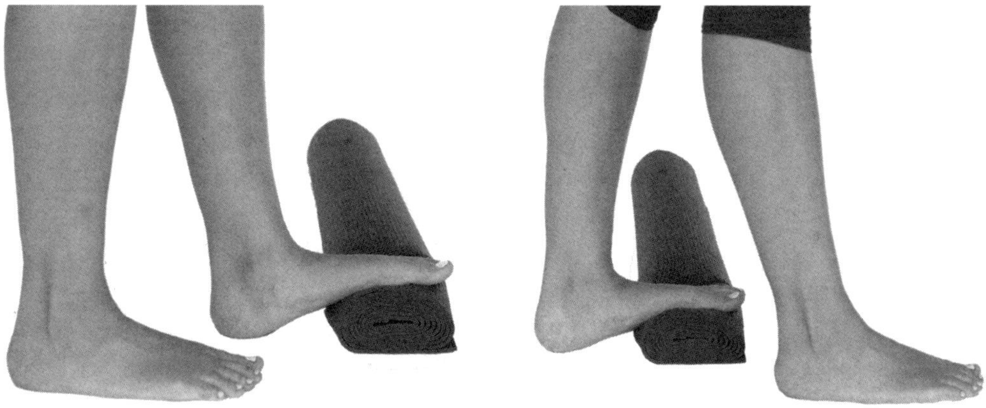

Je verspannter die Muskulatur des Unterschenkels ist, desto schwieriger wird es sein, den anderen Fuß nach vorne zu bringen. Manche werden den nicht zu dehnenden Fuß hinter dem Handtuch lassen müssen. Andere können den anderen Fuß nach vorne bringen, schaffen es aber nur mit zusammengekniffenen Pobacken, Oberschenkeln und Kiefermuskeln. Schreite nur so weit nach vorne aus, wie du ohne Anspannung kannst. Seitenwechsel.

Höhere Lasten erzielst du mit einem Telefonbuch oder einer halben Schaumstoffrolle (die hier abgebildete ist 8 cm hoch).

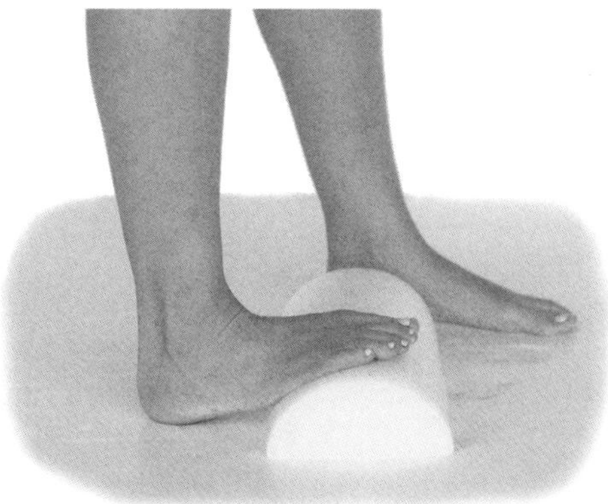

Je höher das Objekt ist, auf das man tritt, desto größer ist die Last und desto schwieriger wird es, das Gewicht vom nicht gedehnten Bein weg zu verlagern. Vorsicht beim Steigern.

- **Wadendehnung – Regenbogenvariante**

Stelle den zunächst mit 45 Grad nach außen abgewinkelten Fuß wie bei der Wadendehnung auf eine Handtuch- oder Schaumstoffrolle. Belaste diesen Gelenkwinkel nach den Regeln der Wadendehnung und drehe den Fuß in 5 bis 10-Grad-Schritten nach innen.

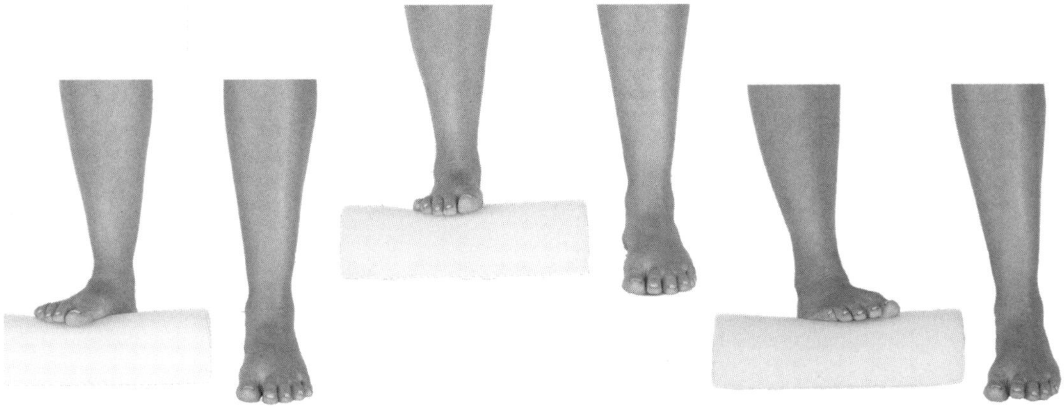

- **Naturnahe Wadendehnung**

Die bei der Wadendehnung herbeigeführte Dorsalflexion (Fuß nach oben gebeugt) unter Last kommt in der Natur beim Bergaufgehen vor sowie beim Treten auf Geröll in rauem Gelände. Achte beim Aufstieg besonders auf die hintere Ferse: Lass sie auf dem Boden, während du vorwärtsgehst (anstatt das Gewicht nach vorne auf die Fußballen zu verlagern).

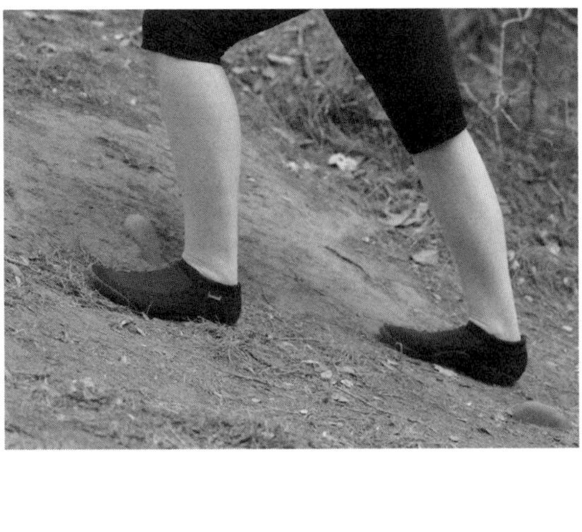

An einem bestimmten Punkt kommt die Ferse von selber hoch, aber dieser Moment tritt nach jahrelangem Schuhetragen früher im Gehzyklus ein, als er sollte. Die Wadendehnung lässt sich auch bei Streifzügen durch die Natur auf Ästen oder Steinen praktizieren, besonders wenn man mit Kindern unterwegs ist.

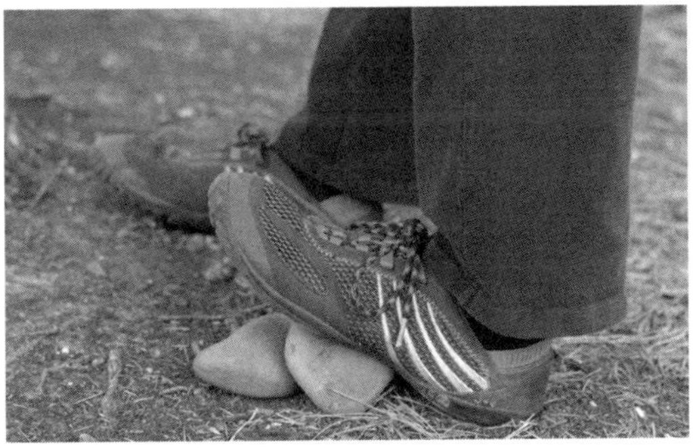

Nicht nur unter freiem Himmel ist diese Dehnübung möglich, auch zu Hause lässt sie sich auf allem, was rumliegt, durchführen. Indem ich beispielsweise das abwechslungsreiche Terrain ausnutze, das mir ein Haushalt mit Kleinkindern bietet, finde ich den ganzen Tag lang einzigartige Stimulationen, Natur ist gar nicht nötig. Ich rate allerdings von der Wadendehnung auf Legosteinen ab. Besonders mitten in der Nacht. Es sei denn, man stört sich nicht an wilden Flüchen.

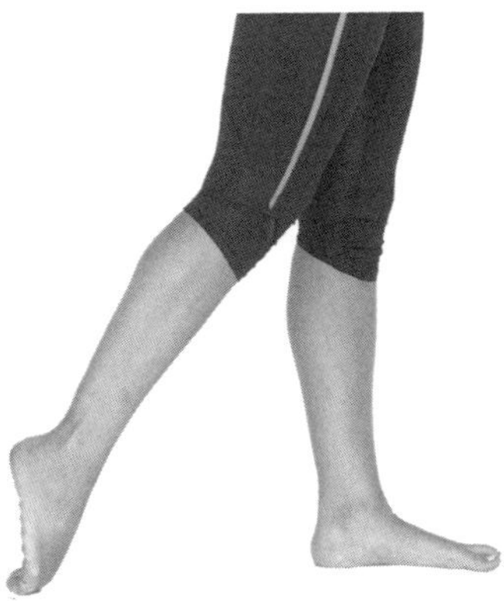

- **Dehnung des Fußrückens**

Jahrelange Wadenverkürzung bedeutet auch jahrelange Spannung zwischen Schienbein und Fuß. Diese Dehnung setzt die Gewebe zwischen Fuß und Schienbein sowie die Muskeln zwischen Zehen und Fuß unter Spannlast. Achtung: Wenn du hypermobile Fußgelenke hast (bei gespitztem Fuß weist das Fußgelenk einen Winkel von 180 Grad oder mehr auf), solltest du möglichst nur zwischen Zehen und Fuß dehnen, nicht zwischen Fußgelenk und Schienbein.

Stelle dich barfuß hin und führe ein Bein nach hinten. Krümme die Zehen, wie auf dem Bild zu sehen, nach hinten. Achte darauf, den Oberkörper aufrecht zu halten (es wird gerne der Oberkörper oder das Becken nach vorne bewegt). Muskelverspannungen können bei dieser Übung Fußkrämpfe auslösen; dagegen hilft, die

Übung öfter, aber dafür kürzer auszuführen. Außerdem kann man die Last verringern, die Übung im Sitzen machen oder das Bein weniger weit nach hinten strecken. Höhere Lasten erzielst du, indem du den zu dehnenden Fuß weiter nach hinten streckst.

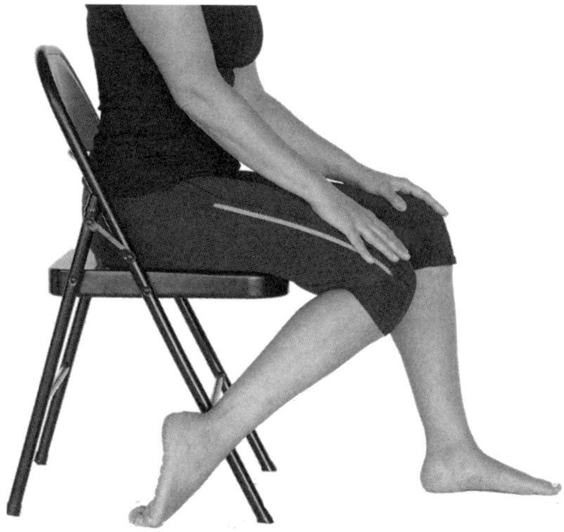

- **Dehnung des Fußrückens – Regenbogenvariante**

Diese Dehnung hat zwei Varianten. Bei der ersten erhält das Fußgelenk einen anderen Winkel, indem der Unterschenkel mehr oder weniger gedreht wird (linkes Bild). Bei der zweiten Variante lässt man zu, dass das Fußgelenk mehr oder weniger nach links oder rechts wegkippt (rechtes Bild).

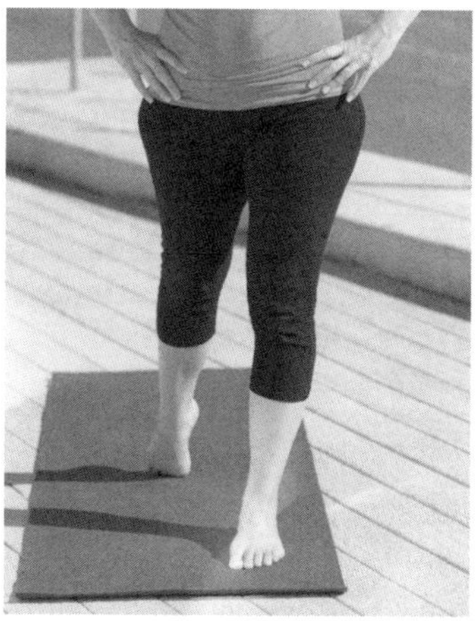

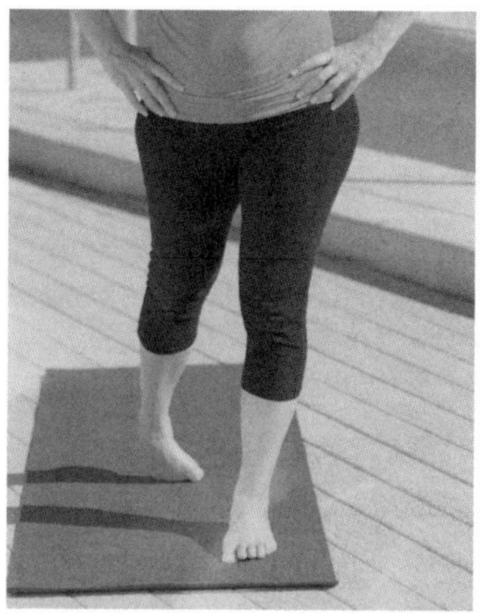

• Naturnahe Dehnung des Fußrückens

Die Dehnung der Fußoberseite trägt dazu bei, das Sitzen mit untergeschlagenen Beinen möglich zu machen, eine bei vielen sitzmöbellosen Völkern übliche Ruheposition. Mehr Ruhehaltungen sind auf Seite 127 zu finden.

• Doppelte Wadendehnung

Ständig leicht gebeugte Knie sind eine weitverbreitete Anpassung an Schuhwerk mit hoher Sprengung. Und auch wer nur selten Schuhe mit Absatz trägt, hört immer wieder den Ratschlag, die »Knie leicht gebeugt« zu halten. Das mag in bestimmten Fällen angebracht sein (wenn man beispielsweise als Mitglied eines Spielmannszugs mit der Tuba im Arm eine Stunde lang stehen muss), aber chronische Knieflexion tut dem menschlichen Knie nicht gut. Bei gebeugtem Knie werden aber nicht nur die Wadenmuskeln verkürzt, sondern auch die auf der Oberschenkelrückseite. Mit der Zeit kann eine solche Verkürzung das Becken in eine nach hinten gekippte Stellung ziehen, wodurch dann auch die Lendenwirbelsäule gebeugt wird. Die doppelte Wadendehnung intensiviert die bei der Wadendehnung auftretenden Lasten und beansprucht auch die Oberschenkelrückseite, besonders wenn man das Becken so hält, dass der untere Rücken eine leichte Kurve annimmt.

Bei allen Übungen gilt: Die Beugung des Rückens sollte nicht aktiv, nicht mit Muskelkraft erfolgen – denn das aktive Überstrecken der Wirbelsäule ist nicht dasselbe wie das Entspannen jener Muskeln, die den Rücken steif halten. Statt das Steißbein anzuheben, solltest du lieber das Becken von der Schwerkraft nach unten ziehen lassen, sodass sich mit der Zeit die Krümmung von selbst ergibt.

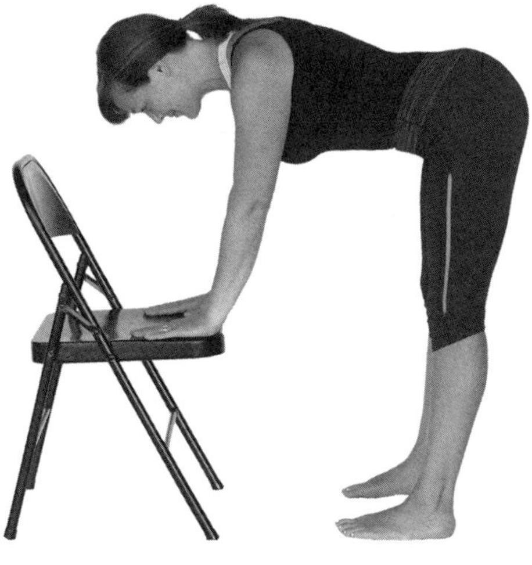

- **Fußknochenmobilisation auf dem Ball**

Zur Mobilisation der Fußknochen gehört etwas mehr als zu den anderen hier aufgeführten Übungen. Da die vielen zwischen den Fußknochen verlaufenden Muskeln nicht für weiträumige Bewegungen zuständig sind (anders wie die Arm- und Beinmuskeln), lassen sie sich am besten durch das Treten auf Stock und Stein beweglich machen. Aber mit steifen Füßen auf Stock und Stein zu treten, kann sehr weh tun. Um zu große Lasten am Anfang zu vermeiden, kannst du den Fuß zunächst auf einen Tennisball stellen. Rolle ihn ein bisschen nach vorn. Ein bisschen nach hinten. Ein bisschen nach links und nach rechts. Benutze den Ball so, wie du staubsaugst – einem Raster folgend, um jeden Zentimeter zu erreichen.

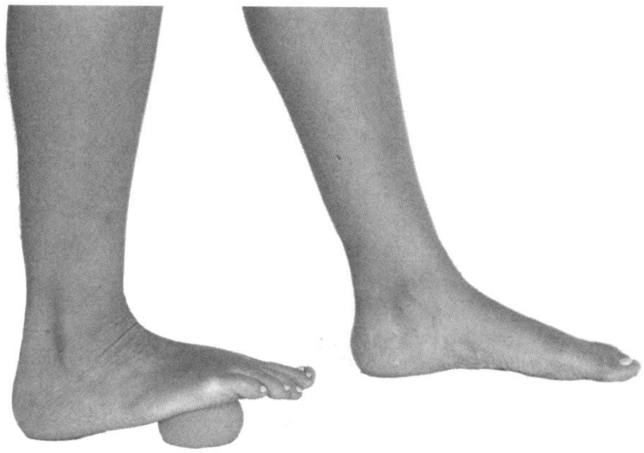

Im Sitzen treten bei dieser Übung die kleinsten Lasten auf. Im Stehen kannst du sie steigern. Wenn du im Stehen den Fuß auf den Ball drückst, ist die Last am größten. Mit den Lasten spielen kannst du auch, indem du Form und Festigkeit des Balls variierst. Je kleiner und härter der Ball, desto größer die Last. (Ich benutze für diese Übung am liebsten Bälle, die extra dafür hergestellt werden.)

- **Fußknochenmobilisation – Regenbogenvariante**

Kieselmatten bieten die Möglichkeit, in den eigenen vier Wänden über Steine zu »laufen«, und sind eine sinnvolle Ergänzung für ein Stehpult. Man kann sich auch drinnen oder draußen einen kleinen Kieselpfad anlegen, indem man einen kleinen Rahmen mit Sand, Kieseln und Steinen in verschiedenen Größen füllt. Ein paarmal am Tag darüberzugehen stimuliert die Fußmuskulatur, die sich wiederum daran anpasst, indem sie kräftiger wird und die Belastung länger aushält.

- **Naturnahe Fußknochenmobilisation**

Um diese Lasten auf natürlichem Wege herbeizuführen, kannst du selbstverständlich draußen barfuß laufen. Barfußparks schießen wie Pilze aus dem Boden – Bereiche ohne herumliegende Gefahren, die abwechslungsreiches Terrain und ausreichend Fußstimulation bieten. Neben der erdenden Wirkung des direkten Bodenkontakts bietet natürliches Gelände auch der Haut die beste Gelegenheit zur Anpassung.

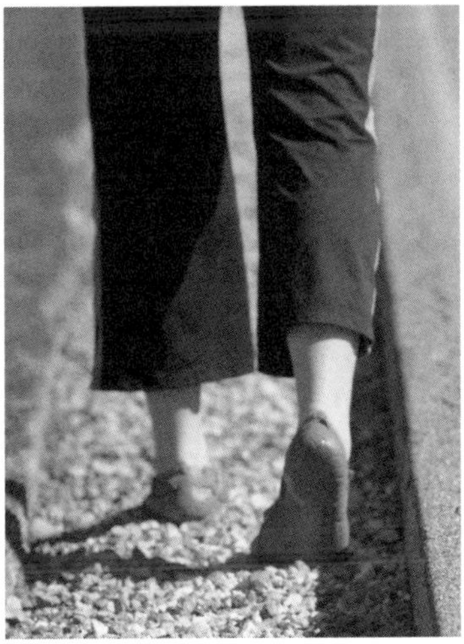

Wie du im Kapitel über das Hängen noch erfahren wirst, hält uns oft die Schwäche unserer Haut davon ab, unsere Muskeln auf natürliche, synergistische Weise zu aktivieren. Härte deine Füße ab, indem du über Böden gehst, die dem Fuß gegenüber unterschiedlich nachgiebig sind. Die Hornhaut, die du beim Barfußlaufen unter freiem Himmel entwickelst, wird bessere Durchblutung und Zellaktivität aufweisen als alle anderen Teile des Fußes. Schwielen und Hühneraugen sind nur dann ein Problem, wenn sie direkt an unangepasste Haut grenzen. Eine einzelne Schwiele mag sich zunächst seltsam anfühlen, aber Hornhaut ist dein Ticket für mehr naturnahe Bewegung. Bemüh dich, gleichmäßig verteilte Hornhaut zu entwickeln, und nutze sie als lebendiges Kontrollinstrument. Wenn ich viel Hängen praktiziere, bilden sich an meinen Zeigefingern weniger Schwielen als an den Mittelfingern. Daran erkenne ich, dass ich mich mit dem Zeigefinger nicht so stark festhalte, also achte ich beim Hängen darauf, die Zeigefinger stärker einzusetzen, damit sich die Anstrengung besser über den Oberkörper verteilt.

Eine lustige Anekdote: Als mein Mann einmal in Thailand war, gönnte er sich eine thailändische Fußmassage und Pediküre, die er größtenteils in wonnigem Halbschlaf verbrachte.

ERDUNG

Vom Schuhwerk sind nicht nur die Füße betroffen! Neueren Erkenntnissen zufolge verändern Schuhe nicht nur die Funktion von Knie, Hüfte und Wirbelsäule, sondern behindern auch den Elektronenaustausch zwischen Körper und Erde (Erdung). Forschungen zufolge hat die Erdung Einfluss auf psychologische Werte – besseren Schlaf und geringeres Schmerzempfinden. Barfußgehen könnte also ein *wesentlicher* Faktor für unser optimales Funktionieren sein.

Als er aufwachte, stellte er zu seinem Entsetzen fest, dass die Masseurin seine ganze Hornhaut weggehobelt hatte – Hornhaut, die er über Jahrzehnte hinweg aufgebaut hatte. Er konnte etwa ein Jahr lang nicht »normal« gehen, bis die Hornhaut sich wieder gebildet hatte. Seine gesamte kinetische Kette – die Muskeln und ihre Aktivitätsmuster – hing von der Interaktion zwischen Fuß (dem Fuß, den er *vor* der Pediküre hatte) und Boden ab.

Ich prophezeie, dass Bewegungsforscher in der Zukunft den Irrtum erkennen werden, der darin liegt, bei der Untersuchung der kinetischen Kette die Interaktion zwischen Haut und Boden nicht zu berücksichtigen.

• Die Füße im Alltag

Es gibt Dinge, die man *tun muss*, um die Füße beweglicher zu machen, beispielsweise die oben aufgeführten Übungen, und dann gibt es Dinge, die ohne viel Aufwand getan werden können. An erster Stelle steht hier die Auswahl besseren Schuhwerks. Wenn du jeden Tag zwanzig Minuten lang deine Waden dehnst, aber ständig Schuhe anziehst, die die Wadenmuskeln wieder verkürzen, ist das Verhältnis zwischen der Zeit zum Dehnen und der Zeit zum Verkürzen ziemlich ungünstig. Mit absatzfreien Schuhen sorgst du für eine bessere Belastung der Gewebe, als sie in Schuhen mit Absatz bekommen. Das Gleiche gilt für den Zehenspielraum.

Wenn deine jetzigen Schuhe die Beweglichkeit der Zehen einschränken, verbringen deine Zehen die meiste Zeit in eingeschnürtem Zustand. Besorge dir breiter geschnittene Schuhe oder solche, die so elastisch sind, dass du im Stehen, Sitzen oder Gehen die Zehen spreizen kannst. Zehentrennersocken sind ebenfalls ein gutes Mittel, um die Spreizung zu erreichen, während man anderweitig beschäftigt ist. Einfach reinschlüpfen und beim Fernsehen, Kochen oder Schlafen tragen, und schon hast du »etwas für deinen Körper getan«, ohne zusätzliche Zeit dafür einzuplanen.

SITZEN

Sitzen wirst du einen großen Teil des Tages. Und das ist in Ordnung. Es ist vollkommen natürlich, zu sitzen, sich auszuruhen und mit lieben Menschen abzuhängen. Aber niemand zwingt dich dazu, deine Sitzzeit auf einem Stuhl zu verbringen. Es kostet dich keinerlei Zeit, wenn du dich auf den Boden setzt statt aufs Sofa. Was du davon hast, auf dem Boden zu sitzen? Erstens wären da die vielen verschiedenen möglichen Gelenkstellungen – die alle einzigartige Lasten erzeugen.

Der Anthropologe Gordon Hewes war einer der ersten (und leider einer der wenigen) Wissenschaftler, die sich für menschliche Körperhaltungen, Kommunikationsformen und Kulturen interessierten. Aufgrund dieses Interesses erkundete er jahrelang, wie Menschen auf der ganzen Welt ihre Ruhepausen verbringen. Hier ist eine Darstellung seiner Forschungsergebnisse:

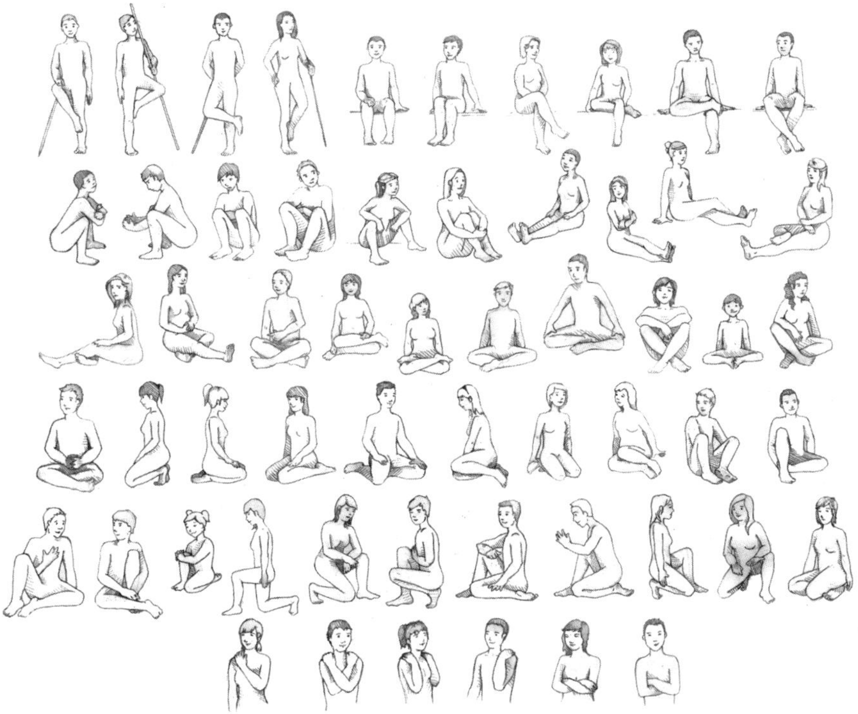

Aber auf dem Boden zu sitzen ist gar nicht so einfach, wie man glauben mag! Nicht nur haben wir die dafür erforderliche Beweglichkeit verloren, unser Knochenbau hat sich auch dem Sitzen auf Stühlen dermaßen angepasst, dass uns bestimmte Positionen nicht ohne tiefgreifende Gewohnheitsänderungen möglich sind.

Sogar etwas so Einfaches wie »auf dem Boden sitzen« kann Hilfsmittel nötig machen. Um deine Hüften und Knie so beweglich zu machen, dass du nicht nur auf Stühlen sitzen kannst, kannst du die folgenden Dehnübungen praktizieren. Es hilft, den Körper dort abzuholen, wo er in Sachen Beweglichkeit tatsächlich steht. Für die meisten bedeutet das, dass sie auf Kissen oder aufgerollte Decken zur Unterstützung des Beckens zurückgreifen müssen!

- **Fußsohle an Fußsohle**

Setz dich auf ein Kissen oder eine gefaltete Decke (so dick, dass du bequem sitzen kannst), leg die Fußsohlen aneinander und lass die Knie nach außen fallen. Wenn dein Becken dabei nach hinten kippt, musst du die Unterlage erhöhen, bis dein Becken nach vorne kippen kann (wie eine Suppenschüssel, die du vor dir ausschütten möchtest). (linkes Bild)

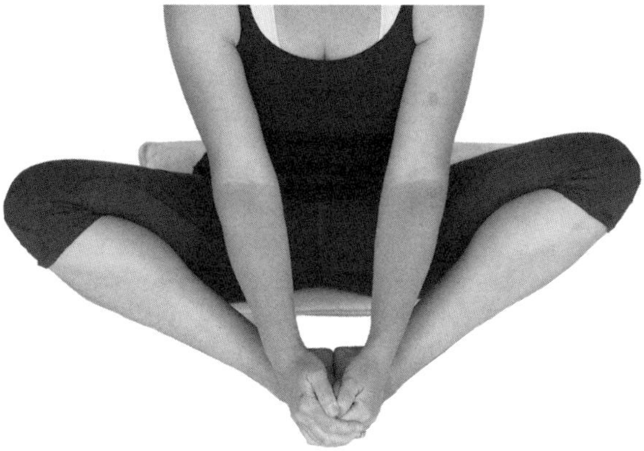

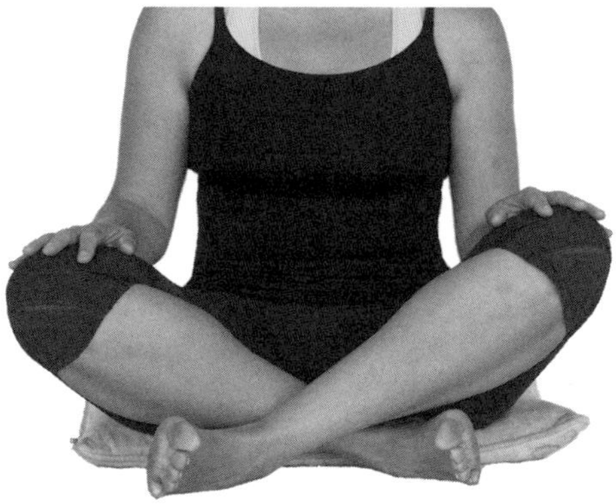

- **Fußsohle an Fußsohle – Regenbogenvariante**

Um den unteren Rücken noch besser zu dehnen, kannst du dich etwas nach vorne lehnen. Und um das Lastprofil zu verändern, kannst du den Oberkörper nach rechts und links neigen. Lässt sich wunderbar beim Spielen mit den Kindern üben.

- **Schneidersitz**

Lege aus der Fußsohle-an-Fußsohle-Haltung heraus die Unterschenkel übereinander (rechtes Bild). Probiere verschiedene Kombinationen aus Neige- und Drehbewegungen aus und verändere auch den Abstand zwischen Füßen und Po. »Male« ganz langsam einen imaginären Kreis um dich herum auf den Boden. Drehe den Oberkörper, lehne dich nach vorne und lasse dabei möglichst immer beide Pobacken auf dem Boden. Wechsle die Position der Beine.

- **Fußsohlen gegen die Wand**

Stelle beide Fußsohlen gegen die Wand. Dazu solltest du auf jeden Fall dein Becken so hoch lagern, dass du die Knie bequem strecken kannst. Lass den Oberkörper entspannt über die Beine sinken, ohne dich mit den Armen herunterzuziehen und ohne zu wippen. Möchtest du etwas ganz Erstaunliches erleben? Dann lass nach dem größtmöglichen Entspannen des Oberkörpers auch den Kopf Richtung Beine sinken. Indem du die Spannung im Nacken verringerst, steigerst du die Spannung weiter unten an der Wirbelsäule. Diese Dehnübung geht über einzelne Muskeln hinaus und setzt das Beine, Rücken und Kopf umgebende Bindegewebe unter Last! (linkes Bild)

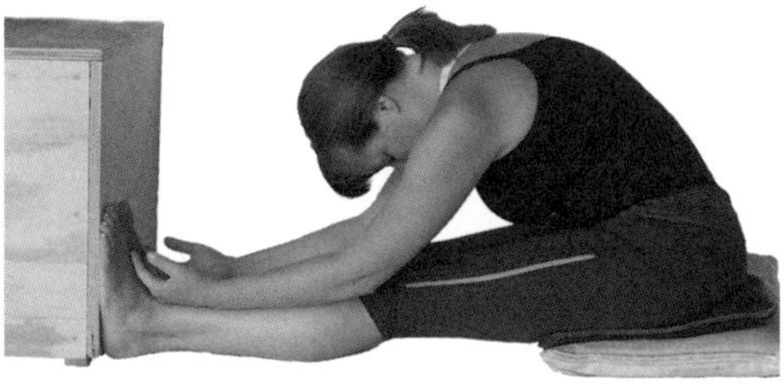

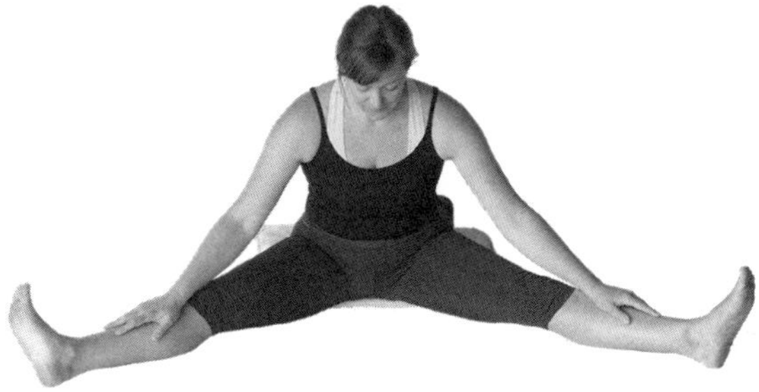

- **V-Sitz**

Diese Dehnübung entstammt zwar dem Grundschul-Sportunterricht, wirkt aber Wunder! Setz dich auf ein kleines Kissen, spreiz die Beine so weit es geht und bleibe ein Weilchen so sitzen. Neige den Oberkörper nach vorn und zeichne einen Bogen von Bein zu Bein. Du kannst entweder an mehreren Punkten innehalten oder in einer gleitenden Bewegung von Seite zu Seite gehen. Beides (statisches Halten und Dehnen in Bewegung) erzeugt einzigartige Lasten. (rechtes Bild)

- **Sitzen im Alltag**

Wir sind so sehr dem »Fitness«-Denken verhaftet, dass wir ungewöhnliche Körperhaltungen mit speziellen Bedingungen assoziieren – als bräuchten wir Unterricht, einen Kursleiter, eine Yogamatte und einen festen Termin für ungewöhnliche Bewegungen und Sitzpositionen. Schön, wenn du dir dafür eine Stunde Zeit nimmst, aber die ganze Arbeit machst du wieder zunichte, indem du deine meistgepflegte Gewohnheit weiter fortführst, nämlich das Sitzen auf Sitzmöbeln.

ARBEITEN OHNE ZU SITZEN

Es gibt einen starken Trend hin zu Steh-Arbeitsplätzen, und es gefällt mir selbstverständlich, dass die Gefahren des stundenlangen Sitzens ins allgemeine Bewusstsein rücken. Aber ich möchte davor warnen, Sitzen einfach durch Stehen zu ersetzen und zu glauben, damit seien alle körperlichen Probleme gelöst.

Entscheidest du dich dazu, den Arbeitstag größtenteils im Stehen zu verbringen, solltest du auf ein paar Dinge achten. Dazu gehört, dass du keine Unsummen für ein raffiniertes Stehpult ausgeben musst. Es gibt Steh-Arbeitstische in allen möglichen Ausführungen und Preisklassen, dabei ist das Prinzip ganz einfach. Wer nicht auf ein Stehpult sparen oder auf dessen Lieferung warten möchte, kann den Laptop auf einen hohen Tresen stellen, eine umgedrehte Kiste auf dem Schreibtisch platzieren oder im Café an der Theke arbeiten. Schlau ist auch, ein aufgerolltes Handtuch oder eine Schaumrolle unter dem Schreibtisch aufzubewahren, dann kannst du die Zeit im Stehen für Wadendehnungen (siehe Kapitel 6) oder zum Beckenneigen (siehe Kapitel 9) nutzen. Verlagere dein Gewicht möglichst oft. Als Standfläche kannst du dir eine Kieselmatte anschaffen, damit die innere Fußmuskulatur auch arbeitet, wenn du arbeitest. Und du solltest natürlich häufig Bewegungspausen einlegen.

Eines musst du dir jedoch bewusst machen: Jeder Arbeitsplatz, der kein normaler Bürostuhl ist, tut dir gut, und je öfter du die Haltung wechselst, desto besser. Mit einem Laptop kannst du in den unterschiedlichsten Stellungen arbeiten: vor einer Kiste auf dem Boden sitzend, im Liegen, im Knien mit aufgerichtetem Becken. Ändere deine Position möglichst häufig. Und wie immer: Beweg dich – so viel du kannst.

Setz dich doch stattdessen zum Essen auf den Boden, auch zum Lesen, Quatschen oder Fernsehen. Mehr Aufwand ist nicht nötig. Na ja, vielleicht ein bisschen: Sich auf den Boden niederzulassen und wieder aufzustehen erfordert mehr Beweglichkeit in den Beinen, macht sie aber auch entsprechend stark. Dass du die Fähigkeit, auf dem Boden zu sitzen, verlernt hast, merkst du erst, wenn du es eines Tages versuchst und es – Überraschung! – nicht mehr so leicht ist wie früher. Nebenbei bemerkt: Je mehr du zum Aufstehen Hände und Knie einsetzen musst, desto höher ist dein allgemeines Sterberisiko. Und falls du deine funktionelle Kraft erhalten möchtest: Durch tägliches Hinsetzen und Aufstehen vom Boden reicherst du deinen Alltag mit ein bisschen Training an.

• Stehen

Wahrscheinlich verbringst du einige Zeit im Stehen. Im Supermarkt. In der Bank. Beim Plaudern mit Kollegen. Und, falls du Kinder hast, am Spielfeldrand beim Training oder bei Spielen. Mehr als beim Sitzen wird der Körper beim Stehen mit seinem Gewicht belastet. Aber die Art, wie du stehst, bestimmt die Lagerung des Gewichts, und die wiederum bestimmt, welche Gewebe die größte Last tragen.

Es gibt bestimmte Belastungsmuster oder Haltungen, die den Körper strapazieren, indem sie die Teilnahme der Muskeln am Tragen der Lasten behindern. Auf den folgenden Abbildungen ist eine weitverbreitete Haltung zu sehen, die sich durch exzessives Sitzen, Schuhe mit hoher Sprengung und kulturelle Einflüsse ausbildet.

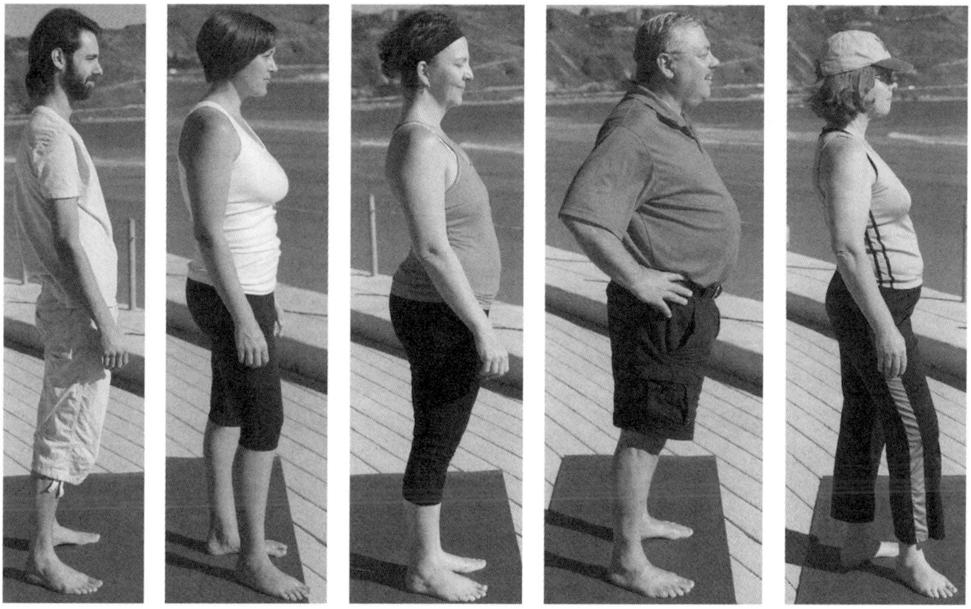

Beachte in dieser Bildreihe die unterschiedlichen Arten, wie sich das Becken verdrehen und nach vorne neigen, wie sich der Brustkorb heben und wie sich die Füße auswärtsdrehen können. Wie beim Sitzen gilt auch hier, dass diese Haltung an und für sich nichts Schlimmes ist; nur hast du diese eine Haltung die meiste Zeit deines Lebens eingenommen, und darunter leiden deine Gewebe. Die folgenden Korrekturen sind ein Anfang:

- **Füße geradeaus**

Richte deine Füße so aus, dass sie eher den Rädern eines Autos beim Vorwärtsfahren ähneln. Wenn wir uns näher mit dem Gehen befassen, wirst du noch genauere Anweisungen bekommen, aber vorerst solltest du deine Auswärtsdrehung etwas verringern. Jahrelanges Gehen auf eine bestimmte Art und Weise (flacher Boden, Schuhe mit Absatz) hat das Bindegewebe deiner Unterschenkel verändert, daher resultiert diese Anpassung zunächst aus einer Einwärtsdrehung der Oberschenkelknochen. Nachdem du die Fußstellung korrigiert hast, musst du also die Oberschenkel korrigieren. Daher wirst du nun deine …

- **Oberschenkelknochen auswärts drehen**

Wenn du diese Übung zum ersten Mal machst, benutzt du am besten einen Spiegel. Roll die Hosenbeine bis über die Knie hoch. Beuge dich mit dem Spiegel im Rücken nach vorne, sodass du deine Kniekehlen sehen kannst. Wenn deine Füße geradeaus zeigen, befinden sich die Kniekehlen wahrscheinlich etwas seitlich am Bein. Du musst sie dahin bekommen, wo sie hingehören: direkt hinter dich. Dazu musst du die Oberschenkel nach außen drehen – eine Drehung, die die Kniescheibe von der Mitte weg und die Kniekehlen zur Mitte hin bewegt.

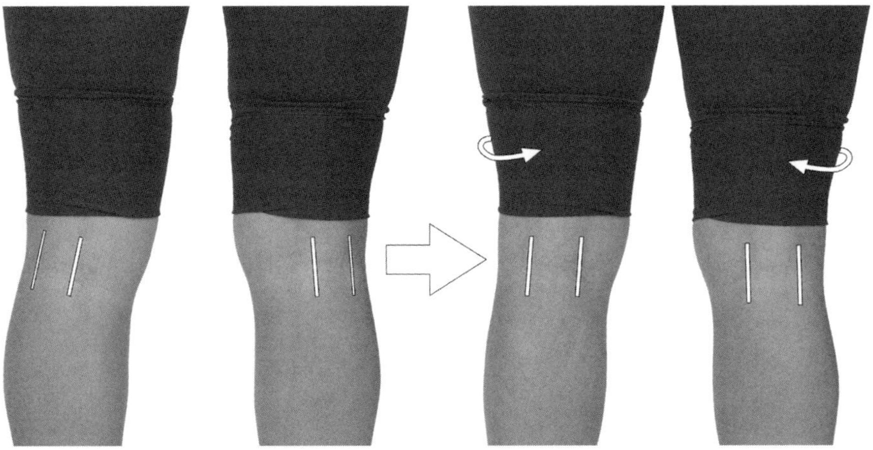

Idealerweise bewirkst du diese Drehung mit den tiefen Hüftrotatoren, aber anfangs wirst du dazu wahrscheinlich den Quadrizeps anspannen. Daher solltest du jetzt Folgendes tun:

- **Neutrale Beckenstellung finden**

Im Stehen sorgt ein nach vorne verlagertes Becken an der Oberschenkelvorderseite (Quadrizeps, Iliacus, Psoas) für mehr Arbeit als bei den Muskeln der Rückseite. Die fürs Stehen erforderliche Arbeit lässt sich gleichmäßiger verteilen, indem du das Becken so weit nach hinten verlagerst, dass die Hüften mit Knien und Fußgelenken eine Vertikale bilden. (Bild nächste Seite)

Nachdem du die Beckenstellung in der Vertikalen ausgerichtet hast, kannst du nun die Neutralstellung deines Beckens herausfinden. Darunter verstehen manche, dass der vordere und der hintere obere Darmbeinstachel auf eine horizontale Linie gebracht werden, andere richten lieber die vorderen oberen Darmbeinstachel (»Hüftknochen«) an der Symphyse (Schambeinfuge) in einer Vertikalen aus. Auch wenn der Unterschied zwischen den beiden

Positionen geringfügig ist, ziehe ich die letztere vor. Die Ausrichtungspunkte an der Vorderseite des Beckens sind leichter zu sehen und zu fühlen – also viel benutzerfreundlicher –, während die rückseitigen Punkte oft unter dickeren Gewebeschichten und außerdem hinter dir liegen. Mit Hüftknochen und Symphyse kannst du dich im Alltag leichter korrigieren. Und jetzt bist du so weit, du kannst deine …

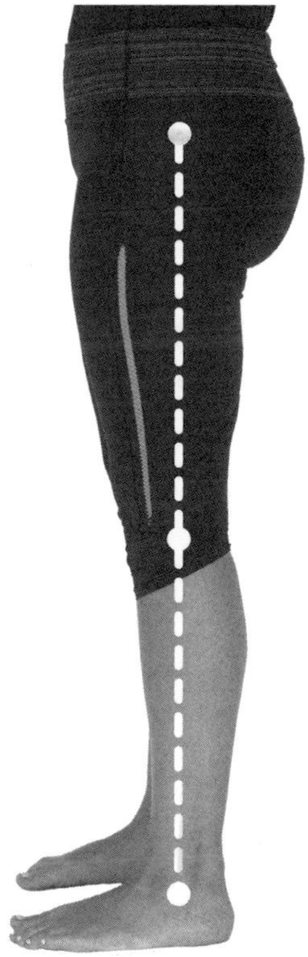

- **Kniescheiben loslassen**

Sobald die Hüften wieder auf Linie sind, wird deine Oberschenkelvorderseite nicht mehr so stark gebraucht und du kannst den Quadrizeps entspannen, sodass die Kniescheiben in Richtung Boden sinken. Das ist gar nicht so leicht, wie es scheint! Dein Quadrizeps war womöglich die letzten Jahrzehnte damit beschäftigt, dich aufrecht zu halten, also gib ihm jetzt Zeit zum Loslassen. Um dem Quadrizeps die ganze Arbeit abzunehmen, kannst du dich mit den Hüften an eine Wand lehnen und den Oberschenkel kurz »abschalten«. Manchmal hilft es auch, sich an einer Wand angelehnt nach vorne zu neigen!

EIN BISSCHEN ANATOMIE

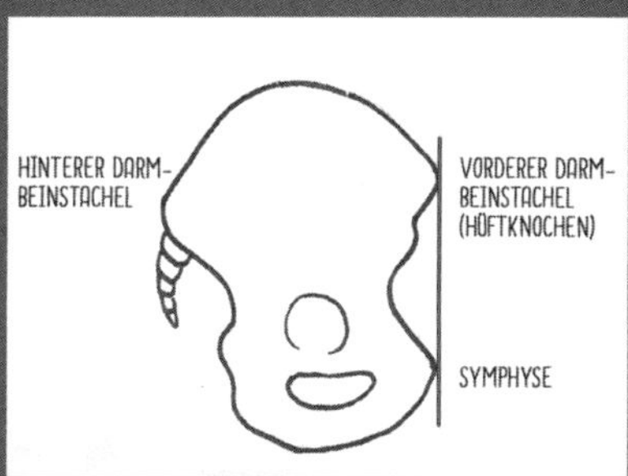

Das Becken setzt sich aus drei Knochen zusammen: zwei Darmbeinen (eins links, eins rechts) und einem Kreuzbein hinten. Die vorderen oberen Darmbeinstacheln sind die markantesten knochigen Vorsprünge an beiden Seiten des Beckens. Sie werden auch oft als »Hüftknochen« bezeichnet (wie in »Hände auf die Hüften«).

Die Schambeinfuge oder Symphyse ist der Punkt, an dem die beiden Hüftknochen aneinanderstoßen. Sie ist nach unten hin der letzte knöcherne Vorsprung vor dem Vergnügungszentrum.

Haben sich die Kniescheiben gesenkt, kannst du ausprobieren, ob du dich aufrichten kannst, ohne sie wieder hochzuziehen. Da du an deiner Körperhinterseite erst noch Kraft aufbauen musst, fühlt es sich womöglich so an, als würdest du nach hinten kippen, solange du dich nicht nach vorne drückst. Geringe Lasten (sprich: einen Monat lang nach und nach das Becken nach hinten bringen) müssten diesen Muskeln genug Zeit geben, um aufzuholen!

- **Stehen im Alltag**

Jede dieser Neueinstellungen behebt verklebte Stellen, die bei übermäßiger Bildschirmarbeit auftreten. Wenn du die anderen Übungen und Bewegungsanleitungen im Rest des Buches befolgst, fallen dir diese Korrekturen nach und nach leichter und gehen in Fleisch und Blut über. Die Verspannungen, die deine Ausrichtung verschieben, werden zurückgehen und du wirst einen stützenderen Muskeltonus entwickeln. Indem du immer wieder – beim Herumstehen – diese einfachen Korrekturen vornimmst, kannst du *augenblicklich* die Belastung von Hüften, Knien, Becken und unterem Rücken verbessern. Du hast doch gerade nichts zu tun. Du stehst doch nur herum, oder?

VON (COMPUTER-)MAUSHÄNDEN ZU AFFENARMEN

KAPITEL 7

Das Schöne am menschlichen Körper ist meiner Ansicht nach, dass sein Gebrauch zu Gewebeanpassungen führen kann, die ihn noch brauchbarer machen. Wenn sich beispielsweise die Muskeln beim Bäumeklettern zwecks Nahrungssuche kontrahieren und entspannen, sorgen sie nicht nur für die Kalorienbeschaffung. Die Zugkräfte der arbeitenden Muskeln übertragen sich auf die Bänder und Knochenansätze, was wiederum eine Verstärkung der Bänder und der Knochenmasse anregt. Dieser Massezuwachs erfordert nun einen höheren Kalorienverzehr, aber er hat auch deine körperliche Fähigkeit zur Nahrungsbeschaffung gesteigert. In einer natürlichen Umgebung reguliert sich das Verhältnis zwischen Natur und Physiologie ständig.

Der Gebrauch der Arme ist dabei besonders wichtig, sowohl für die Funktion des Körpers, als auch für den Erhalt der Körperstruktur. Der Muskeltonus des Oberkörpers hält nicht nur die Schulter-, Ellenbogen- und Handgelenke stabil und reibungslos funktionsfähig, eine optimale Spannung in dieser Körperregion ist auch für die Aufrichtung der Brustwirbelsäule verantwortlich.

DU GEBRAUCHST DEINE ARME ZU WENIG! UND ZU VIEL!

Nicht nur sind unsere Arme chronisch unterbeschäftigt, sondern weisen auch aufgrund unserer Rechts- oder Linkshändigkeit tiefsitzende Asymmetrien bis hin zur Knochenstruktur auf. In naturnäheren Umgebungen würdest du deine Hände, Arme und Schultern nicht nur mehr gebrauchen, sondern auch viel seltener *nur einen* Arm einsetzen.

Wie bei dem Kwashiorkor-Beispiel weiter vorne (die Krankheit, die bei einem unausgewogenen Verhältnis von Nährstoffen auftritt) stimmt bei unserem Armgebrauch das Verhältnis nicht. Zugegeben, auf beide Arme bezogen ist der gesamte Armgebrauch gering, aber der gewohnheitsmäßige Gebrauch eines einzelnen Arms ist hoch. Denk nur einmal an alles, was du täglich mit den Armen machst. Zähne putzen. Mit Besteck essen. Das eine oder andere aufschreiben. Türen öffnen und schließen. Eine Computermaus bedienen. In jedem dieser Fälle benutzt du wahrscheinlich deine dominante Hand. Und um diese dominante Hand freizuhalten, trägst du deine Siebensachen – deine Hand- oder Schultertasche – fast die ganze Zeit auf der Schulter gegenüber. Händigkeit und Taschentragen sind an sich unproblematisch; ihre Dauerhaftigkeit und das Fehlen aller anderen Tätigkeiten führen allerdings zu Gewebeveränderungen. Was deinen Oberkörper angeht, hast du durch repetitive Bewegungsmuster mit wenig Krafteinsatz asymmetrische Gewebestärken in einem Arm entwickelt, während beide Arme erhebliche Kraftlosigkeit aufweisen.

Hast du schon mal eine ältere Frau gesehen, wie sie mit zum Witwenbuckel gekrümmter Wirbelsäule vorwärtsschlurft? Diese Verkrümmung der oberen Wirbelsäule nennt sich *Hyperkyphose* (Rundrücken) und wird oft mit dem Alter oder dem Knochenabbau in den Wirbeln in Zusammenhang gebracht. Aber wie ich zeigen werde, laufen die meisten Menschen mit einem Rundrücken herum, und zwar schon seit Jahrzehnten.

Bevor ich fortfahre, möchte ich dich an das Beispiel mit dem Orca erinnern. Die strukturelle Stabilität und Funktionalität der Rückenflosse ergibt sich *indirekt* aus einer bestimmten Bewegungsweise in einer bestimmten Umgebung. Das Abknicken liegt nicht an einer Schwäche des Rückenflossenmuskels. Es *gibt* keinen Rückenflossenmuskel und in seinem natürlichen Lebensraum braucht ein Orca auch keinen eigenen Muskel zum Halten der Flosse. Tatsächlich wäre ein spezialisierter Rückenflossenhaltemuskel Verschwendung, da die Flossenstruktur durch die Kräfte erhalten wird, die bei einer bestimmten, von anderen Muskeln erzeugten Bewegung durch eine bestimmte Umgebung entstehen.

So, wie die natürliche Bewegung eines Wals seine Rückenflosse aufrecht hält, richten die Kräfte, die aus natürlicher Bewegung entstehen, die Wirbelsäule auf. In der Natur müsstest du deine Arme den ganzen Tag lang benutzen, um: Nahrung zu sammeln (graben, pflücken), zu jagen (Waffen herstellen und werfen, Tierkörper tragen), Nahrung zu verarbeiten (oftmals Dinge buchstäblich zu Brei schlagen), Gebäude zu errichten, Holz zu schleppen, Wasser zu schleppen, deine Kinder zu schleppen, alles, was du hast, zu schleppen, Tierhäute zu reinigen, zu klettern (aus Spaß, um dich in Sicherheit zu bringen oder Hürden zu überwinden).

Eine sich aus andauernd sich verändernden Situationen ergebende riesige Vielfalt an Muskelaktivitäten eignet sich viel besser dazu, den vollen, fast kugelförmigen Bewegungsspielraum des Oberkörpers auszureizen.

Um herauszufinden, wozu *dein* Oberkörper momentan fähig ist, musst du dir vorstellen, er wäre von einer Kugel umgeben. Streck die Arme nach oben. Das ist der Nordpol der Kugel. Streck die Arme nach unten aus. Da ist der Südpol. Streck die Hände zur Seite und »berühre« die Seiten der Kugel. »Male« nun mit den Fingerspitzen so viel von der Innenfläche der Kugel aus, wie du kannst. Je länger du das tust, desto leichter wird es und desto mehr Stellen der Kugel erreichst du. (Ja, hinter dir liegt ein großer Teil der Kugel, der nicht »bemalbar« ist, aber ich wette, du kannst deine Reichweite verbessern, indem du diese Übung und die restlichen des Kapitels praktizierst.)

Nachdem du den Bewegungsspielraum deines Schultergürtels ausgemessen hast, solltest du deine meistgebrauchte Schulterbewegung oder -position bedenken. Bei den meisten von uns ist sie alles andere als kugelig, weil unsere Hände die meiste Zeit ziemlich reglos vor dem Körper verbringen – wie man es in Klassenzimmern und an Schreibtischen auf der ganzen Welt beobachten kann.

Bedenke nicht nur, welchen Teil der Kugel du täglich nutzt, sondern auch, inwieweit du das Potenzial deines Oberkörpers im Laufe deines Lebens ausgereizt hast. Es ist kein physiologisches Rätsel, warum und wie unser Bindegewebe Teile der Hals-, Arm- und Schultergelenke vor dem Körper »einfriert«. Dort verbringen wir buchstäblich unser Leben und an dieses begrenzte und ständige Körpergebrauchsmuster haben wir uns angepasst.

Mit der Zeit erhöht das zusätzliche Gewicht vor dem Körper den Zug auf die Wirbelsäule, bis sie nachgibt. Und deshalb fordern Lehrer, Eltern und andere Erwachsene Kinder immer wieder dazu auf, gerade zu stehen – woraufhin typischerweise die Schulterblätter zusammengezogen und Brustkorb und Kinn angehoben werden.

Zwar reduzieren diese Korrekturen (Brust raus, Schultern nach hinten) die die Wirbelsäule nach vorne ziehenden Kräfte, beheben aber keineswegs die Krümmung, sondern verbergen sie nur. Und was noch schlimmer ist: Korrekturen, die eine zeitweilige ästhetische Verbesserung bezwecken, lassen sogar neue Krümmungen in die Gegenrichtung entstehen und beeinträchtigen die mechanischen Hebelverhältnisse derjenigen Muskeln, die die Wirbelsäule stützen – was alles mit der Zeit zu *noch stärkerer* Verkrümmung führt.

KYPHOSE IST UNSER FLOSSENKNICK

Eine nach vorne gekrümmte Wirbelsäule gleicht der Rückenflosse eines gefangen gehaltenen Orcas insofern, als ihr Nachgeben durch das Fehlen bestimmter Bewegungsformen ermöglicht wird. Wie die Rückenflosse hält sich die Wirbelsäule nicht selber aufrecht, sondern ist auf den Tonus und die Aktivität der umgebenden Muskeln angewiesen: ein spezielles Kräftemuster, das durch eine natürliche Bewegungsweise entsteht.

Unsere Arme sind den Schultern angegliedert, die an den Schulterblättern ansetzen, die wiederum mit der Wirbelsäule verbunden sind – aber genauso gut ließe sich sagen, dass unsere Wirbelsäule mit den Schulterblättern mit den Schultern mit den Armen mit den Händen verbunden ist. Die Armmuskulatur sollte nicht nur stark genug sein, um Gegenstände zum Körper hin zu bewegen (mit dem Bizeps ein Gewicht heranziehen), sondern auch stark genug, um den Körper näher an die Hände zu bringen, wie es beim Klimmzug geschieht.

Vermehrter Oberkörpereinsatz – und damit meine ich schieben, ziehen, heben in den unterschiedlichsten Bewegungsspielräumen – sorgt für andauernde, geringe Spannungen zwischen den Schulterblättern, die die Wirbelsäule in der Bewegung stabilisieren und im Ruhezustand stützen (sprich: vom Nach-vorne-Sacken abhalten). Die indirekte Folge des Oberkörpergebrauchs ist ein ständiger Widerstand gegen die Vorwärtskrümmung der Wirbelsäule. Aber damit die Muskeln zwischen den Schulterblättern (Rautenmuskeln) Kraft entfalten können, *musst du aufhören, sie die ganze Zeit zusammenzuziehen.*

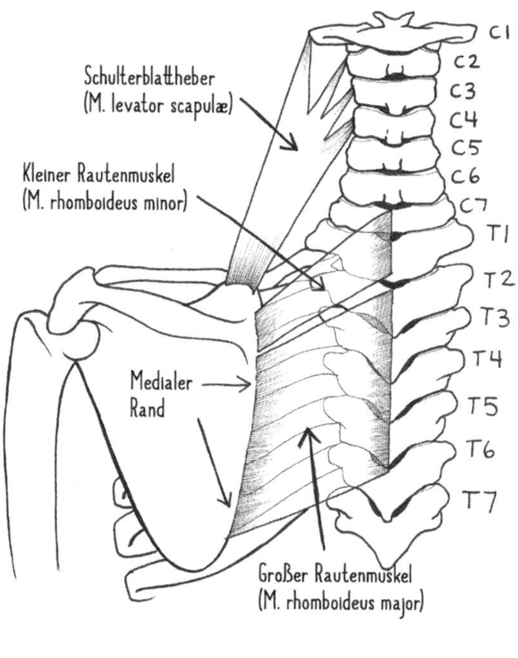

In nicht maßstabsgetreuer Aufsicht sieht der Schultergürtel in der anatomischen Neutralstellung so aus:

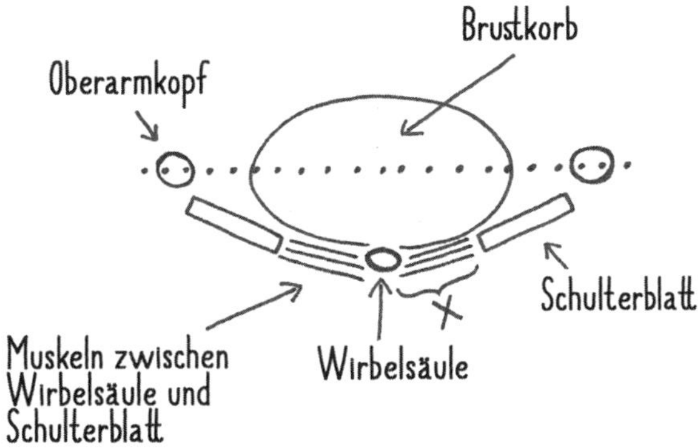

Die medialen (der Wirbelsäule am nächsten liegenden) Ränder der Schulterblätter sind selten zu weit von der Wirbelsäule entfernt. Das Problem bei »vorgezogenen Schultern« ist, dass die lateralen (seitlichen) Ränder der Schulterblätter zu weit vorne liegen und der Oberarmkopf nach innen und weg vom Schulterblatt gedreht ist.

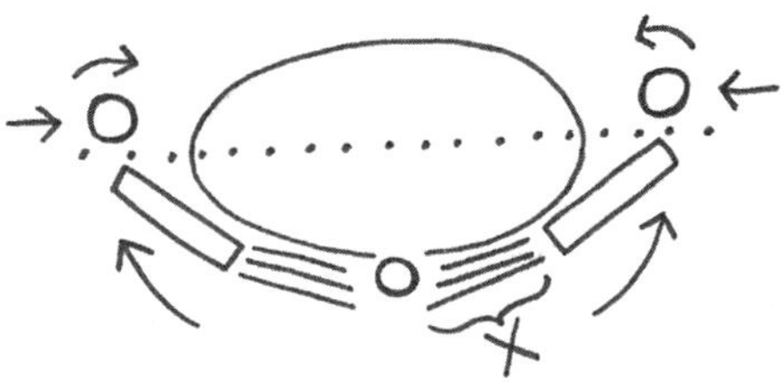

Häufig ist dabei eine Seite weiter vorne und mehr innenrotiert als die andere:

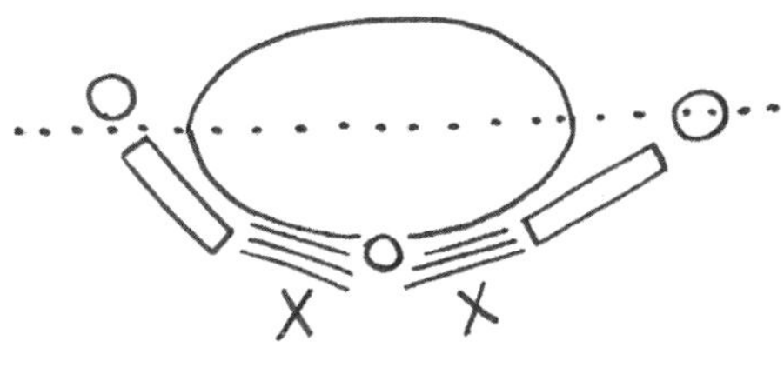

Wenn du in so einem Fall die Schultern nach hinten ziehst, um sie geradezurichten, brauchst du unterschiedliche Muskelspannungen auf der linken im Vergleich zur rechten Seite.

EIN BISSCHEN ANATOMIE

Schultergürtel-Blendwerk

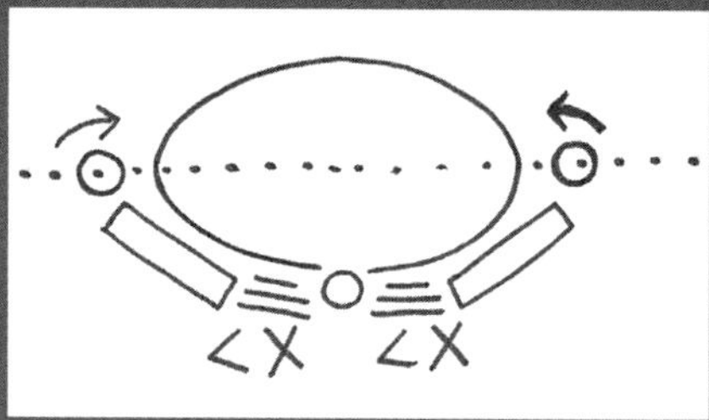

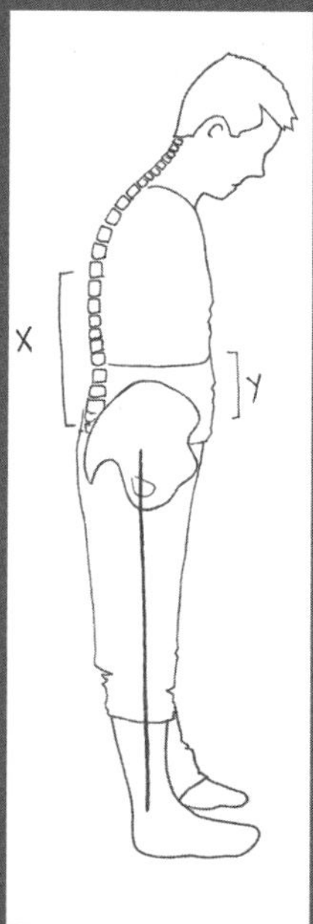

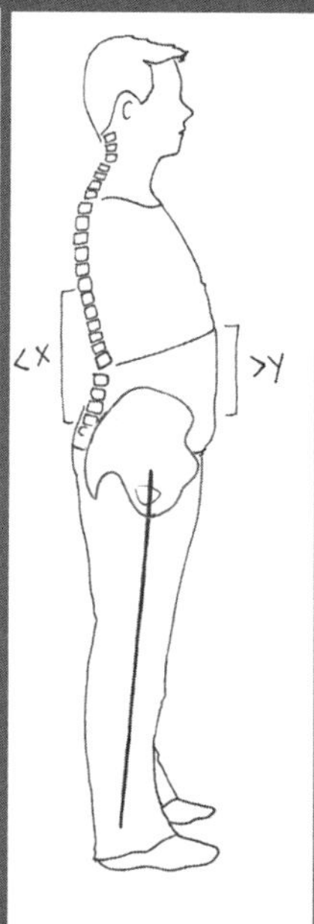

In der Absicht, dieses schlaffe Erscheinungsbild mit hängenden Schultern zu kaschieren, bewegen wir die *Schulterblätter* nach hinten, um die Schultern in eine Senkrechte mit den Ohren zu bringen. Aber an der Mechanik der Schultergelenke selbst haben wir bei diesem Manöver nichts geändert; wir haben die verdrehten Gelenke nur verschoben. Die Interaktion der einzelnen Teile des Schultergelenks bleibt dieselbe.

Die Krümmung der Wirbelsäule ergibt sich aus der Positionierung der Wirbel zueinander. Im Falle einer Hyperkyphose können die Wirbel nach vorne gekippt oder leicht verschoben sein; genau diese Bewegungen sind also erforderlich, um die Kyphose zu beheben (Bild unten links). Durch das Anheben des Brustkorbs wird lediglich die Krümmung im Ganzen gekippt.

Die Krümmung ist dann zwar nicht mehr sichtbar, existiert aber immer noch – und der gesamte Brustkorb (mit all seinen Funktionen) ist nun gekippt. Dadurch entstehen unnötige Kräfte, während notwendige Kräfte vermindert werden, die für die Brusthöhle (welche Herz, Lunge, Zwerchfell und Wirbelsäule beherbergt) essenziell sind.

Eine solche »Korrektur« ist der Beginn einer chronischen Fehlhaltung, die die Masse und die Hebelkraft der Muskeln auf der einen Seite im Vergleich zur anderen verändern kann, sodass Lasten entstehen, die mit der Zeit eine »permanente« Verdrehung der Wirbelsäule herbeiführen können.

Würden wir unsere Arme den Anforderungen der Natur entsprechend bewegen – den ganzen Tag, das ganze Leben lang –, müssten wir unsere Haltung nicht »korrigieren«; unsere Körpersegmente würden allein durch diesen Gebrauch in Form bleiben. Daraus folgt, dass das, was wir zur Korrektur unseres Rundrückens unternehmen, *gar keine Korrektur ist*. Und auch wenn wir durch das Nach-hinten-Ziehen der Schulterblätter ein wenig Zeit gewinnen, können die Wirbelsäule und die Gewebe der Schultern und Arme so nicht lange funktionieren, es sei denn, wir beheben das eigentliche Problem.

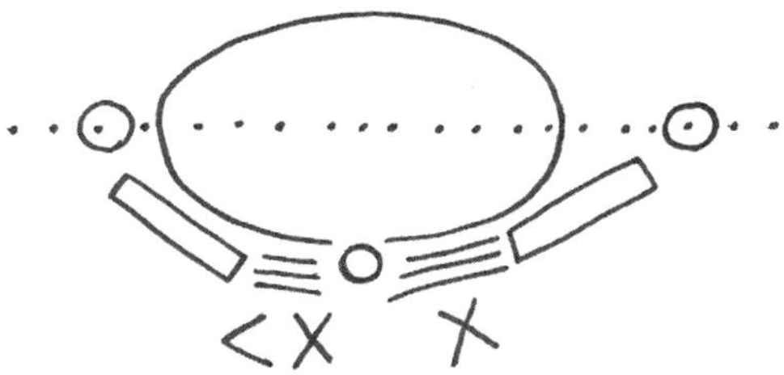

Was du als Erstes tun kannst, um die Kraft des Oberkörpers und die Stabilität der Wirbelsäule zu verbessern, ist, deine Kyphose nicht länger zu kaschieren. Beim Herumstehen solltest du neben den Ausrichtungspunkten deiner unteren Hälfte auch die folgenden berücksichtigen:

- **Rippen fallen lassen**

Senke den vorderen Teil deines Brustkorbs so weit ab, dass der vordere Teil deiner unteren Rippen senkrecht über dem höchsten Knochenvorsprung vorne am Becken steht.

Wenn du den Rippen ihren angestammten Platz zurückgibst, erhalten auch alle Muskeln zwischen Becken und Brustkorb die optimale Länge und Hebelwirkung. Diese einfache Korrektur kann die Verfassung von Bauchmuskeln und unterem Rücken verbessern und gibt dem Oberkörper einen stärkeren Unterbau.

- **Schulterblätter auseinander**

Wenn du die Arme nach vorne streckst, als wolltest du einen Baum umarmen, kannst du wahrscheinlich den medialen Rand deiner Schulterblätter finden. Dieser Rand ist der Wirbelsäule nicht unbedingt besonders nah oder fern, sondern sollte irgendwo dazwischen liegen.

Ziehe zunächst die Schulterblätter so weit es geht zusammen. Indem du mit einer Hand über die Schulter der anderen Seite hinter dich greifst, spürst du das Schulterblatt. Entspanne die Schulterblätter langsam und lasse sie bis zu dem Punkt auseinandergleiten, an dem der mediale Rand nicht mehr nach hinten heraussteht. Es sollte kein knöcherner Vorsprung mehr tastbar sein: der mediale Rand ist jetzt in einer Ebene mit der Wirbelsäule. In den meisten Fällen ist dazu nur Entspannung nötig, aber manchmal – besonders bei extremer Verspannung im Brustbereich – muss man die Schultern aktiv nach vorne ziehen, um die Kante einzuebnen.

Nachdem du nun die Rippen gesenkt und den medialen Rand der Schulterblätter eingeebnet hast, solltest du dir deine Wirbelsäule im Spiegel anschauen. Das ist die Krümmung deiner Brustwirbelsäule. Diese Krümmung lässt sich nicht durch das Zusammenziehen der Schulterblätter oder das Heben des Brustkorbs verändern. Diese Krümmung ist immer so, wie sie jetzt ist. Und muss wahrscheinlich reduziert werden, womit wir uns im Rest des Kapitels beschäftigen werden.

MOMENT! SO SOLL ICH RUMLAUFEN?

Wenn du Brustkorb und Schulterblätter mit dem restlichen Körper abgeglichen hast, siehst du womöglich ein bisschen schlaff aus (und fühlst dich auch so). Was jedes Mal zu der Frage führt: »Soll ich denn die ganze Zeit in dieser Körperhaltung bleiben?« Die Antwort lautet: Nein, natürlich nicht. Aber irgendwann musst du die Maskierung deiner gewohnheitsmäßigen Haltung aufgeben, wenn du etwas daran ändern willst. Du kannst deine Muskeln nicht dazu bringen, auf eine neue Weise zu arbeiten, den Oberkörper zu stützen, solange sie damit beschäftigt sind, deine schlechte Haltung zu kaschieren. Ein gute Herangehensweise ist wie folgt: Lass deine Maske teilweise los (lass deine Rippen sinken und entspanne deine Schultern, falls du dich erinnerst). Mache ein paar Ausgleichsübungen, um die Schultermechanik zu verändern. Lass die Maske noch etwas mehr los. Arbeite wieder etwas an dir. Wenn du abwechselnd an diesen beiden Bereichen arbeitest, findest du nach und nach zu einer neuen Körperform.

VON MAUSHÄNDEN ZU AFFENARMEN

Frage: Ist Kraft in den Armen wichtig?

Antwort: Nein. Kraft in den Armen ist *super*wichtig.

Dieser Abschnitt soll dir dabei helfen, aus deinen maus- und tastaturerfahrenen Armen Arme zu machen, die dich (und andere Dinge) beschwerdefrei durch Leben bewegen können. Aber letztendlich geht es uns hier um eine Funktionalität, die weit über das Heben schwerer Gegenstände hinausgeht. Am meisten werden wir nämlich die Rolle des Schultergürtels bei der Bewegung von *winzigen* Objekten – Sauerstoffmolekülen – beeinflussen. Beginnen wir mit dem schwächsten Teil des Oberkörpers: der Haut der Hände.

Es gibt zahlreiche sichtbare Hinweise, die Rückschlüsse auf deine Art des Körpergebrauchs zulassen. Hornhaut (oder das Fehlen derselben) birgt Informationen darüber, wie du mit deinem Umfeld interagierst. Schau dir deine Hände an und lies darin die Geschichte, die dein Körper erzählt. Erkennst du Spuren deiner lebenslangen Gewohnheiten?

Hornhaut bildet sich auf Hautflächen, die besser durchblutet werden als der Rest der Hand oder des Fußes. Hornhaut ist problematisch, wenn die gut vaskularisierte Stelle gleich neben einem wenig benutzten Bereich liegt. Repetitive Muster (wie eine immer gleiche Griffweise beim Kettlebell-Training) können eine Stelle der Hand viel stärker als den Rest machen, sodass die Hand zu schwach ist, um die starke Stelle zu halten. Eine solche Schwiele reißt irgendwann ab (autsch!), wenn man die Hände weiterhin in derselben Weise belastet. Eine kleine Schwiele am Fuß ist so, als träte man immer wieder auf denselben kleinen Stein. Durch diesen wiederholten Druck an der gleichen Stelle wird die Schwiele so verdickt, dass ein steinartiges Objekt im Fuß entsteht, das benachbartes Gewebe zerstören und zu einer Wunde werden kann. In einem solchen Fall *ist* Hornhaut ein Problem. (Aber wie gesagt ist Hornhaut nicht wirklich das Problem – das Problem ist die fehlende Hornhaut überall sonst! Hier zeigt sich, wie sehr medizinische Diagnosen eine Frage der Sichtweise sind. Sollte ein Podologe oder ein Fußpfleger beim Anblick einer dicken Schwiele sagen: »Oje, Ihr Fuß tut Ihnen so weh, weil Sie die Haut Ihrer Fußsohle überhaupt nicht genug benutzen«, oder lieber: »Oje, bei Ihnen liegt eine Hyperkeratose vor, aber keine Sorge, die kann ich weghobeln«? Keine dieser Aussagen ist für sich genommen falsch, aber eine der beiden zeichnet ein klareres Bild des Problems. Ich schweife ab.)

Ob du es glaubst oder nicht, beim Aufbau fehlender Kraft in den oberen Extremitäten steht den meisten Leuten die Schwäche ihrer Haut im Weg. Haut hat keine Muskeln, verdickt sich aber mit der Zeit aktiv als Reaktion auf unterschiedliche Lasten. Haut kann sich an Druck anpassen, aber es sind vor allem Scherkräfte, die sie zur Schwielenbildung anregen.

• Abhärtung

Um die Haut vorzubereiten, wenn du ernsthaft Kraft in den oberen Extremitäten aufbauen willst, solltest du mit geringen Lasten beginnen, beispielsweise mit halbem Hängen (dabei lässt du die Füße auf dem Boden, beugst aber die Knie so weit, bis du spürst, wie dein Körpergewicht deine Handinnenflächen auf die Oberfläche des Gegenstandes drückt, an dem du hängst). Jede Oberfläche erzeugt eine andere Last, und so können Stangen mit unterschiedlicher Textur, Äste und sogar Türpfosten zur Steigerung der Hautstärke beitragen. Auch wenn du noch nicht mit dem Hängen begonnen hast, kannst du zwischendurch etwas Hauttraining einlegen. Über kurz oder lang wird die Haut deiner Hände ein vollwertiges Glied der kinetischen Kette werden – Hand drauf!

»GIVE ME FIVE!«

Zu meinen Aufgaben als studentische Hilfskraft im trainingswissenschaftlichen Labor gehörte das Durchführen von Fitnesstests. Bei diesen Tests kam auch ein Hand-Dynamometer zum Einsatz, ein Gerät zur Messung der Greifkraft. Die meisten Versuchspersonen erzielten normale Messwerte, aber einmal kam eine ältere Frau herein und drückte den Apparat praktisch zu Brei! Erstaunt über diese Leistung untersuchte ich ihre Trainingsgewohnheiten, fand aber zu meiner Überraschung nichts Auffallendes. Als ich fast mit ihr fertig war, fiel mein Blick zufällig auf ihre Visitenkarte: Tortendekorateurin. Aha! Das ergab Sinn. Diese Frau *trainierte* ihre Hände nicht mehr als alle anderen; aber sie *benutzte* sie mehr im Alltag.

Bei den meisten von uns erschöpft sich der Handgebrauch im Tippen und Simsen. Wir graben nicht täglich stundenlang mit Stöcken. Wir benutzen nicht gerade oft Werkzeug, und wenn, dann greifen wir zu batteriebetriebenem oder ergonomisch designtem. Und nur selten, wenn überhaupt, hängen wir an den Händen.

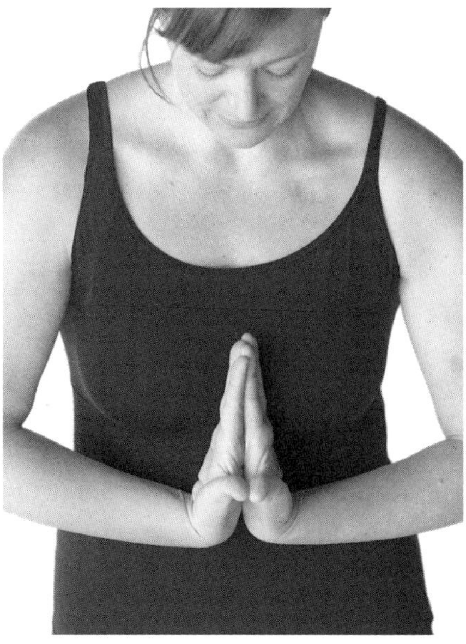

Tu einmal so, als legtest du die Hände auf eine Tastatur. Siehst du, wie sie sich runden wie umgedrehte Tassen? Die Tassenform ergibt sich aus der Gesamtsumme der Flexion (Beugung) deiner Fingergelenke. Und am Handgelenk liegt oft eine semipermanente Extension (Überstreckung) vor.

Gib mit den folgenden Übungen deinen Handgelenken und Fingern ihren vollen Bewegungsspielraum zurück.

• Umgekehrte Gebetshaltung

Lege die Handrücken so aneinander, dass sich alle fünf Finger berühren. Wenn deine Unterarme verkrampft sind, wird das Aneinanderführen der Daumen am schwierigsten sein. Lass die Handgelenke dann sinken, bis sie auf gleicher Höhe mit den Ellenbogen sind, ohne dass die Finger auseinanderweichen. Sobald sie den Kontakt verlieren, solltest du die Bewegung umkehren (die Handgelenke anheben), bis sie sich wieder berühren, und an dieser Stelle verharren.

- **Fingerstreckung**

Drücke die Fingerspitzen bei nach oben schauender Handfläche auf den Boden (im Knien) oder die Tischplatte (im Stehen), oder halte sie gegen die andere Hand und schiebe den Handballen sachte vorwärts, weg vom Körper.

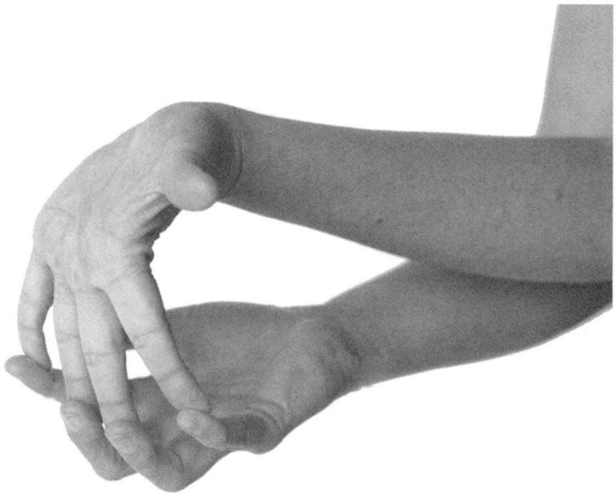

Strecke nach Möglichkeit alle Fingergelenke (also das Gegenteil einer Faust) und halte inne, sobald eines der Fingergelenke wieder in die Beugung geht.

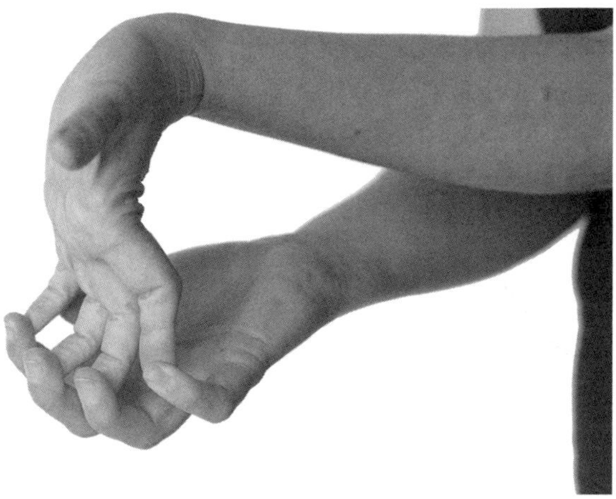

Sobald die Fingergelenke gestreckt sind, beugst du langsam die Ellenbogen so, dass sie gerade nach hinten zeigen und nicht zur Seite. Auch die Finger sollten gerade nach hinten zeigen; eine Drehung des Handgelenks (die sich darin äußert, dass die Finger nach rechts oder links abweichen) deutet auf Verspannungen hin.

DIESELBEN MUSKELN, VOLLKOMMEN ANDERS GEBRAUCHT

Stell dir vor, du hältst etwas in der Hand. Dann sind die Muskeln, die oberhalb eines Bereiches liegen, dafür zuständig, das jeweils unterhalb liegende Gewicht zu halten. Die Finger tragen die Last des Gegenstands; das Handgelenk die Last der Finger und des Gegenstands; der Unterarm die Last der Hand, der Finger und des Gegenstands; und so weiter bis hinauf zur Schulter. Aber wenn wir das Ganze umdrehen, sodass die Hand sich an einer Stange festhält und der Körper unten dran baumelt, tragen dieselben Muskeln nun alles *Darunterliegende*. Dieselben Handgelenkmuskeln, die zuvor das Gewicht der Hand und des Gegenstands trugen, sind nun mit dem gesamten Körpergewicht (natürlich abzüglich der Hand) belastet.

Wahrscheinlich sind deine Gewebe nicht dadurch geprägt, dass du dein Körpergewicht im Laufe deines Lebens immer wieder gehalten hast. Das bedeutet nicht, dass du jetzt nicht an den Händen hängen könntest. Aber wenn du es tätest, wären die Mikrotraumata und die Auswirkungen des Hängens auf der Zellebene anders, als wenn du dein Leben lang gehangen hättest.

SCHRITTWEISES HERANTASTEN AN GRÖSSERE GANZKÖRPERKRAFT

Um an Kraft zu gewinnen, ist ein schrittweises Vorgehen ratsam. Am besten erreichst du das Endziel, dich an etwas – beispielsweise einer zwei Meter hohen Mauer – hoch- und darüber hinwegziehen zu können, indem du deinen ganzen Körper einsetzt, nicht nur die Teile von dir, die aufgrund deiner zivilisationsbedingten Gewohnheiten am einsatzfähigsten sind.

Zwar lässt eine Diagnose wie »hypermobil« vermuten, dass der ganze Mensch hypermobil sei, aber Menschen sind nie von Kopf bis Fuß hypermobil, außer in extremen Fällen von seltenen Bindegewebserkrankungen. Zu mir sind schon viele Menschen mit einer solchen Diagnose gekommen, bei denen sich dann allerdings nur an wenigen Stellen eine übermäßige Mobilität (eher: Gelenkschwäche) zeigte. Der Rest ihres Körpers war kaum beweglich.

Dieses Phänomen, dass manche Körperteile exzessiv, andere aber kaum beweglich sind, ist denjenigen von uns mit wenig gebrauchten Armen vertraut.

• Brustwirbelsäule strecken

Um das eben Gesagte nachzuvollziehen, kannst du Folgendes probieren: Halte das Brustbein so, dass es mehr oder weniger senkrecht ist, und lasse den Kopf auf die Brust sinken. Dann hebe ihn wieder – aber zunächst nur den Kopf. Dabei kippt der oberste Wirbel der Halswirbelsäule nach hinten, sodass der Blick wieder zum Horizont geht.

Richte nun das Brustbein erneut aus und lass den Kopf wieder sinken. Diesmal hebst du den Kopf, indem du »nur« den Brustkorb kippst. Der Kopf soll sich im Verhältnis zum Körper nicht bewegen, nur durch Hochheben und Kippen des Brustkorbs bringst du mit weiterhin gesenktem Kinn den Blick wieder in die Waagerechte.

Du wirst dir schon denken, dass keine dieser beiden Arten, den Kopf zu heben, ideal ist. Aber die meisten von uns halten ihren Kopf mit einer Kombination dieser beiden Bewegungen aufrecht. Die Folgen sind eine Überstreckung des Halses (wer eine Bifokalbrille trägt, weiß, dass das ständige Heben des Kinns Kopf- und Nackenschmerzen verursachen kann), ständige Verschiebung der Wirbel, unangemessene Krafteinwirkung auf die Wirbelsäule und, was für dieses Kapitel am interessantesten ist, das Unvermögen, die Muskeln zwischen Hals und unterster Rippe richtig einzusetzen.

Die Muskeln des oberen Rückens sind unsere besten Verbündeten bei der Überwindung der Kyphose – und dennoch ist den meisten Menschen nicht bewusst, dass sie diese Muskeln ständig vernachlässigen. Bist du nun bereit, die Muskeln der Brustwirbelsäule kennenzulernen? Los geht's.

Lehne dich im Stehen oder Sitzen an eine Wand und bring das Brustbein noch einmal in die Senkrechte. Lass das Kinn auf die Brust sinken. Nun richte den Blick, ohne das Kinn *oder* den Brustkorb zu heben, zum Horizont. Stell dir vor, du lässt den Kopf zur Wand in deinem Rücken hin gleiten, aber hebe dabei nicht das Kinn. Es wird sich hierbei anfangs um eine kleine Bewegung handeln, aber du müsstest, vielleicht zum ersten Mal, die Arbeit der Muskeln spüren, welche die Brustwirbelsäule bewegen.

• Rautenmuskel-Liegestütze

Dies ist meine Lieblingsübung, um wieder Bewegung in die »verklebte« Mitte des Rückgrats zu bringen.

Beginne auf allen Vieren, wobei die Knie und Handgelenke direkt unter den Hüften und Schultern stehen. Lass Kopf, Becken und Bauch locker hängen.

Lass den Rumpf langsam in Richtung Boden sinken, sodass die Schulterblätter zusammenkommen.

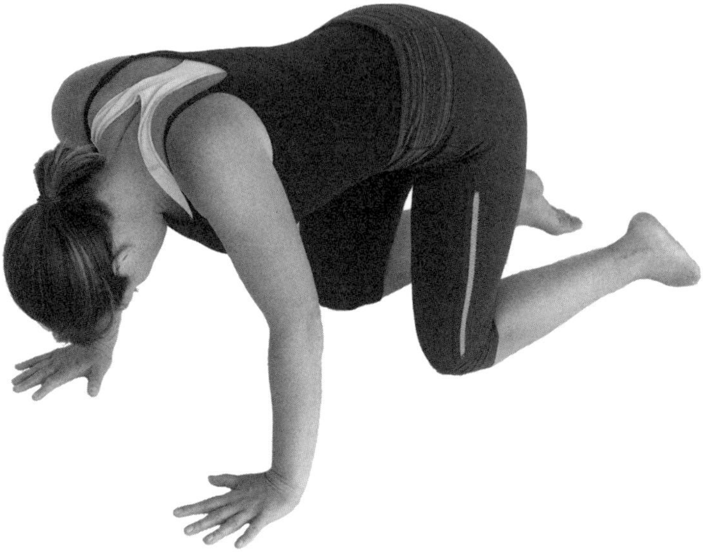

Beachte, dass dies etwas anderes ist, als die Schulterblätter *aktiv* zusammenzuziehen. Bei dieser Übung arbeitest du mit der Schwerkraft und lässt die Bewegung entstehen – ohne sie zu erzwingen.

Sobald du den »Tiefpunkt« der Übung erreicht hast, hebst du das gesamte Rückgrat zur Decke. Durch diese Bewegung gehen die Schulterblätter auseinander.

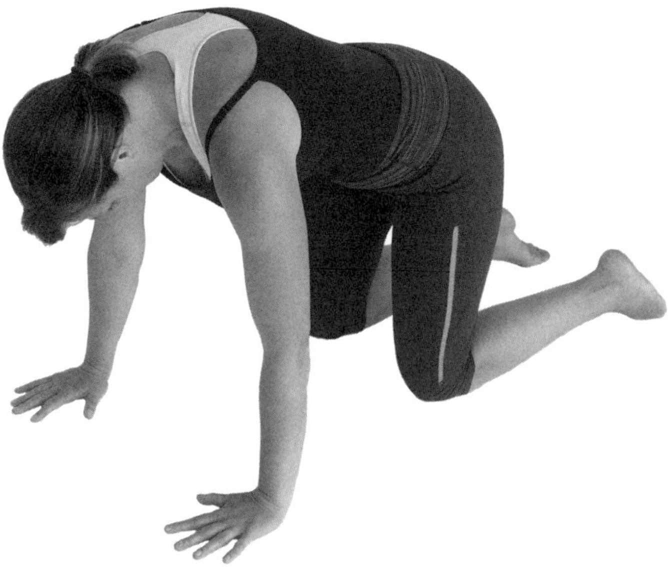

Dabei solltest du weder den oberen Rücken rund machen, noch das Becken kippen. Wiederhole die Übung ein Dutzend Mal mit möglichst viel Bewegung zwischen den Schulterblättern.

Die Rautenmuskel-Liegestütze werden oft mit der Katze-Kuh-Yogahaltung verwechselt, aber bei ihnen ändert sich die Krümmung der Wirbelsäule nicht. Der Rücken wird nicht gebeugt oder gestreckt. Stattdessen behält das Rückgrat seine ursprüngliche Krümmung bei und bewegt sich auf und ab.

- **Hände ausrichten**

Die Art, wie du auf allen Vieren die Hände aufstützt, verrät einiges über die Verspannungen in deinen Fingern, Händen, Handgelenken, Unterarmen und Schultern. Stelle dich so auf alle Viere, dass sich die Knie senkrecht unter den Hüften und die Hände unter den Schultern befinden. Versuche nun, die Mittelfinger in eine Parallele mit der Längsachse des Körpers zu bringen und die Daumen aufeinander zu richten, sodass sie senkrecht zu den Mittelfingern stehen.

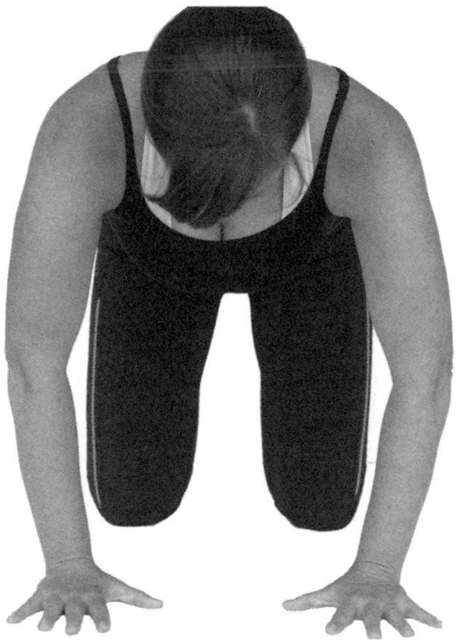

Wie fühlt sich das an? Bleiben die Handballen auf dem Boden oder lässt das Handgelenk die Beugung nicht zu? (Mache die genannten Dehnübungen für Handgelenk und Finger.)

Sind deine Finger entspannt oder buckeln einzelne Fingergelenke hoch? (Weiterhin Fingerdehnung betreiben.)

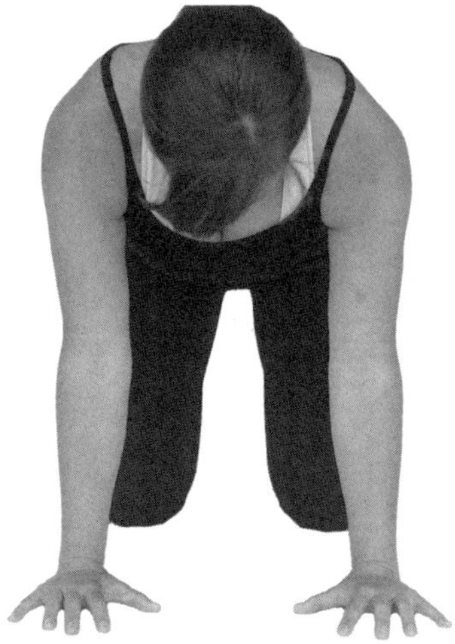

Womöglich ist dir aufgefallen, dass du den gesamten Arm drehen musstest, um die Daumen von den restlichen Fingern abzuspreizen. Beuge nun bei weiterhin »auf Linie« bleibenden Händen die Ellenbogen und achte darauf, wohin sie zeigen. Zeigen sie seitwärts? Im Idealfall bewegen sich unsere Körperteile mühelos unabhängig voneinander. Aber wie du vielleicht bemerkt hast, kann die Bewegung der Ellenbogen gänzlich abhängig von Bewegungen der Schulter sein. Um diese Verklebungen zu lösen, kannst du nun die Arme so drehen, dass die Ellenbogen direkt auf die Beine zeigen, oder die Ellenbogen so weit zum Körper hin schwenken, wie es dir *ohne die Finger zu bewegen* möglich ist.

- **Liegender Engel**

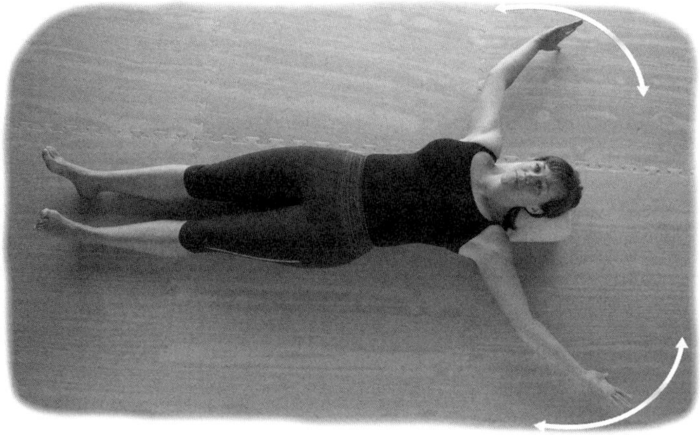

WAS DEINE KNOCHEN ÜBER DEN GEBRAUCH DEINES OBERKÖRPERS VERRATEN

Anhand von Daten über die Knochenrobustheit machen sich Anthropologen ein Bild davon, wie unsere Urahnen ihre Körper gebrauchten. Da sich unser Körper unseren Verhaltensweisen anpasst, liefern Knochendetails sehr gute Hinweise darauf, was ein Mensch in seinem Leben getan hat.

Feinheiten im Knochenbau von natufischen männlichen Jägern/Sammlern weisen auf starke Rechtshändigkeit hin und zeigen Anpassungen im Bereich der Muskelansätze, die zum Werfen mit überkopf geführtem Arm passen. Bei anderen Naturvölkern findet man einseitige Knochenveränderungen, die auf das Stoßen (Speer) oder Ziehen (Bogen) von Waffen zurückzuführen sind sowie (bei Frauen) auf das mühevolle Schaben von Tierfellen und auf die Nahrungszubereitung.

Falls du dich mit deinem modernen Körper von diesem urzeitlichen Phänomen nicht betroffen fühlen solltest (»Klar, Menschen haben sich angepasst, aber wir haben uns doch inzwischen weiterentwickelt«), kann ich dir versichern, dass wir auch Daten über die Knochenstrukturen von Menschengruppen aus unserer Zeit sammeln, die hohen Lasten und Bewegungshäufigkeiten ausgesetzt sind.

Computertomografien von Baseballpitchern aus dem Profisport zeigen, dass sich die Knochen des Wurfarms den beim Werfen auftretenden Kräften entsprechend formen. Der Wurf eines Baseballs erfordert einen extremen Spannungsaufbau beim Ausholen, wobei ein bestimmtes Drehmoment auf den Knochen einwirkt. Dadurch wird er mit der Zeit genauso verformt wie ein Tonklumpen unter dem Druck der Hände.

Eine weitere verklebte Stelle, die die Ausrichtung des Oberarmknochens im Schultergelenk behindert, ist die Vorderseite des Brustkorbs. Um den Brustkorb beweglicher zu machen, ist die Übung Liegender Engel ein guter Anfang.

Lege dich mit Rücken und Kopf auf ein Polster oder einen Haufen Kissen und strecke die Arme zur Seite aus, wobei du die Handflächen nach oben schauen lässt. Lass die Ellenbogen leicht gebeugt und lege die Handrücken möglichst auf den Boden. Sobald dein Brustkorb diese Dehnung aushält, kannst du die Arme langsam Richtung Kopf bewegen. Lass die Daumen dabei auf dem Boden, aber hebe die Ellenbogen an.

Diese Übung vereint zwei Elemente: die Bewegung zum Boden hin und die Bewegung zum Kopf. Manchen fällt die Bewegung zum Boden hin leicht – aber nicht unbedingt deshalb, weil sie längere Brustmuskeln haben, sondern weil sich ihre Schulterblätter näher kommen, als sie sollten. Bei dieser weitverbreiteten Schummelei wird eine Schulterbewegung vorgetäuscht, obwohl eigentlich eine Bewegung zwischen Schulterblatt und Wirbelsäule vorliegt. Wenn du merkst, dass deine Arme mit Leichtigkeit den Boden erreichen, solltest du darauf achten, die Schulterblätter weit auseinander zu halten. Es hilft, die Ellenbogen von sich wegzuschieben, so als würde jemand daran ziehen.

- **Windmühlen-Dehnung**

Die Windmühlen-Dehnung ähnelt dem Liegenden Engel, nur dass die vom Arm zurückgelegte Strecke länger sein kann, weil der Ausgangspunkt weiter vom Boden entfernt ist.

Ziehe als Erstes das rechte Knie an die Brust. Rolle dich nach links, bis das Knie auf dem Boden liegt. Strecke die rechte Hand zur Decke, sodass sich das rechte Schulterblatt von der Wirbelsäule wegbewegt. Lass den Arm langsam nach rechts sinken (es macht nichts, wenn er nicht bis zum Boden kommt), bis du die Grenze der Dehnung spürst. Wenn du an diesem Punkt angelangt bist, stell dir vor, dein Arm wäre ein Uhrzeiger. Beweg ihn langsam zwischen zwölf und drei Uhr hin und her und strecke dabei den Ellenbogen weg vom Oberkörper.

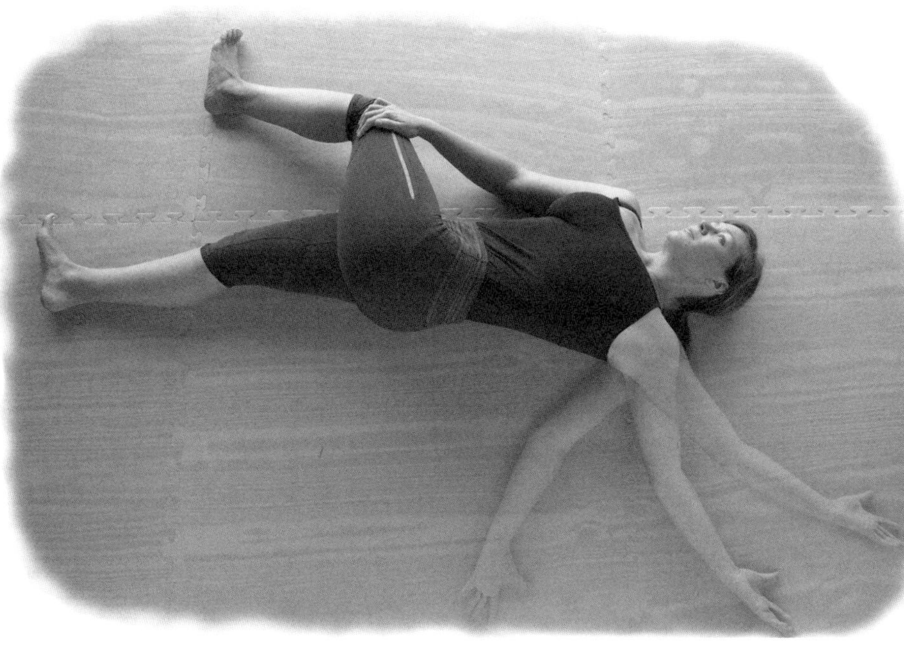

Ich sage bewusst: »den Ellenbogen weg vom Körper«, und nicht: »die Hand weg vom Körper«, weil das Wegstrecken der Hand tendenziell dazu führt, dass der Ellenbogen in die Streckung geht und der Arm nicht die distrahierende Bewegung vollzieht. Wiederhole die Übung auf der anderen Seite.

Wenn sich Brust-raus-Menschen auf den Rücken legen, strecken sie ihre Rippen nach oben, sodass Arme und Brustkorb die für diese Übung erforderliche Bewegungsebene verlassen. Bei allen Übungen in Rückenlage hast du mehr Erfolg, wenn du die Kyphose deiner Wirbelsäule unterpolsterst. Dann liegt dein Kopf zwar nicht auf dem Boden, aber die Unterstützung vermindert Lasten, die die Wirbelsäule schädigen könnten, und die Übung wird effektiver.

HÄNGEN, HANGELN, SCHAUKELN

Wenn du mithilfe der beschriebenen Übungen die Kraft und die Beweglichkeit der oberen Extremität verbessert hast – das kann Wochen dauern, aber auch Monate bis Jahre –, kannst du an Hänge- und Schaukelübungen denken!

An einer Stange herabzuhängen beansprucht völlig andere Muskeln und Bewegungsabläufe als das Hangeln an einer Hangelleiter (Affenleiter). Der Unterschied ist ähnlich wie der zwischen Stehen und Gehen. Wenn du stehst, teilen sich beide Beine das Körpergewicht; beim Gehen müssen die Muskeln eines Beins, insbesondere die seitlichen Hüftmuskeln, stark genug sein, um das ganze Körpergewicht zu tragen. Beim Hängen nutzt du beide Arme, um das Körpergewicht zu halten. Beim Hangeln oder beim Erklettern eines Baumes oder Ähnlichem gibt es Augenblicke, in denen nur ein Arm, insbesondere die seitliche Rumpfmuskulatur, das Körpergewicht trägt. Und wenn du dich erst von Stange zu Stange oder Ast zu Ast hangelst, werden die Armmuskeln aufgrund der Beschleunigungskräfte sogar noch mehr belastet, als es im Ruhezustand (sprich: beim Hängen) der Fall ist. Fazit: *Fang mit dem Hängen an.*

- **Hängen**

Beginne deine Hänge-Laufbahn mit einer sehr geringen Zuglast, und zwar indem du dich im Stehen von einem senkrechten Pfahl »hängen« lässt. Verändere den Abstand der Füße zum Pfahl und die Griffhöhe, um die Last zu variieren.

Suche dir niedrige waagerechte Stangen (in unterschiedlicher Höhe!) zum Dranhängen und probiere Griffweisen mit nach oben oder nach unten weisender Handfläche aus.

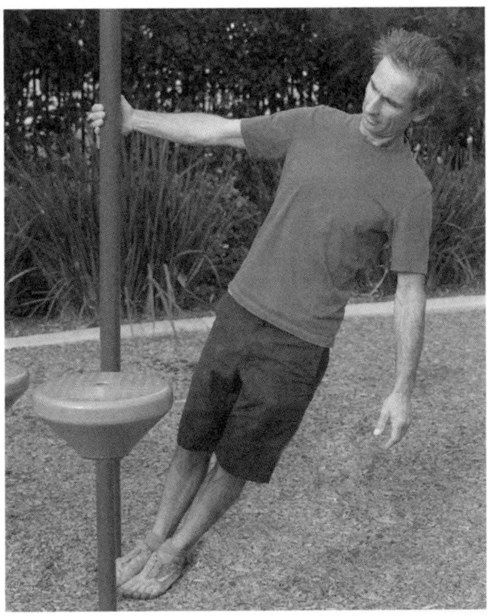

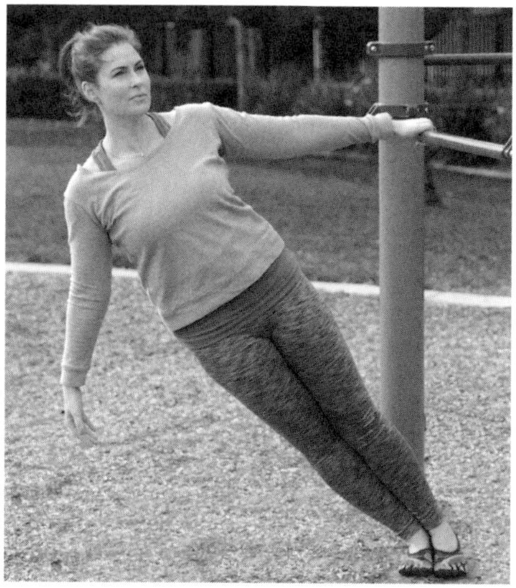

Wenn du dich an deine erste »große« Zuglast machen willst, sollten die Stange oder der Ast so niedrig sein, dass du die Füße auf dem Boden lassen kannst. So kannst du mit den Beinen bestimmen, mit wie viel Gewicht du das zwischen Fingern und Rücken verlaufende Bindegewebe belasten willst.

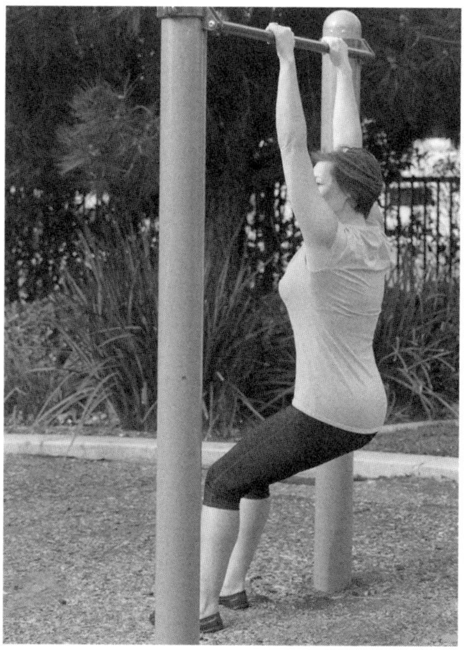

Versuche es zunächst mit beiden Armen und probiere es erst später mit einem Arm aus. Bevor du dich nicht mit beiden Armen halten kannst, solltest du nicht zum einarmigen Hängen übergehen! Achte darauf, ob sich deine Ellenbogen überstrecken – das Ellenbogengelenk sollte nicht über 180 Grad hinausgehen. Trainiere den Bizeps, um dieses Gelenk zu stabilisieren. Reichen dir die Schulterblätter bis an die Ohren? Versuche, sie in Richtung Taille zu ziehen, sodass deine Schulter besser unterstützt wird.

Sobald du den Armen dein Gewicht anvertrauen kannst, kannst du dir eine Stange suchen, bei der du die Füße vom Boden nehmen kannst.

- **Schaukeln**

Hast du dich erst mal an längere und noch längere Hängephasen gewöhnt, kannst du mit dem beidarmigen Schaukeln beginnen.

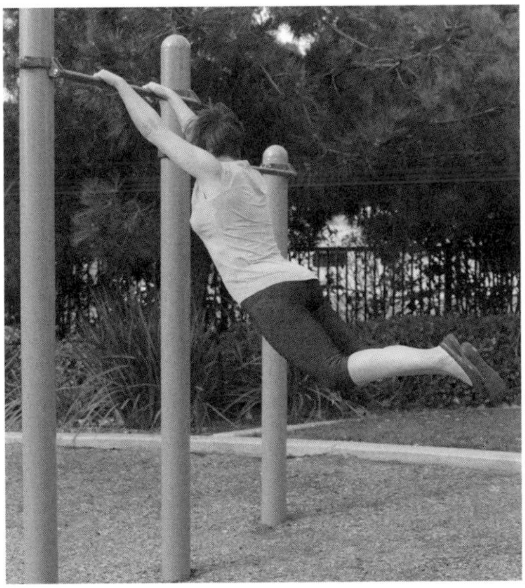

Das Schaukeln an einer Stange erhöht die auf den Körper wirkenden Lasten. Die Anpassungen an das Schaukeln zahlen sich aus, wenn du mit dem Hangeln beginnst.

Bevor du die Hangelleiter auf herkömmliche Weise – geradeaus – in Angriff nimmst, kannst du zunächst an den Seitenstangen entlangrutschen. Diese Bewegung ähnelt der Art, wie alte Menschen (oder solche mit wenig Kraft in den Beinen) beim Gehen beide Füße auf dem Boden lassen, weil sie auf einem Bein ihr Gewicht nicht gut halten können. Dieses »Schlurfen« mit der oberen Extremität eignet sich als Zwischenschritt zur Brachiation (dem

Hand-über-Hand-Hangeln, mit dem Affen sich fortbewegen). Die seitliche Rutschbewegung erhöht ein wenig die Oberkörperbelastung und bietet schöne Spielmöglichkeiten.

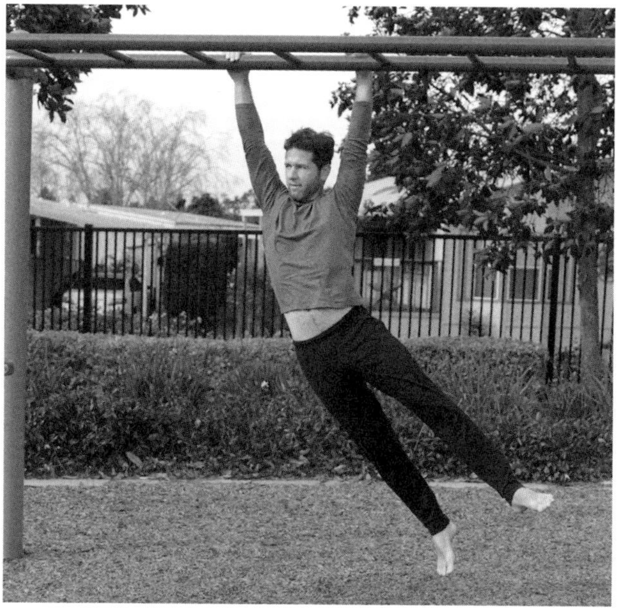

Das »Schlurfen« lässt sich noch variieren: mit den Händen an beiden Seitenstangen. Dabei sind die *Handflächen zueinander* gedreht. Dies ist meine Lieblingsart, die Hangelleiter zu bewältigen!

Bei beiden Varianten kannst du nach und nach die Schaukelbewegung des Oberkörpers verstärken, was das Vorankommen erleichtert. Mit zunehmender Kraft wirst du bemerken, dass du in der Beschleunigung deines Körperschwerpunkts (durch das Schaukeln) immer geschickter wirst, sodass die Schwungkraft dir die Arbeit abnimmt. Solltest du bei Gelegenheit einmal Affen beim Hangeln von Ast zu Ast beobachten, wird dir auffallen, dass sie sich zum Großteil auf diese Weise fortbewegen!

- **Hangeln (Juchhu!)**

Ich höre es immer wieder: »Selbst als Kind hatte ich zu wenig Kraft für die Hangelstangen!« Und dann sehe ich dieselben Menschen zum ersten Mal bis ans Ende hangeln, im Alter von dreißig, vierzig, ja sogar siebzig Jahren.

Am leichtesten schaffst du die Strecke, indem du mit einer Hand die nächste Stange greifst und die andere Hand dann zur selben Stange holst. So verringerst du die Strecke (und die Zeit), über die du an einem Arm hängst. Mit zunehmender Kraft kannst du dann immer eine Sprosse auslassen, sodass du nie mit beiden Händen an einer Sprosse hängst. Wenn du das geschafft hast, musst du dich bitte, sobald du wieder am Boden bist, kräftig umarmen und dir ordentlich auf die Schulter klopfen. Du bist heute ein Held. Ein Held mit Affenarmen.

- **Hangeln – Regenbogenvariante**

Eine meiner Lieblingsgeschichten zum Thema Hangeln erzählte mir eine Mutter zweier Kinder, die für ihr Leben gern im Park kletterten. Beim Besuch eines neuen Spielplatzes trafen ihre Töchter zum ersten Mal auf eine Hangelleiter mit Steigung. Die erste begann mit der vertrauten Hand-für-Hand-Bewegung, die sie seit Jahren einsetzte, nur um bei Beginn der Steigung, uff, eine Sprosse zu verfehlen. Ihre Schwester verfehlte sie ebenfalls. Beide flitzten zum Startpunkt, um es erneut zu versuchen. Plumps. Plumps. Sie fielen beide an derselben Stelle – wo die Sprossen sich nicht so zeigten wie erwartet. Beim dritten Versuch schalteten die Mädchen den Autopilot ab und passten ihre Bewegungsgeometrie den Umständen an – und schafften die ganze Strecke.

Ich erwähne die Hangelleiter mit festen, geraden Sprossen als Grundausstattung für Hangelübungen, weil man dort Ausgangswerte festlegen kann, an denen sich Fortschritte messen lassen, aber es gibt viele Varianten, die unterschiedliche Lasten bieten und einzigartigen Körpereinsatz fordern. Hangelleitern mit eingebauter Steigung erzeugen besondere Zelldeformationen. Instabile Griffe wie etwa freischwingende Ringe verlangen dir mehr Muskeleinsatz ab. Wenn du dich ernsthaft anstrengen möchtest, solltest du senkrechte Seile oder Stangen ausprobieren. Tarzan sollte man nicht unterschätzen. Das Schwingen von Liane zu Liane erfordert übermenschliche Kräfte, die man sich nicht an der Hangelleiter erarbeitet. Steigerungen sind immer möglich, wenn und falls du dazu bereit bist.

- **Naturnahes Hangeln**

Analogie gefällig? Bitteschön: Das Hängen an Stangen verhält sich zum Hängen an Bäumen wie das Gehen im Einkaufszentrum zum Gehen im Gelände. Du kannst mir Schreibzeit ersparen, indem du zurückblätterst und alles nachliest, was ich in Kapitel 5 über das Gehen in der Natur geschrieben habe. Ersetze dabei die Wörter »gehen« und »Boden« durch »hängen« und »Oberfläche«, dann weißt du, was ich meine.

Die endlose Vielfalt, die sich aus Winkel und Dicke von Ästen, aus der Rindenbeschaffenheit und der Baumgeometrie ergibt, erzeugt nicht nur unterschiedliche körperliche Lasten, sondern auch mentale. Ich kann es nicht oft genug sagen: Repetitive Umgebungen fördern die Geistesabwesenheit. Der Mensch steckt oft jede Menge Energie ins Lernen, nur um die gelernte Fertigkeit dann automatisch abzurufen – ohne (gedanklichen) Energieeinsatz. Du willst gesundheitstechnisch ganz vorne sein? Dann *brauchst* du Abwechslung.

IM ZOO GIBT'S KEINE RUHE

KAPITEL 8

»Auch wenn akute Stressreaktionen als Anpassungsleistung gelten können, da sie Tieren die Flucht vor Gefahren ermöglichen, bergen chronische Stressreaktionen große Gefahren für die langfristige Gesundheit von gefangen gehaltenen Tieren.«

KATHLEEN MORGAN UND CHRIS TROMBORG

Vielleicht fragst du dich, warum ich für das Buchcover das Bild einer am Feuer sitzenden Frau gewählt habe. Geht es in dem Buch denn nicht um Bewegung? Wieso sitzt sie nur da, im Freien? Sollte sie nicht lieber spazieren gehen oder so?

Ich habe bewusst dieses Bild ausgesucht, um dir folgenden Punkt vor Augen zu führen: Nicht nur Bewegung – im herkömmlichen Sinn – ist es, was deine Zellen physisch verformt und chemische Signale erzeugt. Dass du Dinge in deiner Umgebung bewegen kannst, weißt du selbstverständlich, aber was du wahrscheinlich nicht weißt: Deine Umgebung kann auch dich bewegen.

Dieses Buch handelt, wie du bereits weißt, von Lasten. Lasten können durch Bewegung erzeugt werden, aber die Zellen können auch dann bewegt werden, wenn man nur dasteht. Die Kontraktion der Augenmuskeln als Reaktion auf etwas, das im Blickfeld erscheint; die Verformung der Haarfollikel im Ohr als Reaktion auf Geräusche; der (mangelnde) Druck einer extraweichen Bettauflage; das Zwicken und Zwacken des Lieblingsoutfits: alles Beispiele dafür, wie Kräfte aus den von uns gewählten Umgebungen entstehen. Es gibt nur ein Mittel gegen die unnatürliche Belastung derjenigen Mechanosensoren, die allein durch die Lebenswelt stimuliert werden: *Beweg deine DNA* aus der belastenden Umgebung heraus und gönne deinem Körper die dringend nötige Abwechslung.

Zwar erzeugt Bewegung selbstverständlich eine innere Umgebung, aber das Gegenteil trifft ebenso zu: Die Umgebung kann unsere Zellbewegungen in einer Weise bestimmen, die für uns praktisch unsichtbar ist, sowohl im wörtlichen als auch im kulturellen Sinn. Unter freiem Himmel, weit weg vom Summen des Kühlschranks, vom Leuchten des iPads, von rasenden Autos und der kilometerlangen To-do-Liste, erlebt die Frau auf dem Cover – so stelle ich es mir vor – ein radikal anderes und viel nahrhafteres Lastprofil.

STRESSOREN

Stressoren sind tatsächliche oder wahrgenommene Bedrohungen, die Stress auslösen. Die Reaktion auf einen Stressor erfordert eine Veränderung der normalen biologischen Funktionen, um physikalisch und chemisch zurechtzukommen. Milde Stressoren ändern unsere normale Funktionsweise nur geringfügig, während größere Strapazen länger andauernde Verschiebungen auslösen. Daneben gibt es auch milde Stressoren, die geringfügig, aber andauernd sind – und fast nie aufhören. Sie halten uns ständig ein bisschen außerhalb des Normalzustands.

EIN BISSCHEN ANATOMIE

Den Bauch einzuziehen ist etwas ganz anderes als den queren Bauchmuskel (*Musculus transversus abdominis*) zu aktivieren, der zur Unterstützung der Wirbelsäule beiträgt. Um herauszufinden, ob du das Kippen des Beckens mit dem Anspannen des queren Bauchmuskels verwechselst, müsstest du dich einmal vor einem Spiegel auf alle Viere begeben. Lass den Bauch hängen und zieh dann den Bauchnabel zur Wirbelsäule hin, ohne das Becken zu bewegen. Falls das Becken doch seine Stellung ändert, hast du Muskeln eingesetzt, die nicht *M. transversus abdominis* heißen. Du kannst diese Bewegung isoliert üben, aber im wirklichen Leben bringst du den queren Bauchmuskel am besten dadurch ins Spiel, dass du den Tag über in Bewegung bleibst. Wenn du Becken und Brustkorb zueinander neutral hältst, kann die Bauchmuskulatur besser funktionieren, weil die Hebelarme stimmen.

WENIGER BEWEGUNG, MEHR ANSPANNUNG

Das Paradoxe an der modernen Welt ist, dass wir körperlich nicht nur weniger tun als je zuvor, sondern auch fast nie nichts tun. Unsere Körper, denen große Bewegungen vorenthalten werden, werden mit unterschwelligen, aber unablässigen physischen Reizen in Form von Lärm, Licht, Daten etc. überflutet. Dieser konstant strömende Input ist ein zweifacher Stressor, da nicht nur die Häufigkeit der aus der Umgebung einwirkenden Lasten extrem hoch ist, sondern auch die Art des Inputs, dem wir ausgesetzt sind, unnatürlich ist.

Zu den direkten Auswirkungen dieses Inputs auf den Körper kommt auch noch die indirekte Reaktion darauf in Form von Muskelverspannung, einer statischen Kontraktion, die nichts mit Bewegung zu tun hat: Mit der Zeit verkrampft uns das Zusammenziehen des Körpers in Reaktion auf Umgebungsreize.

MUSKELHYPERTONIE

Erhöhte Muskelspannung in Reaktion auf mechanische, chemische oder psychische Stressoren.

Zwar wäre ich die Letzte, die zu einem Bahamas-Urlaub oder einem Spa-Besuch Nein sagen würde, aber wenn ich Entspannungsbedarf sage, meine ich, dass wir unsere körperlichen Verspannungen lockern müssen. Das ist schön für dich, denn Karibik-Kreuzfahrten kosten eine Stange Geld, während du das, was ich dir jetzt beibringe, jederzeit für umsonst praktizieren kannst.

Es mag überraschend klingen, aber Muskelverspannungen lassen sich nicht immer durch Dehnen lindern. Manche Stellen sind mit Dehnübungen gar nicht zu erreichen. Wie soll ich die Linsenmuskeln in den Augen dehnen? In anderen Fällen sind Muskeln deshalb verspannt, weil man sie aktiv kontrahiert – womöglich schon so lange, dass man es gar nicht mehr merkt –, und das Dehnen von aktiv kontrahierten Muskeln ist nicht gerade erfolgversprechend. Wie schon erwähnt verkürzen sich Muskeln manchmal durch Masseabbau bei chronisch unbewegtem Gelenk. Dehnen ist keineswegs unnütz, aber auch nicht immer der Weg zur körperlichen Besserung.

EIN BISSCHEN ANATOMIE

Stresst dich deine Kleidung? Keine Sorge, ich werde dir nicht empfehlen, nur noch nackt herumzulaufen. Aber ich will darauf hinweisen, dass du womöglich lastverändernde Kleidung im Schrank hast, die du den ganzen Tag trägst. BHs und Schlüpfer ändern, wie schon gesagt, offenkundig die Belastung. Enge Jeans, Gürtel, »figurformende« Unterwäsche und Korsette beeinflussen die Druckverhältnisse im Becken- und Bauchraum und können Verdauung und Atmung (und wer weiß, was noch alles!) beeinträchtigen.

Eine weitere scheinbar naheliegende Lösung für Muskeldysbalancen (ein verspannter Muskel auf einer Seite eines Gelenks, der dessen Funktion einschränkt) liegt darin, mehr Spannung auf der schwächeren Seite aufzubauen. Aber wie schon erläutert ist der Ausgleich eines Verspannungsproblems durch noch mehr Spannung nicht dazu geeignet, Kraft oder Beweglichkeit zu fördern und Schmerzen zu lindern.

Anstatt unserem chronischen Stress mit Dehn- und Kraftübungen beizukommen, legen wir den Schwerpunkt darauf, die für Muskelhypertonie anfälligen Körperregionen zu *entspannen*.

ENTSPANNUNG DES BAUCHS

Allein in den USA leiden über siebzig Millionen Menschen an Verdauungsproblemen, sechzig Millionen davon an chronischer Verstopfung. Sechzig Millionen! Im besten Fall wenden sich diese Menschen alternativen Ernährungstherapien zu, und fünf Millionen nehmen Medikamente, um die menschliche Grundfunktion des Verdauens von Nahrung zu bewältigen. Ich wette, dass in den meisten dieser Fälle die mechanische Umgebung der Verdauungsorgane überhaupt nicht berücksichtigt wurde.

Wenn du einen Spiegel im Haus hast, möchte ich, dass du dich jetzt davorstellst und dich ganz ausziehst. Dann stell dir vor, du würdest gleich fotografiert. Was machst du? Wahrscheinlich das Gleiche wie die meisten (oder zumindest wie ich), nämlich den Bauch irgendwie einziehen. Siehst du, Mama? Kein Bauch!

Viele Menschen halten ihre Rundungen auf diese Weise versteckt, andere bewegen den Bauch einwärts in dem Glauben, sie würden dadurch die Bauchmuskeln straff halten und den Rücken stützen. Aber weder stabilisiert das Einziehen des Bauches die Wirbelsäule, noch reduziert es das Bauchfett, nein, beide Probleme können dadurch sogar verschlimmert werden.

»Einziehen« müsste treffender »hochziehen« heißen. Stehst du noch vor dem Spiegel? Dann lass den Bauch einmal komplett hinaushängen. Komplett. Hinaus. Hängen. Schau dir das Fettpaket an, das an deiner Bauchwand angebracht ist. Hast du dich schon mal gefragt, wohin es verschwindet, wenn du den Bauch einziehst? Und hast du dich angesichts der Tatsache, dass deine Bauchhöhle mit Bauchzeug vollgepackt ist, schon mal gefragt, wo diese Dinge – Organe und Eingeweide – alle bleiben?

Ganz einfach. Beim Baucheinziehen verdrängt das Paket an deinem Bauch den Inhalt der Bauchhöhle in dem gleichen Maße, wie es selbst Raum einnimmt. Dein subkutanes Fett kann nach oben, unten, seitwärts oder mehreren Richtungen drücken, aber in jedem

Fall geraten die Eingeweide dadurch anderen Organen und Funktionen in die Quere. Eine ständige Verschiebung nach oben kann das Zwerchfell überlasten und die Organe sogar hinauf in den Brustraum quetschen – das nennt sich dann Zwerchfellbruch. Wandern die Organe gen Süden ab, kann ein Leistenbruch eintreten oder es können sich Beckenbodenprobleme ausbilden.

Wenn du ein großes Fettpolster zu verbergen hast oder auch gar keins, dafür aber ein echtes Problem mit der Eitelkeit, kann deine chronische Einzieh-Gewohnheit verheerende Folgen für alle möglichen anderen Körperteile und -funktionen haben, die kaum jemand damit in Verbindung bringen würde.

• Bauch loslassen

Mit dieser Loslass-Übung findest du heraus, ob du ein Baucheinzieher bist. Stelle dich möglichst vor dem Spiegel auf alle Viere. Entspanne zunächst die Wirbelsäule, so weit, wie du kannst. Achte darauf, ob das Becken eingerollt ist. Wenn ja, lasse es nach vorne kippen. Das Steißbein sollte zur Decke hin zeigen, während sich das Becken nach vorne und unten dreht. Lasse nun die Bauchdecke zum Boden hin sinken und achte darauf, ob du sie reflexartig wieder einziehst. Lasse sie so lange los, bis sie den Boden berührt. Kleiner Scherz. Wahrscheinlich hängt sie nicht bis auf den Boden, aber es sollte sich so anfühlen, als hinge sie meilenweit runter!

Anmerkung: Nicht den Bauch von dir *wegschieben*. Entspanne einfach alle Muskeln, die sich der Wirkung der Schwerkraft widersetzen (gar nicht so leicht, wie du denkst!).

Wenn du alles losgelassen hast, dann lass dich hängen und atme langsam und ruhig. Achte darauf, ob deine innere Stimme so etwas wie: »Ich hasse meinen Bauch!« oder: »Meine Wirbelsäule ist ja völlig ungeschützt!« von sich gibt. Daran kannst du erkennen, welche Einstellung du zu dieser gewohnheitsmäßigen Verspannung hast.

Nachdem du das Gefühl vollständiger Bauchentspannung kennengelernt hast, kannst du dies auch im Stehen oder im Sitzen praktizieren. Achte den ganzen Tag über immer wieder auf Anspannung im Bauch und lasse los, wenn du merkst, dass du festhältst!

CORE-KOKOLORES

In den Achtzigerjahren gehörten zu jedem ordentlichen Trainingsprogramm 200 Crunches »mit dem Rücken fest auf der Matte«. Aber es stellte sich heraus, das bei nach hinten gekipptem Becken und Wirbelsäulenbeugung eine unheimlich hohe Belastung der Bandscheiben auftrat. In den Neunzigern änderte sich das Standard-Bauchmuskeltraining dahingehend, dass man beim Beugen der Wirbelsäule eine kleine Krümmung im unteren Rücken beibehielt (also kein gekipptes Becken). Diese Art, das Becken zu stabilisieren, wurde damals als die bestmögliche Einsatzweise der Bauchmuskulatur zum Schutz der Wirbelsäule angesehen, wenn man im Rahmen einer einstündigen Core-Trainingseinheit hundert bis tausend Wiederholungen einer Bauchmuskelübung machte. In den Nullerjahren wurde ein neuer rückgratstützender Muskel, der quere Bauchmuskel (***Musculus transversus abdominis***), zum Liebling aller Trainingskurse, Forschungen und »Rette deinen Core«-Artikel auf der ganzen Welt. Was erfreulich war, denn beim Thema Bauchmuskeln war von ihm bisher nie die Rede gewesen. Ein ziemlich riesiges Versäumnis.

Wen wundert's, dass sich die Botschaft vom queren Bauchmuskel innerhalb weniger Jahre in alle bewegungstherapeutischen Fachrichtungen verbreitete und dass Empfehlungen auftauchten, »den Bauchnabel ***immer*** zur Wirbelsäule zu ziehen« (nein, ohne das Becken zu bewegen), um den unteren Rücken zu schützen.

Wir handeln gerne in der Annahme, dass, wenn so etwas wie Kraft oder die Aktivierung einer bestimmten Muskelgruppe gut ist, mehr davon besser sein muss. Wir tun so, als gäbe es das Prinzip der Homöostase nicht – obwohl wir doch um seine Notwendigkeit für das Funktionieren unserer (und aller anderen) biologischen Systeme wissen. Als könnte ausgerechnet der Körper zu viel des Guten vertragen.

Ich möchte ein bisschen auf die Muskeln eingehen. Muskeln – auch der quere Bauchmuskel – sollten ausreichend Kraft für ihre Aufgabe erzeugen können. Nicht mehr. Nicht weniger. Nur die richtige, nötige, situationsabhängige Menge. Der quere Bauchmuskel ist ein dynamischer Muskel, der auf Belastung reagiert. Die Haltung ändern, die Wirbelsäule beugen, strecken oder drehen, husten, sprechen, laut sprechen, lachen, singen, ausscheiden, gebären, erbrechen (was ich am allerwenigsten mag auf der Welt) und gehen – alles Bewegungen, die eine angemessene Reaktion des queren Bauchmuskel fordern. Bei jeder der erwähnten Tätigkeiten ist der quere Bauchmuskel aktiv, aber immer auf einzigartige Weise. Das heißt, beim Singen ist er weniger aktiv als beim Laufen, dafür aber umso mehr beim gleichzeitigen Singen und Laufen. Er arbeitet mehr bei der Austreibungsphase des Gebärvorgangs als bei Liegestützen. Weniger im Liegen als im Stehen, aber beim Übergang zwischen Liegen und Stehen mehr noch als bei beidem.

Weltweit hat man körperbewussten Menschen beigebracht, ihren Rumpf dadurch zu stabilisieren, dass sie ihren Bauchnabel zur Wirbelsäule hin ziehen, und ich gebe zu, dass ein aktivierter querer Bauchmuskel von Vorteil ist, wenn Lasten auf den Körper wirken, die die Wirbelsäule gefährden. Aber der quere Bauchmuskel sollte ***von selber*** aktiv werden. Wenn du denken musst: »Jetzt stabilisiere ich lieber meinen Rumpf«, bedeutet das, dass deine Muskeln die Last nicht spüren oder dass sie sie spüren, aber nicht in der Lage sind, Kraft zu erzeugen (wie im Falle von fehlenden/überschüssigen Sarkomeren, beschrieben in Kapitel 4), oder dass die Belastung des Körpers sporadisch ist und die normalerweise einwirkenden Lasten übersteigt.

Wenn du den Großteil deiner Zeit bewegungslos verbringst, dann führen sporadische Tätigkeiten wie das Rücken von Möbeln, das Verschieben von schweren Pflanzkübeln im Garten oder was es auch sei, das dir den Hexenschuss eingebracht hat, zu Lasten, denen deine Muskulatur nicht gewachsen ist. Es erscheint naheliegend, diese Schwäche dadurch zu kompensieren, dass du den Bauchnabel zum Schutz der Wirbelsäule ständig eingezogen hältst. Aber dabei gibt es ein Problem: Wenn du ständig den Bauch anspannst (mit gleichbleibender Kraft, vielleicht mehr, vielleicht weniger, als du tatsächlich für die Tätigkeit brauchst), beschränkst du die Muskeln im Wesentlichen auf eine bestimmte Länge und verringerst ihre Reaktionsmöglichkeiten in unterschiedlichen Situationen.

Ich stelle mir den queren Bauchmuskel – wie übrigens alle Muskeln – gerne als Tennisspieler vor. Das Tennisspiel besteht aus den folgenden Schlägen: Aufschlag, Vorhand, Rückhand, Volley, Slice, Schmetterball und Lob. Alle diese Schläge haben das Ziel, den Ball über das Netz zu befördern. Aber dazu muss der Tennisspieler so stehen, dass jeder dieser Schläge gleichermaßen durchführbar ist. Was, wenn der Ball nur mit einem Schmetterschlag über das Netz zu bekommen wäre, der Tennisspieler aber in Rückhandstellung stünde? Der Spieler hätte aus seiner vorbereiteten Stellung heraus (Schläger auf der anderen Seite des Körpers) nicht genug Zeit, eine andere Haltung einzunehmen (Schläger überkopf), und würde den Ball verlieren.

Um für die jeweils nötige Schlagart bereit zu sein, muss ein Tennisspieler in einer Bereitschaftshaltung bleiben: einer Haltung, die es ihm erlaubt, alle möglichen Schläge gleich gut auszuführen. Zwischen den Schlägen kehrt der Spieler in diese neutrale Stellung zurück, damit er in allen Spielsituationen optimal reagieren und das Spiel gewinnen kann. Ebenso muss die Geometrie der Sarkomere in deinem queren Bauchmuskel für alle Tätigkeiten bereit sein, seien sie willkürlich wie das Hochheben eines Kindes oder unwillkürlich wie das Husten. (Und übrigens: Das Gleiche gilt für den Beckenboden, über den du mehr in Kapitel 10 erfährst.)

Wenn du deinem Bauch das Einziehen antrainierst oder andere Gewohnheiten pflegst, die seine Struktur und Kraftentfaltung verändern, störst du seine Funktion. Um die natürliche Funktionsweise der Rumpfregion wiederherzustellen, musst du dem Körper erlauben, die raffinierten, im Gehirn gespeicherten Programme ablaufen zu lassen und diese Programme nicht mit einer einzigen Einstellung (Nabel zur Wirbelsäule) übersteuern, die dir aus eingeschränktem Blickwinkel sinnvoll erscheint. Mit entspanntem Bauch, Muskeln, deren optimale Länge sich aus deinem üblichen Bewegungsspielraum ergibt, und abwechslungsreicher Bewegung erhält deine Wirbelsäule je nach Bedarf die Unterstützung, die sie braucht, ohne dass du bei anderen »Schlägen« im Spiel des Lebens behindert bist. Dein Bauch flacht sich dann ab, wenn es nötig ist. Ein ständig abgeflachter Bauch mag aus kulturellen Gründen erwünscht sein, aus physiologischen Gründen ist er unnötig.

Meine Lieblingsgeschichte zur Übung *Bauch loslassen* habe ich von einer Physiotherapeutin, zu der einmal eine Frau mit chronischer Verstopfung gekommen war. Die Therapeutin ließ die Frau, die seit einem Monat (!!!) keine Stuhlentleerung hatte, die Übung machen. Schon drei Tage nachdem sie ihren Bauch losgelassen hatte, konnte die Frau wieder aufs Klo. Wieso? Das Vorankommen des Darminhalts kann durch Kräfte behindert werden, die die Rumpf-, Zwerchfell- und Beckenbodenmuskulatur erzeugt.

EIN BISSCHEN ANATOMIE

Das Kiefergelenk findest du, indem du dir die Hände unterhalb der Ohren auf die Wangen legst und den Mund öffnest und schließt. Dann spürst du, an welcher Stelle der Kiefer mit der Schläfe verbunden ist.

ENTSPANNUNG DES KIEFERS

Über Muskeln gibt es einen Irrglauben, nämlich, dass Spannung gleich Kraft ist und dass stärker gleich besser ist. Der Kiefer stellt ein gutes Beispiel dafür dar, dass Muskelspannung für die davon betroffenen Strukturen ziemlich schädigend sein kann.

Insgeheim freute ich mich über die Feststellung meiner Zahnärztin, dass ich im Gegensatz zu meinem Mann keine Zähneknirscherin sei. (Ich bin nun mal ehrgeizig.) Weniger erfreut war ich über ihre Mitteilung, ich sei eine Kieferklemmerin. Ups.

Die Angewohnheit, den Mund nicht einfach zu schließen, sondern die Zähne mit zangenhafter Kieferspannung zusammenzubeißen, setzt die Zähne einer abnorm hohen Last aus, die zu sichtbaren Spuren (Warnzeichen!) führt. Die überstrapazierten Stellen der Zähne werden geschwächt und können mit der Zeit Risse bekommen. Aber die Zähne sind nur das eine, leichter sichtbare Ende der ganzen Verspannung. Auch das Kiefergelenk wird über die Maßen belastet. Bei vielen Menschen führt diese gewohnheitsmäßige Anspannung zu lokalen Schmerzen.

- **Kiefer loslassen**

Versuche den ganzen Tag über immer wieder, den Kiefer loszulassen, ohne den Mund zu öffnen. Ab einem bestimmten Punkt übt die Kiefermuskulatur mehr Kraft aus als nötig. Wenn du merkst, dass du zu beißen beginnst, dann nimm die unteren Zähne weg von den oberen. So. So ist es besser, für die Zähne und für das Kiefergelenk!

ENTSPANNUNG DER AUGEN

Heute trage ich Kontaktlinsen, aber als Kind hatte ich dicke Brillengläser. Wie Flaschenböden. Und riesig waren sie noch dazu, damals in den Achtzigern. Also, ich trug riesige Brillengestelle mit flaschenbodendicken Gläsern in den Achtzigern, aber meine Mutter, die sie ausgesucht hatte, kam aus den Siebzigern.

Eigentlich stammte sie aus den Fünfzigern, aber als »Kind« der Sechziger bevorzugte sie, als sie schließlich (in den Siebzigern) Mutter war, Brillengläser von der Größe eines kleinen Teichs.

Bitte schön:

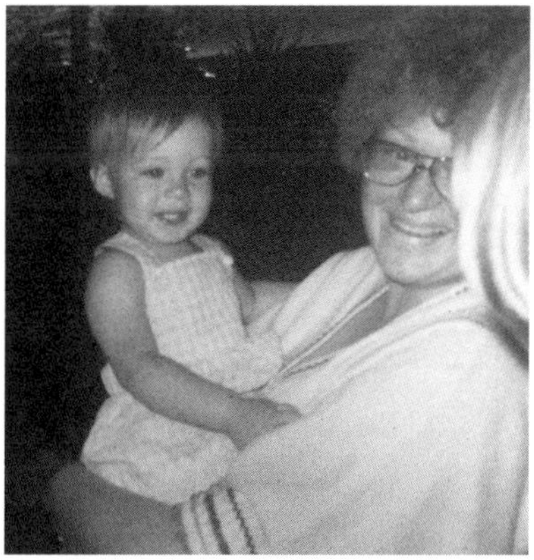

Der Apfel fällt nicht weit vom Stamm:

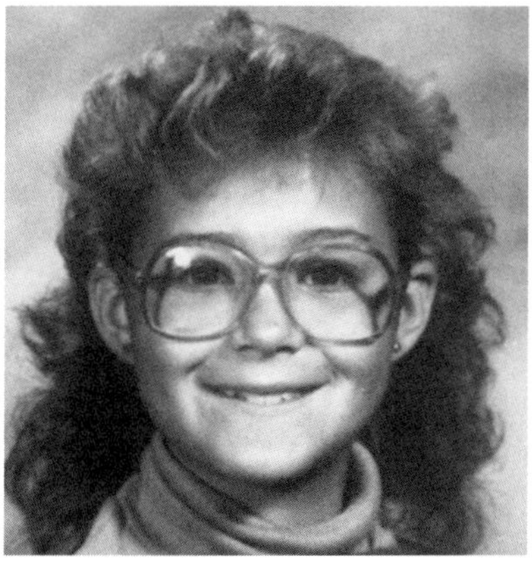

Letztes Jahr habe ich den Augenarzt gewechselt, und als der neue meine Werte sah, sagte er nach dem obligatorischen »Au weia! Ganz schön kurzsichtig!«: »Sie müssen aus dem technischen oder wissenschaftlichen Bereich kommen.« Was? Ich wollte sofort wissen, wie er aus der Sehstärke einer Patientin auf ihr Berufsfeld schließen könne, und er erklärte mir, dass Menschen, die viel Zeit zwischen Buchdeckeln verbringen, oft stärker kurzsichtig sind. Ob das wohl der Grund ist, warum die Streber (ich) in der Schule dem Klischee zufolge immer Brille tragen?

Die Kurzsichtigkeit hat in Asien das Ausmaß einer Epidemie angenommen, und dieser Anstieg wird seit Langem dem Bücherlesen und anderen »Naharbeiten« an Computern und Tablets zugeschrieben. Es mögen dabei auch Kurzsichtigkeits-Gene im Spiel sein, aber gewiss ist, dass Kurzsichtigkeit bei Jäger-Sammler-Völkern extrem selten vorkommt, was einige Forscher dazu bewogen hat, die Umweltfaktoren, welche die Fähigkeit zum Sehen auf Distanz beeinträchtigen könnten, näher unter die Lupe zu nehmen.

Forschungen haben ergeben, dass in Kulturen, die zuvor keine Bücher kannten, die Kurzsichtigkeit ansteigt, sobald das Lesen und andere Merkmale der »Zivilisation« (wie nächtliche Beleuchtung) eingeführt werden. Jüngere Forschungen über das Lesen im Besonderen haben allerdings gezeigt, dass stattdessen der Faktor der im Freien verbrachten Zeit nähere Untersuchung verdient.

Betrachtet man Gegenstände von Nahem, kontrahieren die Ziliarmuskeln der Augen. Aber egal ob wir lesen oder nicht, die meisten Gegenstände, die wir im Laufe des Tages betrachten, sind drinnen und relativ nah. Für jemanden, der zu Hause ist, bedeutet das, dass das vom Gesicht am weitesten entfernte Objekt wie weit entfernt ist? Sechs Meter? Das natürliche Lastprofil der Augen sieht viele unterschiedliche Sichtweiten vor. Mit ganz nah und ziemlich nah sind wir bestens versorgt, aber um die Augen wirklich anders zu belasten, müssen wir ganz weit entfernte Gegenstände fixieren, ein Vorgang, der das Loslassen angespannter Augenmuskeln ermöglicht.

Also hatte meine Mutter zugegebenermaßen recht, als sie sagte, »Buch weglegen, Katy Ann!« (wenn ich doch nur einen Dollar hätte für jedes Mal, da ich das als Kind zu hören bekam!), aber sie hätte mich auch nach draußen schicken sollen. Was sie, wenn ich es mir jetzt überlege, auch getan hat, nur dass ich eben nach draußen ging und dort weiterlas. Es nützt also nichts, das Buch/den Computer/das Smartphone liegen zu lassen oder einfach rauszugehen. Man muss die Augen auf bestimmte Arten und Weisen benutzen, um sie zu entspannen.

• Augen loslassen

Die mechanischen Lasten, die deinen Augen fehlen, stellen sich ein, wenn du die Augen auf sehr weit entfernte Gegenstände richtest und sie fokussieren lässt. Im Gehen kannst du Cross-Training für die Augen machen. Halte den Kopf still und schaue nach links, rechts, oben, unten und aus den Augenwinkeln. Und immer in die Ferne!

Solltest du an den Schreibtisch gefesselt sein, kannst du dein Büro so einrichten, dass du ein paarmal die Stunde aus dem Fenster schauen kannst. Nimm dir dabei ein paar Minuten Zeit, um das am weitesten entfernte Objekt anzupeilen. Ähnlich wie beim *Bauch loslassen* musst du vielleicht erst noch herausfinden, welche Stelle in den Augen du angespannt hältst. Setze dabei wenn möglich die Brille ab oder nimm die Kontaktlinsen heraus, da es mit Sehhilfe ein bisschen schwieriger ist, die Anspannung im Auge zu entdecken.

ENTSPANNUNG DER OHREN

> »Eine der mit Abstand wichtigsten Ressourcen der Natur ist ihre Stimme – ihre Klanglandschaft.« **BERNIE KRAUSE**

Als ich an der Uni war, erwähnte ein Bekannter einmal eine Website, auf der ein Video-Livestream von einem afrikanischen Wasserloch zu sehen sei. Eines Abends rief ich beim Lernen die Seite auf (ich leide unter Aufschieberitis) und erblickte Warzenschweine, die im Mondschein am Teichufer herumstöberten! Ich war total angefixt. Ich hatte das Fenster mit der Seite ständig geöffnet und wurde ein richtiger »Teichie«. Ich schrieb Freundinnen um fünf Uhr früh E-Mails und SMS mit der Botschaft: »ELEFANTEN!« Aber als die Aufregung beim Tieresichten nachließ, schaltete ich weiterhin den Teich ein, und zwar wegen der beruhigenden, leisen Insektengeräusche.

BIOPHONIE

Alle nicht menschengemachten, von lebenden Wesen erzeugten Klänge einer bestimmten Umgebung

Akustik ist ein Dauerereignis. Solange man sich nicht in einem schalltoten Raum befindet, ist das Gehirn ständig mit der Verarbeitung und Deutung von Klängen beschäftigt. An das unaufhörliche Hören bist du so sehr gewöhnt, dass dir wahrscheinlich gar nicht auffällt, wie viel Energie du für die Reaktion auf Hintergrundgeräusche verwendest. Der Stress von Zootieren wird sowohl auf den ständigen, unnatürlich häufigen und lauten Baulärm zurückgeführt, den die Tiere ertragen müssen, als auch auf die Abwesenheit natürlicher Umgebunglaute – der Biophonie von Lebensräumen –, die für den Erfolg einer Tierart eine Rolle spielen.

STRESS IM ZOO

»Nachweise für die aus dieser Lärmbelastung entstehenden Schäden sind erst in jüngster Zeit erbracht worden. Mit dem Aufkommen einer neuen Fachrichtung namens Bioakustik werden mit neuen Feldforschungsmethoden Verluste verzeichnet, die Menschen mit einem Sinn für die Natur schon seit längerem instinktiv bemerkt haben. Die folgenden Beispiele untermalen dies:

Viele Frosch- und Insektenarten tönen in bestimmten Biotopen miteinander, sodass kein einzelnes Tier herausklingt. Dieser Chor bildet ein breites akustisches Schutzschild, das es Raubtieren schwermacht, einzelne Klangquellen zu lokalisieren. Die synchronen Froschlaute tönen aus so vielen Richtungen gleichzeitig, dass sie von überall her zu kommen scheinen. Wenn allerdings dieser Zusammenklang durch den Lärm eines Düsenflugzeugs, das in Hörweite des Teichs fliegt, gestört wird, wird die Biophonie der Frösche aufgebrochen. Einzelne Frösche versuchen dann, den einheitlichen Rhythmus des Chorgesangs wieder aufzunehmen und klingen zeitweise hervor, was Räubern wie Kojoten oder Eulen die Gelegenheit zur Nahrungsbeschaffung bietet. Ein solches Geschehen wurde einmal im Frühjahr bei Tonaufnahmen der seltenen Schaufelfußkröten (*Spea intermontana*) am Nordufer des kalifornischen Mono Lake, nur wenige Kilometer vom Yosemite-Nationalpark entfernt, beobachtet. Nachdem der Lärm des vorüberfliegenden Militärjets verklungen war, dauerte es 45 Minuten, bis die Kröten ihren schützenden Chor wieder zustande brachten. Im schwindenden Abendlicht beobachteten wir zwei Kojoten und einen Uhu bei der Jagd am Teich. Durch die besondere Art, wie wir Geräusche aufnehmen und messen, entdeckten wir, dass der relativ intensive Lärm eines Tieffliegers die Biophonie so stark verändert, dass bestimmten Tieren der lebensrettende Schutz ihrer gemeinsamen Laute verloren geht.«

– Bernie Krause, aus seinem Vortrag »Loss of Natural Soundscape: Global Implications of its Effect on Humans and Other Creatures«

Einrichtungen, in denen Tiere gehalten werden, unterscheiden sich selbstverständlich stark von deren natürlichem Lebensraum und sind daher ein idealer Ort, um den Einfluss von abnormen Reizen auf das Verhalten zu untersuchen. Es überrascht nicht, dass der Großteil der gesicherten Erkenntnisse zu biologischem Stress aus der Forschung an Zootieren kommt.

Verglichen mit natürlichen Lebensräumen sind Zoos lauter (und manchmal auch leiser). Ein Problem für die Tiere sind die Helligkeit und die Regelmäßigkeit der Beleuchtung, besonders wenn die Lichtqualität unnatürlich ist (Neonlicht). Forscher auf diesem Gebiet gehen davon aus, dass es unbekannte, aber wichtige Umweltfaktoren gibt, die bei der Entwicklung von kognitiven und sensorischen Fähigkeiten eine Rolle spielen. Die Natur hat eine Vielzahl von Variablen, die alle für das Tierreich wichtig sind.

Tiere, die diesen Stressoren – Lärm, Kunstlicht, geplante Tagesabläufe etc. – ausgesetzt sind, zeigen vermehrt abnormes Verhalten, Selbstverletzung, verminderte Fortpflanzung und herabgesetzte Immunreaktion.

LÄRMVERSCHMUTZUNG, EINE MODERNE PLAGE

Stell dir vor, wie sich die Welt vor etwa 10.000 Jahren anhörte, als alle Geräusche aus der Natur kamen, abgesehen vom Klang aufeinanderschlagender Steine, wenn jemand eine Speerspitze machen wollte. Man achtete auf sämtliche Geräusche, weil sie immer überlebenswichtige Hinweise enthalten konnten. Hörte man das Trommeln von Hagelkörnern, war es wohl kein guter Tag, um zur Nahrungssuche aufzubrechen. Wenn das große, pelzige Etwas, das man noch nie zuvor gesehen hatte, ein sehr lautes, tiefes Knurren von sich gab, überlegte man es sich lieber noch einmal, ob man wirklich hingehen und daran lecken sollte, um herauszufinden, ob es essbar wäre. Und wenn die Ur-Gattin einen nach getaner Jagd anschrie, wischte man sich lieber den Mammutdung von den Füßen, bevor man die Höhle betrat.

Nachdem wir uns über den ganzen Erdball ausgebreitet hatten und technologisch in die Oberliga aufgestiegen waren, wurden anthropogene (menschengemachte) Klänge zur Hauptquelle der Geräusche und Signale in unserer Umgebung. Es begann ganz unschuldig mit Schwirrhölzern und anderen Musikinstrumenten und ging dann zu rumpelnden Fahrzeugen (von Tieren gezogen oder durch Verbrennung angetrieben) und dauerbetriebenen Radios und Fernsehern über, bis die ganze Infrastruktur unserer Städte zu riesigen Low-fi-Lautsprechern wurde und ein derart dichtes Geräuschspektrum erzeugte, dass Vögel und andere Tiere ihre Balzrufe verändern oder in die schrumpfenden stilleren Gefilde weichen mussten. Und die ganze Zeit über versuchen unsere Gehirne, sich anzupassen und uns weiszumachen, dass 75 Dezibel (dB), vormals das Warnsignal einer Lawine oder eines Erdbebens, ein völlig normaler Lärmpegel für eine Innenstadt sind, auch wenn das heißt, dass wir schallunterdrückende Kopfhörer aufsetzen müssen, um inmitten des Dröhnens unsere persönliche Hintergrundmusik zu hören oder unsere Telefonate wahrzunehmen.

Wie alle sozialen Tiere machen Menschen Lärm. Aber bei uns Menschen machen auch die Geräte Lärm, sei es mit Absicht, wie bei mit fetten Bassboxen ausgestatteten Autos, die beim Spazierenfahren Rap-Musik mit 120 dB abspielen, oder ohne, wie bei der Dunstabzugshaube, die mit einem Schnurren von 80 dB den Rauch vom Feuermelder fernhält, der sonst mit 100-dB-Gepiepe deine Kochkünste bemängelt. Wir zeigen guten Willen und dämmen die Lärmbelastung ein, indem wir Kinderkopfhörer mit Lautstärkedrosselung (auf höchstens 85 dB), Autos mit Auspufftöpfen (die den Ausstoß von 120 dB auf höchstens 95 dB senken) und Flughäfen mit Lärmschutzregelungen (vorgeblich 65 dB für Wohngebiete) versehen. Aber allzu oft macht uns unser Gehirn etwas vor, indem es mit seinen Aufmerksamkeitsfiltern zulässt, dass wir uns überlauten Filmen (bis 100 dB), Musikdarbietungen (100 dB und mehr), Telefonaten (Klingelton bei 85 dB, Gesprächslautstärke bis zu 90 dB) und anderen Medien hingeben – alles in dem Glauben, dass, wenn es wirklich zu laut wäre, wir es schon merken und den Regler runterdrehen würden. Das Problem dabei ist, dass sich die Wahrnehmung »zu laut« erst dann einstellt, wenn man sich chronischem Stress ausgesetzt hat und womöglich bereits einen Hörschaden davonträgt. Und wenn einen die unbemerkten Schäden dann nach ein paar Jahren einholen, findet man plötzlich, dass alle anderen nuscheln und Autos sich heranschleichen, und mit der sinkenden Fähigkeit, die relativ leisen »normalen« Lebensgeräusche zu hören, steigen Paranoia und Unfallgefahr.

»Der Gehörsinn ist Hunderte von Millionen Jahre alt; er funktioniert im Dunkeln, ohne Sichtkontakt und sogar im Schlaf. Er ist eine biologische Alarmanlage und ein Kommunikationstalent, das jedem Wirbeltier auf dem Erdball zu eigen ist. Aber er kommt mit unserer Technologie nicht klar, die uns mit täglich zunehmenden akustischen Informationen eindeckt. Die beste Möglichkeit zur Rettung des Gehörsinns ist, achtzugeben und sich klarzumachen: Wenn man glaubt, es sei zu laut, dann ist es ***viel*** zu laut.«

– Seth S. Horowitz, Ph.D., Neuroakustiker, CEO von www.neuropop.com und Autor von The Universal Sense: How Hearing Shapes the Mind

Von Menschen gemachter Lärm betrifft nicht nur Zoos, sondern den ganzen Planeten (Düsenflugzeuge sind fast überall zu hören). Mit der Übernahme der Umgebung durch die Anthrophonie wird die Biophonie, die für jede Fortpflanzung und Überleben betreffende Kommunikation zuständig ist, erheblich gestört.

Klangexperten, die die Hintergrundgeräusche von natürlichen Umgebungen messen, haben festgestellt, dass der Regenwald am lautesten, Flussufer mittellaut und Savannen am leisesten sind.

ANTHROPHONIE

Menschengemachte Klänge, entweder direkt von Menschen erzeugt (Sprache, Musik) oder indirekt, beispielsweise elektromechanische Signale.

Raschelndes Laub, Wind, Wasser, Vögel und Insekten sind auf der ganzen Welt die Geräuschquellen der Natur, wobei der Geräuschhintergrund nach frühmorgendlichen 20 dB mittags Höchstwerte von 36 dB erreicht.

Es gibt keinen Beleg dafür, dass ständiger Lärm zum Tode führt (auch wenn es erwiesen ist, dass richtig lauter Lärm die Hörzellen abtötet!), aber Lärm kann erwiesenermaßen Schlafstörungen verursachen, Muskelverspannungen hervorrufen und in extremen Fällen die Körpergeometrie verändern.

> »In Experimenten reagieren Menschen immer gleich auf plötzliche, laute Geräusche: sie blinzeln, verziehen das Gesicht, beugen die Knie und krümmen die Wirbelsäule.«
> **JAMES DAVID MILLER: *EFFECTS OF NOISE ON PEOPLE***

• Ohren befreien

Kurz gesagt: Mache dein Leben weniger laut. Gehe – wenigstens hin und wieder – ohne iPod spazieren. Lasse das Autoradio aus. Ziehe bei allen nicht benötigten Geräten den Stecker (oder nimm die Batterien raus). Gönne dir Ohrstöpsel, falls du direkt an der Straße wohnst oder wenn du auf Reisen gehst.

Und denk daran, die Klänge der Natur hereinzulassen! Öffne Türen und Fenster. Gehe spazieren, um deinen Ohren Abwechslung zu verschaffen. Da wir so wenig über die Natur wissen, bist du gut beraten, die Beziehung deiner Ohren zur Natur zu pflegen.

GESTATTEN, PSOAS

Ganz interessant ist die Namensgeschichte des *Musculus psoas major* (großer Lendenmuskel). Bevor Hippokrates von ***psoai*** (Plural von griech. ***psoa***) sprach, nannten antike griechische Anatomen die beiden Muskeln den »Schoß der Nieren«, wohl aufgrund ihrer Nähe zu diesen Organen. Im 17. Jahrhundert beging der französische Anatom Riolanus einen bis auf den heutigen Tag erhalten gebliebenen Grammatikfehler, indem er die beiden Psoa-Muskeln als die Psoas bezeichnete (wenn's zwei Stück sind, häng ein s an!), anstatt die korrekte Form psoai zu gebrauchen – ein Schnitzer, der uns am Ende womöglich dazu verleitet hat, diese Muskeln als zusammenwirkendes Paar anzusehen und nicht als individuelle Muskeln, die sich unseren asymmetrischen Gewohnheiten anpassen können.

Um das Ganze noch schlimmer zu machen, vertrat Dr. John Basmajian, der Vater der Elektromyografie (EMG), die Meinung, man könne von den Iliacus- und Psoas-Muskeln keine unterschiedlichen Funktionen erwarten, da sie doch den gleichen Ansatz am Oberschenkelknochen hätten. Seine Ansicht gab im Sprachgebrauch dem Begriff *Musculus iliopsoas* starken Vorschub, der die individuelle Identität der einzelnen Muskeln negiert und eine Voraussetzung dafür schafft, dass EMG-Messwerte des ***Musculus iliacus*** irrtümlich dem tiefer liegenden und schwieriger auszulesenden Psoas zugeschrieben wurden. Vor diesem historischen Hintergrund ist es leichter zu verstehen, warum der Psoas in den meisten Anatomiebüchern nicht vorkommt und fälschlicherweise als Iliopsoas ausgegeben wird.

ENTSPANNUNG DES PSOAS

Der Psoas-Muskel mag einen unglücklich gewählten Namen tragen, aber er wirkt unmittelbar auf mehr Gelenke ein als jeder andere Muskel deines Körpers. Sich in alle Richtungen streckend wie verrückte Seesterne, haben die Psoas-Muskeln (du hast zwei davon, auf beiden Seiten der Wirbelsäule) Ansätze an allen Wirbeln zwischen den untersten Rippen und dem Kreuzbein sowie an den Bandscheiben der Lendenwirbelsäule, bevor sie auf den Oberschenkelknochen enden. Ein »verklebter« Psoas ist dazu in der Lage, die Ausrichtung der Wirbelsäule, der Hüften, des Beckens oder des Knies zu verändern – und womöglich sogar alle vier auf einmal.

Zwischen den Lagen des Psoas eingebettet liegt der Lendenplexus, ein dichtes Nervengeflecht, das die Bauchmuskeln, den Beckenboden, die tiefen Hüftrotatoren und einen Großteil der Oberschenkelmuskulatur innerviert.

Da der Psoas zahlreiche Ansätze hat, mehrere Gelenke überspannt und ein zentrales Nervengeflecht umschließt, wundert es nicht, dass so viele Verletzungen auf einen einzigen aus der Reihe tanzenden Muskel zurückgeführt werden können.

- **Psoas loslassen**

Ist dein Psoas für deine Körpergröße zu kurz? Dies hier ist Test und Ausgleichsübung in einem: Platziere ein Polster, einen Schlafsack oder einen Kissenstapel hinter dir. Setze dich zunächst mit gestreckten Beinen auf den Boden. Entspanne die Oberschenkelmuskulatur, bis die Rückseite der Oberschenkel auf dem Boden ruht. Dazu musst du unter Umständen das Becken nach hinten kippen. (Anmerkung: Falls du das Becken kippen musst, ist das ein Zeichen für einen verkürzten Psoas.)

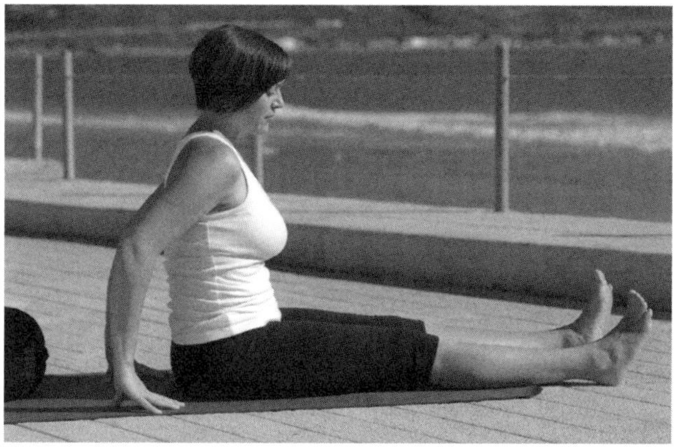

Wenn die Oberschenkel am Boden sind, lehnst du dich bis kurz vor den Punkt zurück, an dem sich die Oberschenkelrückseite vom Boden hebt. Lege bei diesem Neigungswinkel Polster unter Kopf und Schulterblätter, wobei du den Rippen Raum lässt, um Richtung Boden zu sinken. Die Abstand der Rippen zum Boden ist ein weiterer Indikator deiner gewohnheitsmäßigen Psoasverspannung.

Nachdem du deine Psoasverspannung festgestellt und den Oberkörper dementsprechend unterstützt hast, kannst du damit beginnen, die Rippen zum Boden hin loszulassen. Wie bei den anderen »Loslass«-Übungen geht es nicht darum, den Brustkorb durch Muskelanspannung zum Boden zu drücken, sondern darum, ihn zu senken, indem du die Muskeln lockerlässt, die ihn davon abhalten. Mit zunehmendem Loslassen des Psoas bekommst du die Rippen immer näher an den Boden, daher wirst du mit jedem Fortschritt die Höhe oder Position der Polster verändern müssen.

Das Lösen des Psoas nimmt einen Zeitrahmen irgendwo zwischen zehn Minuten und zehn Jahren in Anspruch. Das hängt davon ab, wie verkürzt dein Psoas ist, wie lange und wie viel du zwischen den Loslass-Übungen sitzt und wie oft du deine Rippenstellung überprüfst. Wer im Stehen die Rippen hebt, verkürzt den Psoas. Wenn du daher darauf achtest, wie du deinen Brustkorb hältst, erzielst du mit der Zeit bessere Ergebnisse.

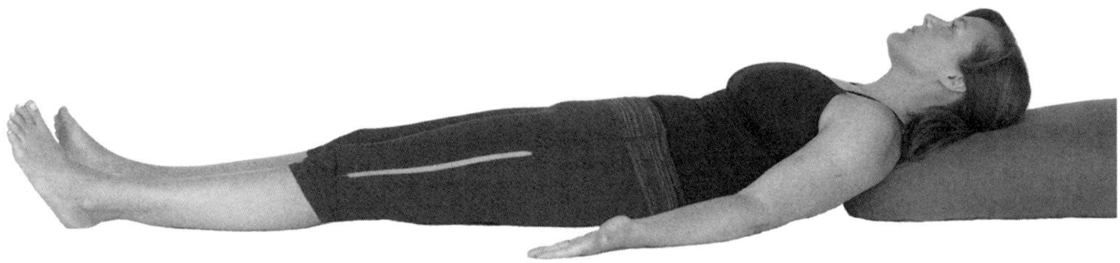

ENTSPANNUNG DER WIRBELSÄULE

Wirbelsäulenverdrehung kommt recht häufig als Übung in Yoga- oder Rückenkursen vor. Aber ich habe gesehen, wie die meisten Menschen ihren Rücken »verdrehen«, und muss einfach ein paar Worte dazu sagen.

Definitionsgemäß ist eine »Verdrehung« die Rotation eines Teils im Verhältnis zum anderen. Eine Wirbelsäulenverdrehung ist daher eine Bewegung, bei der jeder einzelne Wirbel ein wenig rotiert wird, sodass insgesamt gesehen der Brustkorb einen anderen Winkel erhält als das Becken.

Was ich unter der Bezeichnung Wirbelsäulenverdrehung mit ansehen musste, wäre eher Wirbelsäulen*drehung* zu nennen. Bei einer Drehung der Wirbelsäule rotiert die Wirbelsäule (also der Rumpf) als Ganzes, wobei sich der Winkel von Brustkorb und Becken gleichermaßen ändert, während der Arm an seinem Platz und die Verdrehung der Wirbelsäule eine Hoffnung bleibt. Diese Drehbewegung hat auch ihren Wert, unterscheidet sich jedoch vom Loslassen der Wirbelsäule (mit echter Verdrehung) darin, dass beim Drehen keine Drehlasten zwischen den Wirbeln auftreten – was für die Wiederherstellung der Verdrehbarkeit unerlässlich ist. Und was noch wichtiger ist: Mangelnde Verdrehbarkeit der Wirbelsäule spricht wiederum Bände über die Verspannungen der Bauchregion.

Es gibt in der modernen Welt kaum Tätigkeiten, die eine Verdrehung der Wirbelsäule erfordern, abgesehen vom Schulterblick beim Rückwärtsfahren. Die Wirbelsäulenrotation mit Last auf den Rotatorenmuskeln – man denke ans Rausreißen von tiefen Wurzeln im Garten – ist nahezu aus unserem Leben verschwunden, es sei denn, sie ist Teil des Trainings. Dass sich der Rumpf durch Versteifung der Rotatoren daran anpasst, ist kein Wunder.

EIN BISSCHEN ANATOMIE

Wenn im Wald ein Baum umfällt und niemand da ist, der es hören könnte, macht er dann überhaupt ein Geräusch? Wenn sich dein Körper gut anfühlt, solange ihn niemand anfasst, bist du dann wirklich gut in Form? Hast du dich schon einmal massieren lassen und der Masseur hat bei dir schmerzhafte Punkte »entdeckt«? Dann überleg mal: Diese Punkte sind schon sehr lange schmerzhaft. Die Frage ist: Warum hast du sie nie bemerkt?

Beim Liegen auf einer Matratze wird der Druck gedämpft, der auf deinen Körper wirkt. Das allnächtliche Schlafen auf einer riesigen, schwammigen Unterlage macht dich mit der Zeit blind für die Tatsache, dass manche Körperteile so steif und entzündet geworden sind, dass sie bei Berührung schmerzen. Wenn du nach einer Massage merkst, wie wohltuend andauernde Druckeinwirkung sein kann, kannst du dir ausrechnen, welche Langzeitwirkung es hat, jede Nacht vom Boden »durchgewalkt« zu werden!

- **Wirbelsäule drehen**

Diese Verdrehung (eigentlich ist es eine Loslass-Übung) ist so, wie du es erwartet hast. Zu Beginn legst du dich auf den Rücken. Du ziehst ein Knie an und drehst das Becken so, dass das Knie auf die andere Seite des Körpers sinkt. Dabei gibt es jedoch ein paar Regeln zu beachten, die diese Übung von den Drehungen unterscheidet, die du bisher praktiziert haben magst.

1. Unterschied: Vor der Verdrehung musst du aufhören, den Brustkorb vorzustrecken. Daher solltest du Kopf, Hals und Schultern mit ein, zwei (oder siebzehn) Decken unterstützen, damit der Brustkorb mit dem neutralen Becken auf einer Linie ist. Dies unterbindet die Scherkräfte und richtet Wirbel und Muskeln optimal für die Torsionsbelastung aus.

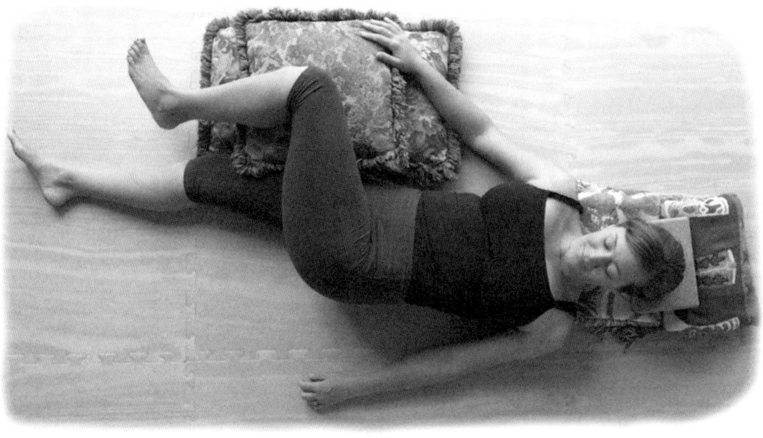

2. Unterschied: Es geht nicht darum, das Knie zum Boden zu kriegen. Es geht darum, festzustellen, an welchem Punkt das Becken sich vor lauter Spannung in der Rumpfmuskulatur nicht mehr bewegt. Verdrehe dich nur so weit, wie du es ohne Nachziehen des Brustkorbs und ohne Gewalt vermagst. Nur so bleibst du an der Grenze, die dir deine aktuelle Bauchmuskelspannung setzt.

Solltest du feststellen, dass sich dein Becken kaum bewegt – weil der Rumpf so steif ist – und das Knie nicht annähernd den Boden erreicht, solltest du ein paar Kissen so aufstapeln, dass das Knie auf ihnen ruhen kann. Dadurch verminderst du die Belastung der Wirbelsäule und verhinderst, dass sich diese Muskeln unnötig anspannen. Wie beim *Psoas loslassen* kannst du die Höhe der Kissen mit der Zeit anpassen.

BEFREIUNG VOM KOPFKISSEN

Dieses Kapitel über Entspannung wäre nicht vollständig, würde ich nicht das Schlafen erwähnen. Schlafen ist etwas, das jeder Mensch – ob fit oder unfit – tut und das jedem Menschen die gleichen gesundheitlichen Chancen bietet.

Wer schon einmal mit einer Gruppe von Erwachsenen, die das Schlafen auf dem Boden nicht gewöhnt sind, campen gegangen ist, kennt das Heulen und Zähneknirschen am nächsten Morgen, kennt die steifen Rücken, schmerzenden Nacken und verspannten Schultern. Und übrigens hört man die gleichen Beschwerden von allen Leuten, die auf der ganzen Welt aus Hotel- und Gästezimmerbetten steigen: »Das Bett war viel zu weich!«, »Das Kissen war viel zu hoch!«

Matratzen- und Kissenhersteller machen uns glauben, es gäbe eine anatomisch »beste« Art zu schlafen und man schliefe durch die Benutzung ihrer Produkte besser und gesünder.

Aber Matratze und Kissen sind subversiv wirkende, unbeweglich machende Vorrichtungen, die uns ab der Geburt zugeteilt werden.

Versteh mich nicht falsch, ich schätze eine gute Matratze ebenso wie ein supergemütliches Sofa. Ich bestreite nicht, dass sich diese Möbel gut anfühlen, wenn man darauf liegt, aber »Fühlt sich gut an!« ist kein gutes Kriterium bei der Auswahl gesundheitsfördernder Dinge. Ich wette, du bekommst mit etwas Nachdenken eine ganze Liste von Dingen zusammen, die sich gut anfühlen, aber deinen physischen Zustand ganz unmittelbar verschlimmern.

Ich habe immer unter Kopfschmerzen gelitten. Vor ungefähr zehn Jahren fragte ich mich, als ich gerade meinen Hals dehnte, um die ständige Nackenverspannung zu lindern, wo und wann in der Natur Halsdehnungen vorkommen. Mir wurde klar, dass mein angestammtes Kopfkissen genau die Halsbewegung verhinderte, die ich bei meinen Dehnübungen praktizierte. Genau! Die sechs bis zehn Stunden, die ich jede Nacht im Bett verbrachte, würden ganz andere Gelenkbewegungen und Druckeinwirkungen ergeben, wenn Kopfkissen und Matratze diese Lasten nicht vereitelten. Ich nahm mir vor, mein Kopfkissen loszuwerden.

Das Kopfkissen loszuwerden ist ähnlich wie der Verzicht auf Schuhwerk. Natürlich kann man beides augenblicklich aus dem Fenster schmeißen, aber dadurch überlastet man bisher unterforderte Gewebe womöglich bis hin zur Schädigung (wie es der Camping-Kater beweist). Stattdessen ist ein langsames und systematisches Vorgehen ratsam. Um ohne Kopfkissen zu schlafen, brauchst du entspannte Nacken- und Schultermuskeln. Es erfordert eine reduzierte Hyperkyphose (Rundrücken). An dieser Beweglichkeit kannst du während deiner wachen Stunden arbeiten.

Ich brauchte ungefähr ein Jahr, um kissenfrei zu werden. Ich schaffte es, indem ich die Kissenhöhe nach und nach verringerte. Ich ging von etwas Großem und Kuschligem zu etwas Mittelgroßem und Kuschligem über, dann zu einem weniger kuschligen Kissen, zu einem Handtuch, zu einem zerknüllten T-Shirt, und von da zu nichts. Ich brauchte nun keine fixierte Kopfhaltung mehr, um schmerzfrei aufzuwachen. Durch das schrittweise Vorgehen mutete ich dem Gewebe meiner Halsregion nach und nach mehr Lasten zu, sodass es sich meinem »Schlaftraining« anpassen konnte.

BEFREIUNG VON DER MATRATZE

Habe ich erwähnt, dass ich meine Matratze liebe? So ist es. Oder so war es, um genau zu sein. Vor etwa einem Jahr beschloss ich, dass ich mich auch von diesem Möbel trennen sollte. Meine neue Rolle als Vollzeitmama zweier Kinder hatte meine Freizeit stark beschnitten, sodass ich weniger Zeit für strukturierte Bewegung (sprich: Training) hatte. Mein Körper fühlte sich nicht mehr gut an, also musste ich irgendwo Zeit für Gelenkigkeitstraining finden, und ich fand sie *im Schlaf*.

Der Abschied von meiner Lieblingsmatratze ergab sich ganz organisch aus dem ständigen Bettentausch, den wir als junge Familie betrieben. (Was niemand erfährt, bevor er Kinder kriegt, ist: »Du wirst womöglich in anderen Betten, anderen Zimmern, anderen Haltungen und zu anderen Zeiten Schlaf finden, als du es gewohnt bist.«)

Die unterschiedlichen Matratzen variierten die Belastung meines Körpers und sorgten für einen Cross-Training-Effekt. Man muss gar nicht wach sein, um Cross-Training zu betreiben.

Nach ein paar Monaten brauchte ich meine Matratze nicht mehr, um schmerzfrei zu bleiben, und schließlich kam es so weit, dass ich nach einer Nacht auf einer Matratze oder einem Kissen so steif und schmerzgeplagt war wie früher beim Camping!

Erhebungen zu Schlafpositionen auf der ganzen Welt zeigen, dass wir Kuschelweich-Schläfer sowohl im Tierreich als auch in menschlichen Kulturen einen Sonderfall darstellen. Das Schlafen in freier Natur – etwas, das wir Menschen seit Anbeginn getan haben – erzeugt in den Zellen abwechslungsreiche Lasten. Kopfkissen und Matratze erfüllen den gleichen Zweck wie eine Orthese oder wie »stützendes« Schuhwerk. So, wie eine orthopädische Einlage die Schwäche abstützt, die das Tragen von Schuhen herbeigeführt hat, unterstützt ein Kissen die Körperhaltung, die durch den Kissengebrauch entstanden ist. So, wie das ständige Schuhetragen und das flache, eintönige Terrain die Beweglichkeit und die Kraft deiner Füße beeinträchtigen, verändert das Schlafen auf der immer gleichen, flachen, schwammigen Unterlage die Beweglichkeit und die Sensibilität deines Körpers. Die für das Schlafen am Boden nötigen Gelenkbewegungen gehören zu unserer Natur, liegen aber heutzutage brach.

Das Problem ist nicht dein Kissen oder deine Matratze oder eine »schlechte« Schlafposition. Auch hier verursacht nämlich die repetitive Art unseres Verhaltens die Atrophie jener Gewebe, die wir für ein anderes Verhalten bräuchten.

BEFREIUNG VON DEINEN VIER WÄNDEN

Bäume waren schon immer meine Freunde, denn Bäume sind wertvoll. Und das sind sie nicht, weil ich das *glaube*. Bäume stellen eben den Sauerstoff her, den du und ich zum Leben brauchen. Bäume und Menschen verbindet eine kontinuierliche Beziehung des Gasaustauschs. Sie brauchen uns und wir brauchen sie. Aber der Wert eines Baumes für unsere Gesundheit erschöpft sich nicht darin, dass er Sauerstoff produziert.

Shinrin-yoku – das »Baden im Wald« – beschreibt die Kontaktaufnahme mit dem Wald und das Eintauchen in seine Atmosphäre. Das in Japan eifrig erforschte Waldbaden senkt nachweislich den Cortisolspiegel, den Pulsschlag und den Blutdruck. Es mindert zudem den »Technostress«, gemessen an der Hirnaktivität. Auch wenn jeder Mensch, der ein paar Stunden in freier Natur gewandert ist, bestätigen wird, dass es sehr entspannend ist, sind es doch wissenschaftliche Untersuchungen, die zum tieferen Verständnis unserer psychischen Reaktion auf Bäume beitragen. Wir reagieren nicht auf den Baum an sich, sondern beginnen eine unmerkliche Interaktion mit Phytonziden: aktiven chemischen Substanzen, die von Pflanzen freigesetzt werden. Der Baum, der diese Substanzen absondert, um sich gegen Schädlinge und Verrottung zu schützen, versorgt uns nebenbei mit Stoffen, die unserem Körper guttun.

Ich habe es schon gesagt und sage es wieder: Die Natur ist komplex. So, wie man unmöglich alle Vorteile der Vollwerternährung aufzählen könnte, ist es unmöglich, jeden einzelnen Austausch zwischen uns und dem »Draußensein« zu erfassen. Wenn wir anstreben, die Natur auf ihre kopierbaren Teile und Teilchen zu reduzieren und dabei abgetrennt von ihr zu leben, übersehen wir das Offensichtliche: Der Teil ist nicht das Ganze.

Vitamin D ist solch ein Einzelteil. Der Kontakt zwischen uns und der Sonne ist offenbar nötig, um bestimmte Formen von Vitamin D zu bilden. Gegenden mit wenig Licht (oder mit ausreichend Licht und einer Bevölkerung, die nicht viel nach draußen geht) weisen eine erhöhte Häufigkeit von Krankheiten auf, die von Lichtmangel herrühren. Aber bei näherer Untersuchung zeigt sich, dass Vitamin D nicht der einzige nutzbringende Teil der Besonnung ist; da wäre auch noch das Teilchen der ultravioletten Bestrahlung. Unabhängig von der Vitamin-D-Synthese senkt UV-Bestrahlung einige Risikofaktoren für demyelinisierende Entzündungskrankheiten wie multiple Sklerose. Kurz: Wenn du Vitamin D schluckst, bekommst du nicht die volle Wirkung der Sonne. Auch nicht durch UV-Strahler. Wir stehen mit der Ergründung all der physiologischen Prozesse, die vom Kontakt mit Sonnenlicht abhängen, noch ganz am Anfang. Gleiches gilt übrigens für den Kontakt mit Wind, Wärme, Kälte, Boden und Biophonie.

Eine Stärke der Wissenschaft liegt darin, Variablen so weit zu reduzieren, dass sie verständlich werden, aber ihr gelingt es nicht so gut, das in tausend Stücke zerlegte Gesamtbild wieder zusammenzusetzen. Der Biochemiker, der die von Pflanzen freigesetzten Sekrete untersucht, verständigt sich nicht mit der Physiologin, die den Elektronenaustausch zwischen Erde und nacktem Fuß (auch »Erdung« genannt) erforscht. Die Immunologin, die im Dreck nach Parasiten sucht, die das Immunsystem fördern (und die auf unserem Essen wären, wenn wir sie nicht zwanghaft abwaschen würden), tauscht sich nicht mit dem Anatomen aus, der die Arbeit von Millionen winziger Muskeln studiert, die mit ihren Kontraktionen deine Körperhaare aufstellen, wenn du bei kaltem Wetter Gänsehaut kriegst.

In der Sicherheit und Wärme unserer Häuser, Büros, Autos und Kleider entgeht uns eine unnennbare Zahl an biologischen Interaktionen, und das gereicht unserem Körper zum Nachteil. Zwar können wir außerordentlich froh sein, in einer Zeit zu leben, in der Fabriken auf der ganzen Welt synthetische Stoffe herstellen, die die Nachteile unserer Lebensweise kompensieren, aber diese Stoffe können die Natur nicht ersetzen. Sie bekämpfen nur die Symptome, und zwar zu hohen seelischen und ökologischen Kosten. Draußensein ist genau wie Bewegung nicht wirklich optional – dein Leben als Mensch unter Menschen hängt wahrhaftig davon ab.

ERHOLUNG

So wie Sport fast überall als Krankheitsvorsorge aufgeführt wird, gilt »Stress« gemeinhin als Risikofaktor. Das Schwierige bei der Einordnung von Stress ist, dass man kaum genau sagen kann, an welchem Punkt das (vollkommen natürliche) Auftreten von Stress zur körperlichen Belastung wird.

Jeder Mensch kommt anders mit Stress zurecht – unsere Stressresistenz ändert sich mit dem Alter, mit unserer Erfahrung und sogar mit unserem Gesundheitszustand. Auf manchen Gebieten ist Stress unvermeidbar, aber wie dieses Kapitel darlegt, lässt er sich in vielen alltäglichen Situationen deutlich verringern, indem man einfach die Umgebungsbedingungen verändert.

Die meisten in diesem Kapitel beschriebenen chronischen Deformationen lassen sich ohne jeden Zeitaufwand rückgängig machen. Das Radio auszuschalten kostet keine Zeit. Um auf ein paar Decken statt auf deiner Matratze zu schlafen, brauchst du keinen Termin. Wenn wir Bewegung auf mikroskopischer Ebene auswerten, bekommen wir einen Eindruck davon, wie *leicht* es ist, gesund zu sein. Die Vorstellung, wir müssten hart daran arbeiten (sprich: viel trainieren), um in unserer zooähnlichen Umgebung gesund zu bleiben, ist nicht unbedingt falsch, aber sie setzt voraus, dass wir nichts an unserer Gefangenschaft ändern können oder dass wir mit unseren gemütlichen Käfigen zufrieden sind. Verhaltensempfehlungen, die diesem Blickwinkel verhaftet sind, ignorieren, dass wir selber den Schlüssel zur Käfigtür besitzen und uns und unsere DNA in eine neue Umgebung bewegen können, *sobald wir es nur wollen*. Worauf wartest du noch?

GEHEN: KOMMEN WIR ZU DEN DETAILS

KAPITEL 9

In den Achtzigerjahren schrieb der niederländische Biomechaniker Jan van Ingen Schenau seine Doktorarbeit über Eisschnelllauf. Im Mittelpunkt stand die Frage, ob ein Eisschnellläufer von dem Gebrauch von *klapschaats*, Schlittschuhen mit vorne an einem Gelenk befestigten Kufen (im Gegensatz zu herkömmlichen Schlittschuhen mit fest montierten Kufen) profitieren würde. Er behauptete, dass Kufen, die hinten nicht fest montiert seien, die Hebelwirkung der Wadenmuskeln verändern und die Leistung von Eisschnellläufern verbessern würden.

Schenau hatte recht. 1994 ließ er eine Gruppe von Eisschnellläufern aus dem Junioren-Leistungssport mit den umgebauten Schlittschuhen laufen und maß über die ganze Rennsaison hinweg ihre Leistungen. Am Ende verbesserten die Läufer mit den Klappschlittschuhen ihre Zeiten um durchschnittlich 6,2 Prozent, während die Läufer mit den herkömmlichen Schlittschuhen eine Leistungssteigerung von 2,5 Prozent zeigten. Nachdem sich Läufer aus der Testgruppe bei nationalen Wettbewerben platziert hatten, sprach sich die Sache herum und niederländische Spitzen-Eisschnellläufer begannen Klappkufen zu benutzen. Bei den Olympischen Winterspielen 1998 brachen Läufer mit Klappschlittschuhen reihenweise Weltrekorde. Die Sportart war eine andere geworden. Aber wie und warum funktionierten die Klappschlittschuhe?

Ursprünglich hatte Schenau angenommen, die beweglichen Kufen würden einen stärkeren Einsatz der Wadenmuskeln ermöglichen, woraus eine Steigerung der Leisten folgte, aber spätere Forschungen ergaben, dass das Gelenk zwischen Schuh und Kufe nicht nur dem Fußgelenk ganz andere Hebelwirkungen verlieh (was tatsächlich mehr Wadeneinsatz möglich machte), sondern dem *ganzen Körper*. Aufgrund der Verlagerung des Drehpunkts von der Zehenspitze zum Klappgelenk steht dem Eisschnellläufer zum Abstoßen nicht nur die gesamte Länge des Beins zur Verfügung, sondern die Beinlänge plus der Abstand bis zum Gelenk. Ein »längeres« Bein bedeutet, dass die Abstoßphase – zwischen dem Aufsetzen und dem Hochheben des Fußes – ebenfalls länger wird.

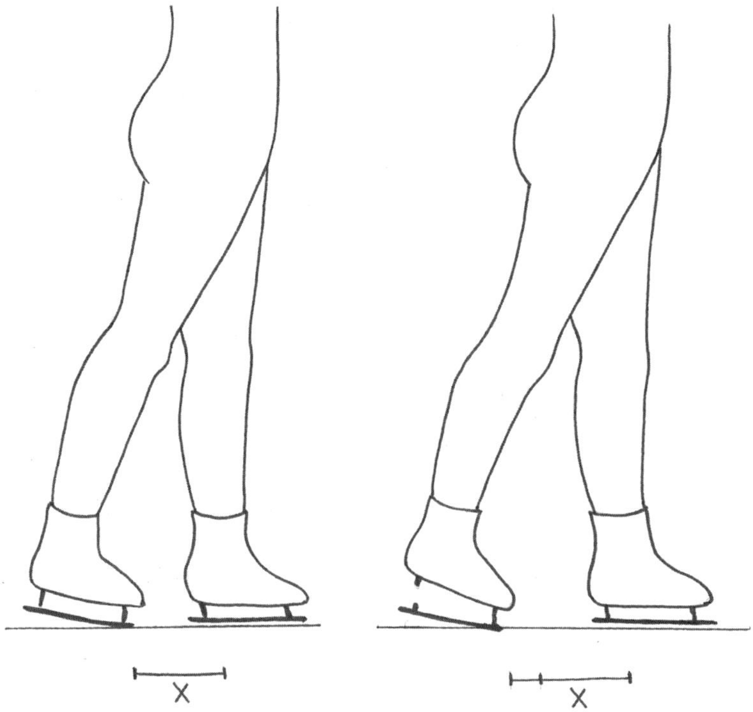

Für die Läufer war das von Bedeutung, da sie sich nur vorwärtsschieben können, solange der Fuß gegen das Eis drückt. Sobald ein Schlittschuh vom Eis gehoben wird, gleitet der Schlittschuhläufer mit der bisher von den Muskeln erarbeiteten Geschwindigkeit weiter. Für Eisschnellläufer gilt: Je länger die Distanz, die sie in der Abstoßphase zurücklegen, desto besser können sie beschleunigen und desto eher ihre Zeit verbessern.

Gehen funktioniert genauso. Nicht weil wir beim Gehen möglichst schnell sein wollen, sondern weil das Maß an kontrollierter Vorwärtsbewegung pro Schritt davon abhängt, wie lang die aktive Abstoßphase ist.

Wie ein Klappschlittschuh verfügt auch unser Körper über Möglichkeiten, das Bein und damit die Abstoßphase zu »verlängern«. Unsere maximale Beinlänge ergibt sich aus der Summe der Hüftstreckung (das Bein aus der Hüfte heraus nach hinten bewegen), Wirbelsäulenstreckung (das Hüftgelenk durch Krümmung der Lendenwirbelsäule nach hinten schieben), Beckendrehung (das Hüftgelenk durch Drehung in der Taille nach hinten bringen) und der Plantarflexion des Fußgelenks (Zehen nach hinten beugen).

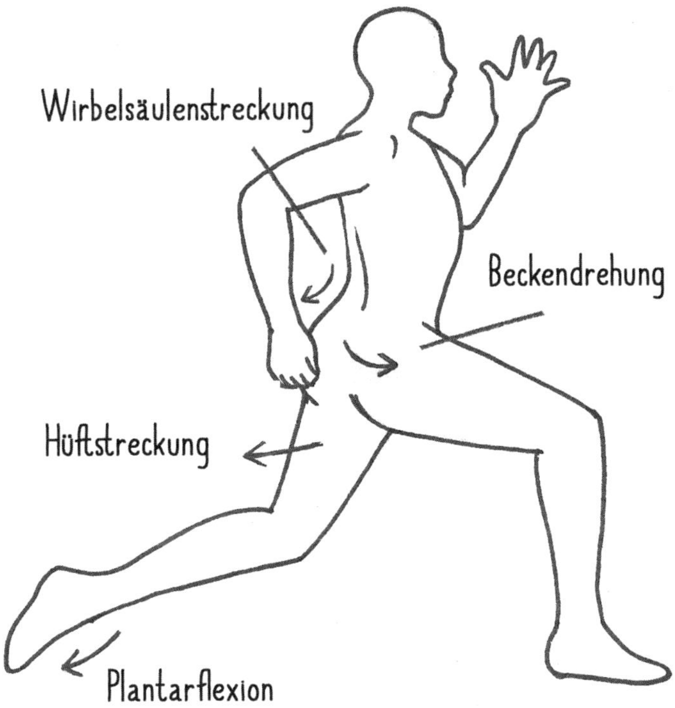

Im Falle einer schnellen Flucht oder aber eines explosiven Sprints zum Erjagen der nächsten Mahlzeit würde man alle diese Gelenkbewegungen in Anspruch nehmen, da sie zusammen die Schnellkraft optimal nutzen und die Erfolgschancen erhöhen.

EIN VORBILD AUS DEM TIERREICH

Ein Beispiel für einen solchen Ganzkörpereinsatz findest du, wenn du einen jagenden Geparden in Seitenansicht beobachtest. Du wirst sehen, dass sich seine Fuß-, Knie-, Hüft- und Wirbelsäulengelenke bis zum Anschlag beugen und strecken, um die Rennleistung kurzzeitig zu maximieren. Es ist ein faszinierender Anblick. (Falls in deiner Gegend keine Geparden jagen, findest du welche auf YouTube.)

DAS LAUFBAND: EINE GANZ ANDERE (INNERE) UMGEBUNG

In Experten- wie Laienkreisen ist mir das Laufband als ein Gerät beschrieben worden, das den *Ort* des Gehens oder Laufens nach drinnen verlegt, aber ich habe nichts darüber gehört, wie es die *Art* des Gehens verändert.

Beim Gehen auf festem Grund interagiert die Sohle des Fußes (oder des Schuhs) mit dem Boden und aktiviert über diesen Kontakt bestimmte muskuläre Muster, um sich nach unten und hinten in den Boden abzustoßen. Dadurch entsteht eine Gegenkraft des Bodens, die wiederum den Körper vorwärts- und über das nach hinten arbeitende Bein hinwegschiebt. Beim Gehen auf dem Laufband bewegt sich das Band bereits nach hinten, deshalb kann sich das Bein nicht so gut nach hinten abstoßen (dazu mehr in Kapitel 10). Auf dem Laufband arbeiten die Beine nach vorne, um die Rückwärtsbewegung des Laufbands zu »abzufangen« und nicht rückwärts vom Gerät geschoben zu werden.

Auf den ersten Blick erkennt man keinen großen Unterschied zwischen beiden Gehweisen. Die Glieder bewegen sich ungefähr gleich – Arme und Beine schwingen im Verhältnis zum Rumpf vor und zurück, auf etwa der gleichen Strecke. Was den Stoffwechsel angeht, wird etwa die gleiche Kalorienanzahl verbrannt (wobei das Gehen auf dem Laufband manchmal ein wenig mehr verbraucht). Vergleichende Forschungen haben einige biomechanische Unterschiede in Schrittfrequenz und -länge festgestellt sowie in der Dauer der Phase, während der man auf einem Fuß steht, und im Bewegungsumfang des Hüftgelenks. Auf dem Laufband ist tendenziell mehr Hüftbeugung gefordert, was angesichts der eingeschränkten Hüftstreckung nur folgerichtig ist.

Schaut man auf den Fitnesseffekt – Kalorienverbrennung, Herz-Kreislauf-Training, Stressabbau – sind die Unterschiede wahrscheinlich irrelevant. Aber wenn man darauf schaut, wie sich unser Körperbau Lasten anpasst – wie sich insbesondere die Form von Knochen und Muskeln aus einem bestimmten Muskelgebrauch ergibt –, fallen einige Unterschiede ins Gewicht.

Ich habe schwarz auf weiß gelesen, dass »der Körper letztendlich nicht weiß, ob er auf dem Band oder übers Land läuft …«, aber da möchte ich widersprechen. Ich würde sagen, dass der Unterschied zwischen dem Gehen auf dem Laufband und dem Gehen auf festem Grund von der Sichtweise abhängt. Vergleicht man auf dem Papier ein paar isolierte Variablen miteinander, kann man durchaus eine Ähnlichkeit herstellen. Aber der Körper (und seine Billionen von Mechanosensoren) richtet sich nicht nach ein paar einzelnen Variablen. Stattdessen bietet er ein völlig anderes Bild (sprich: Körperform) abhängig davon, ob er auf dem Boden oder auf dem Laufband geht.

Nachdem du einen Geparden hast rennen sehen, solltest du dir allerdings auch ein Video eines *gehenden* Geparden heraussuchen. Du wirst feststellen, dass der Gepard den Spielraum seiner Gelenke nicht ständig ausreizt, sondern hauptsächlich die Hüften einsetzt, um sich vorwärtszuschieben. Natürlich könnte der Gepard auch seine Wirbelsäule in Schwingung versetzen, mit der Kraft seiner Waden vorwärtsschnellen und die Vorderbeinmuskeln mit jedem Schritt neu rekrutieren, aber das tut er nicht. Warum? Weil eine solche Bewegungsweise einen enormen Energieeinsatz erfordert, was Muskelkraft und Gewebeverschleiß betrifft. Eine solche Bewegungsweise hat einen sehr hohen Preis.

Die genetisch festgelegte Bauweise von Knochen und Gelenken basiert auf den Gebrauchsmustern der Vergangenheit. Meine Hypothese: Wenn Geparden beim Gehen immer die Wirbelsäule beugen und strecken würden, wären ihre Wirbelsäulengelenke evolutionär mindestens so robust geworden wie ihre Hüft- und Kniegelenke. Stattdessen spiegelt ihr Knochenbau ebenso wie unserer die Art und Weise wieder, in der Geparden seit Tausenden von Jahren ihren Körper gebrauchen. Geparden trotten viel öfter, als dass sie sprinten, und dieses Muster zeigt sich in der Form und der Größe ihrer Gelenke.

Die Hüfte des Menschen ist ein extrem robustes Gelenk. Lange Hebel und riesige Muskelmassen befähigen es zu kraftvollem Vorwärtsantrieb, und doch setzen die meisten modernen Menschen das Hüftgelenk beim Gehen kaum ein. Das mag zunächst verwundern, denn wenn man sich umschaut, scheint jedermann beim Gehen die Beine nach vorne und hinten zu bewegen. Wenn ihre Beine sich relativ zum Boden bewegen, dann müssen die Hüftgelenke doch funktionieren. Das ist aber nicht der Fall.

MUSCULUS RECTUS FEMORIS

Einer der vier Muskelköpfe des Quadrizeps, der Muskelgruppe der Oberschenkelvorderseite. Der *M. rectus femoris* (gerader Muskel des Oberschenkels) ist unter ihnen der einzige Muskel, der das Becken mit dem Unterschenkel verbindet. Die anderen drei Quadrizepsmuskeln erstrecken sich zwischen Ober- und Unterschenkel.

Weil wir so viel Zeit im Sitzen verbringen und weil auch ein Großteil unserer sportlichen Aktivität mit gebeugten Hüften stattfindet, haben sich die Muskeln, die den Oberschenkel mit Becken (Iliacus) und Rumpf (Psoas) verbinden, verkürzt. Die meisten von uns verfügen nicht über die nötige Muskellänge (von Rectus femoris, Iliacus und Psoas) oder Muskelkraft (in den Gesäßmuskeln und der Oberschenkelrückseite), um die Beine mühelos nach hinten zu bewegen.

Wenn dieses fundamentale Hüftproblem mit schwachen Füßen, chronisch gebeugten Knien und unterentwickelter Rumpfmuskulatur zusammenfällt, wird unser Gehen eine Abfolge komplizierter Stürze, in denen zahlreiche winzige Bewegungen stecken: Bewegungen, die nicht zur Vorwärtsbewegung beitragen und die Körperstrukturen schneller als nötig verschleißen.

EIN PROBLEM, VERSCHIEDENE AUSPRÄGUNGEN

Auch wenn wir die gleiche kulturelle Erfahrung teilen, sind unsere persönlichen Erfahrungen damit unterschiedlich. Zwar sitzen wir ungefähr gleich viel, aber wir betreiben nicht alle den gleichen Sport (wenn überhaupt) oder das gleiche Fitnesstraining, und wir haben verschiedene Körpermaße. Daher kompensieren wir die unzureichende Länge unserer Hüftbeuger beim Gehen allesamt auf verschiedene Weise – woraus sich eine individuelle Kombination aus Zehengang, Beugen und Strecken der Knie, Beckenrotation, Fußgelenkverdrehung, Drehung des ganzen Körpers um die Längsachse und Krümmung der Wirbelsäule oberhalb des Beckens ergibt.

Wenn dir ein »federnder Gang« nachgesagt wird, bist du wahrscheinlich Zehengänger. Zehengänger haben elastisch federnde Fußgelenke, aber das Auf-und-ab-Wippen ist verschwendete Bewegung und trägt wenig zum Vorankommen bei. Um das Federn aus den Knien heraus nachzuvollziehen, kannst du im Stehen die Knie ein paarmal beugen und strecken. Dann mache das Gleiche beim Gehen. Wie du dir vorstellen kannst, ist es nicht nötig, dass die Knie sich beim Gehen auf ebener Erde auf- und abbewegen.

Falls du lateinamerikanische Tänze liebst, bist du mit dem obligatorischen Hüftschwung vertraut. Diese Bewegung macht sich gut beim Cumbia-Tanzen, aber wenn sie bei jedem Schritt geschieht, ist sie ein Anzeichen dafür, dass deine Hüftgelenke nicht richtig arbeiten. Das Verdrehen des Fußgelenks erinnert dagegen an die Gangart von Seeschildkröten. So wie sich die Flosse einer Schildkröte beim Abstoßen dreht, kann sich auch der Fuß so bewegen, als wäre er vorne am Boden festgenagelt, während sich die Ferse zur Mitte hin eindreht. Prüfe deine Socken. Löcher an den Fußballen? Womöglich drehst du beim Gehen auf den Ballen.

Seitliches Schwanken ist das Erste, was Anfängern der Ganganalyse auffällt, wenn sie jemanden um seine Längsachse schwenken sehen. Beim stehenden oder gehenden Menschen sollte die Längsachse senkrecht zum Boden verlaufen, aber wenn der Körper so steif ist, dass sich wichtige Gelenke nicht mehr bewegen können, kommt man nur vorwärts, indem man sich zur einen Seite lehnt und die andere Körperseite nach vorne schwingt. Die Längsachse des Körpers schaukelt dann seitwärts, während die vom Boden gehobene Körperhälfte um sie herum und hinterherkreiselt. Um ein Bild vor Augen zu haben, kannst du im Internet nach »gehende Pinguine« suchen. Diese Gangart wird gemeinhin als Watscheln bezeichnet, aber den Begriff mag ich nicht besonders, weil er oft mit Übergewicht in Zusammenhang gebracht wird. Dabei kann man diese Gangart ebenso häufig bei sehr schlanken Menschen beobachten.

Am schwierigsten ist die Krümmung des unteren Rückens beim Gehen festzustellen, weil sie ähnlich aussieht wie die Hüftstreckung. Nur dass nicht das Bein aus der Hüfte heraus nach hinten geführt wird, sondern Bein und Becken als Ganzes bewegt werden. Die Drehachse der Lendenwirbelsäule ist zwar nur 12 bis 15 Zentimeter von der Achse des Hüftgelenks entfernt, aber welche Muskeln würdest du lieber zum Gehen einsetzen? Die winzig kleinen Wirbelsäulenmuskeln oder die gleich unterhalb liegenden Fleischberge (sprich: Gesäßmuskeln)?

Damit du die verschiedenen Gehgewohnheiten klar zu unterscheiden lernst, habe ich sie isoliert dargestellt, aber dein Gangmuster setzt sich wahrscheinlich aus allen einzelnen dieser Variablen zusammen, wobei eine oder zwei besonders stark eingesetzt werden.

Inzwischen kannst du dir wahrscheinlich schon vorstellen, dass jedes dieser kombinierten Muster diverse Überlastungsschäden mit sich bringt. Nicht, dass diese Bewegungsweisen an und für sich schädlich für den Körper wären, aber ihr ständiger Gebrauch passt einfach nicht gut zum Körperbau. Aber: Zusätzlich zu den Belastungsschäden, die aus unserer individuellen Gangart herrühren, haben wir alle die gleichen, aus mangelnder Nutzung des Hüftgelenks entstehenden Probleme – denn das Hüftgelenk nutzen wir fast alle zu wenig.

Von den hier aufgeführten Ausgleichsübungen profitieren wirklich die meisten Menschen. Auch wenn wir alle anatomisch einzigartig sind und individuelle Erfahrungen und Anpassungen vorweisen, sind unsere Möglichkeiten, fehlende Hüftgelenkstreckung zu kompensieren, doch begrenzt. Die folgende Übungsreihe ist dazu gedacht, die Strecke, über die hinweg das Hüftgelenk das Körpergewicht tragen und steuern kann, zu verlängern und so die oftmals übertriebene Gelenkaktivität von Wirbelsäule und Knien zu verringern.

• Hüftstreckung testen

Um festzustellen, wie weit du das Hüftgelenk zurzeit strecken kannst, legst du dich bäuchlings auf den Boden und hältst mit den drei Ausrichtungspunkten des Beckens (rechtem und linkem Hüftknochen sowie der Symphyse) Bodenkontakt. Achte besonders darauf, dass die Symphyse sich nicht vom Boden hebt, und probiere aus, wie hoch du das gestreckte Bein heben kannst. Ziemlich hoch? Musstest du Bauchmuskeln anspannen, um beim Heben des Beins das Becken am Boden zu halten? Diese Anspannung ist eine Kompensation, die der Verspannung der Hüftbeuger entgegengesetzt wird, aber das ist nicht optimal. Im Idealfall kann sich das Hüftgelenk ohne diesen Ausgleichsmechanismus strecken. Beim Gehen führt dieser Mangel an Gelenkigkeit dazu, dass du die Lendenwirbelsäule krümmst, statt die Hüftgelenke zu strecken.

HÜFSTRECKUNG VERBESSERN

Wer die Rückwärtsbewegung der Beine verbessern will, hört meistens diesen Rat: »Kräftige deinen Po.« Und ich wäre die Letzte, die dich davon abhält, deinen Po zu kräftigen. Ich bin absolut dafür, dass du dein Hinterteil auf Vordermann bringst. Aber wenn du deinen Po kräftigst, um dem Widerstand deiner eigenen muskulären Anpassungen entgegenzuwirken, kämpfst du nur gegen dich selbst. Die Kraft kommt von selbst, wenn du abwechselnd die semipermanenten Verspannungen von Psoas, Quadrizeps und Hüftbeugern löst und der Hüft- und Gesäßmuskulatur mehr Gehlast zumutest. Das fördert nicht nur ein gesundes Verhältnis zwischen den einzelnen Körperteilen (denk an die Definition von Ausrichtung), sondern verhindert auch, dass du dir exzessive Verspannungen antrainierst, die anderswo Schaden anrichten. Ein kräftiger Po ist etwas Tolles. Ein Po, der so kräftig ist, dass er Kreuzbein und Beckenboden stabilisiert und dich gleichzeitig bergauf steigen lässt, ist mehr als toll, nämlich fantastisch. Ein Pomuskel, der isoliert trainiert wird (hundertmal Beinheben auf allen Vieren oder Gesäßmuskeltraining auf dem Bauch, ohne Belastung des Beckenbodens), kann zum Problem werden. Was ich mit alledem sagen möchte, ist: Erst lassen wir die Hüftmuskeln los, dann lassen wir die Gesäßmuskeln arbeiten – von selbst. Die drei Muskelgruppen, die das Bein an der Rückwärtsbewegung hindern, habe ich bereits aufgeführt. Die Psoasentspannung kommt in Kapitel 8 vor, bei den folgenden Übungen geht es um die anderen Hüftbeuger.

- **Iliacus loslassen**

Der *Musculus iliacus* verläuft zwischen Becken und Oberschenkelknochen. Er verkürzt sich durch Anpassung an das Sitzen. Wenn du viel sitzt, hat der Bursche sich wahrscheinlich angepasst. Um ihn zu lösen, beginnst du mit sanfter Zuglast.

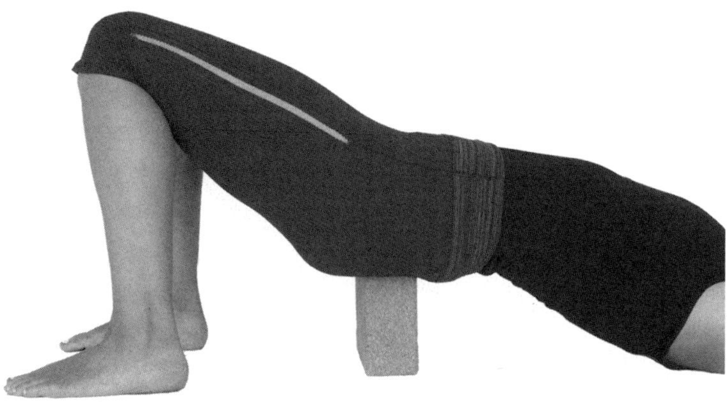

Lege dich auf den Rücken (Hals und Schultern bei Bedarf unterpolstert) und bocke das untere Ende des Beckens (Richtung Beine) mit einem Polster oder einer Rolle auf. Das obere Ende des Beckens (Richtung Kopf) sollte in Richtung Boden kippen, sodass eine passive Hüftstreckung entsteht.

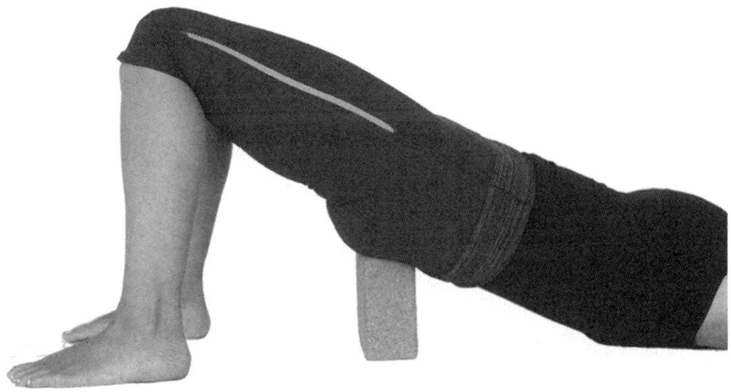

Kippe das Becken nicht aktiv, das wäre nicht im Sinne des »Loslassens«. Lass zu, dass die Schwerkraft die Hüftstreckung für dich besorgt. Lege dich so lange in die Streckung, wie du möchtest. Auch wenn dein Becken sich nicht bewegt, gibt die Schwerkraft den Muskeln das Signal zum Längerwerden.

Diese Übung kannst du eigentlich jetzt sofort machen und dabei weiterlesen.

Das ist mein Ernst. Fang gleich damit an.

- **Passive Hüftstreckung in Bauchlage**

Einen Großteil dieses Buches habe ich auf dem Bauch liegend geschrieben – ganz schlimm für den unteren Rücken, nicht wahr?

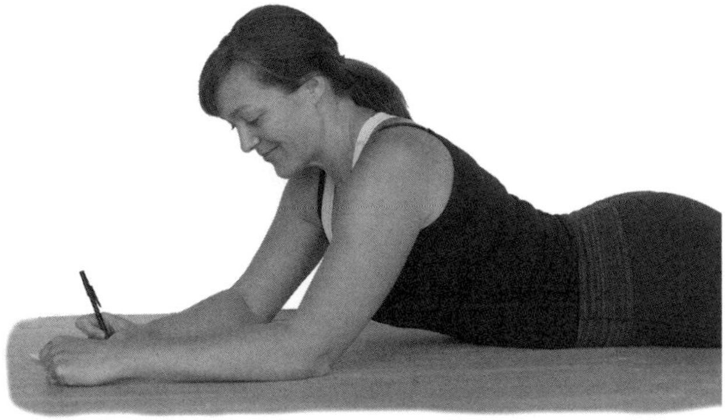

Ein Trick, um schmerzfrei in dieser Lage zu verweilen, ist, das Becken so auf einer Decke (ich benutze eine halbe Schaumstoffrolle) aufzubocken, dass die Hüftknochen angehoben sind, die Symphyse aber auf dem Boden liegt.

Durch diese Ruhelage nutzte ich meine Schreibzeit (viele Stunden lang) dazu, die Muskeln zwischen Becken und Oberschenkeln stundenlang unter Zuglast zu setzen. Ich habe wie jedermann nicht viel Zeit übrig. Du kannst diese Übung beim Fernsehen, Ausruhen oder bei der Arbeit am Laptop machen.

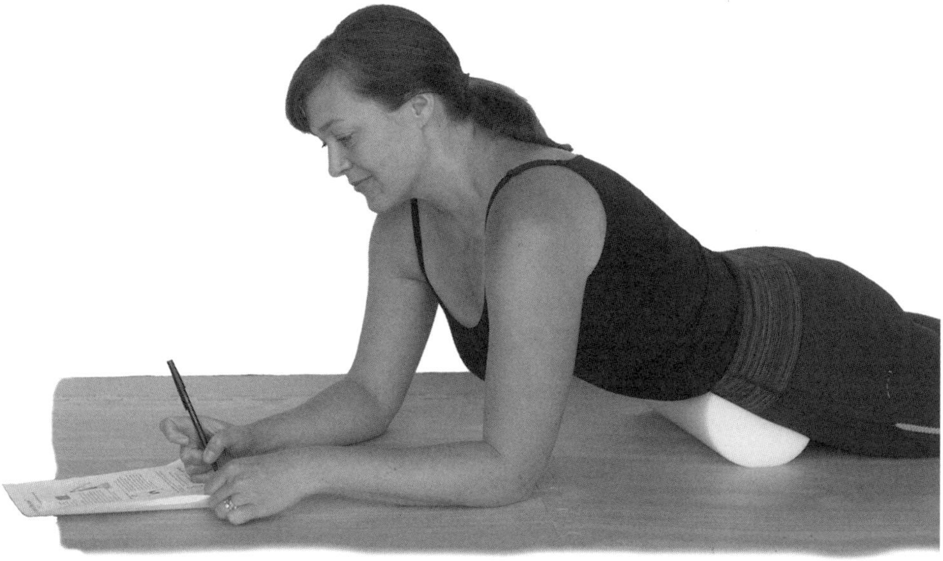

- **Ausfallschritt**

Stelle dich auf Hände und Knie (am besten auf eine weiche Unterlage wie einen Teppich oder eine Yogamatte) und mache mit dem rechten Bein einen Schritt nach vorne, sodass das Schienbein senkrecht steht. Bringe dann das Becken in die Neutralstellung (Hüftknochen und Symphyse in einer senkrechten Ebene).

Halte dieses Dreieck senkrecht, damit das Becken nicht kippt oder sich dreht – absolut unerlässlich, wenn du die Muskeln zwischen Becken und Oberschenkel isoliert ansprechen willst.

Wenn du die richtige Haltung eingenommen hast, senkst du das Becken zum Boden hin, indem du den vorderen Fuß vorschiebst, bis du das hintere Bein nicht weiter strecken kannst. Die Hüftbeuger sind jetzt unter Zuglast. Seitenwechsel.

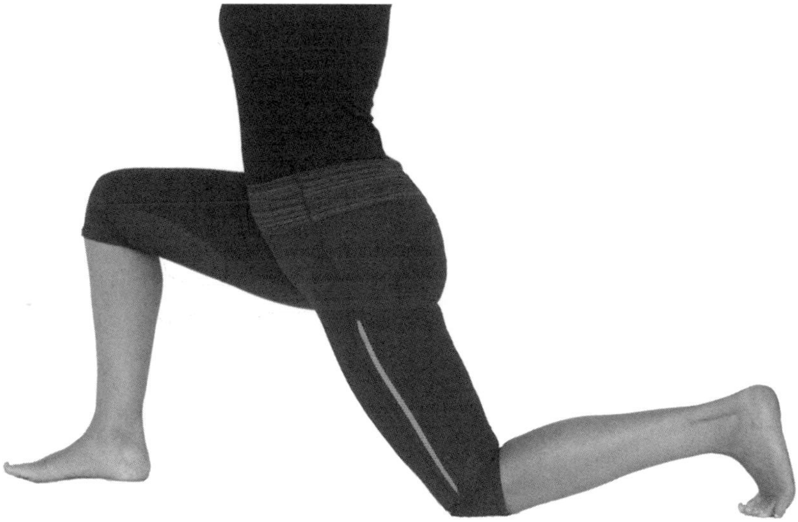

Häufiger Fehler: Wenn du nicht aufpasst, kippt das Becken nach vorne (wie eine Suppenschüssel, die du vor dir ausschüttest). Bei gekipptem Becken verlagert sich die Streckung vom Hüftgelenk auf den unteren Rücken – genau das, was du nicht willst.

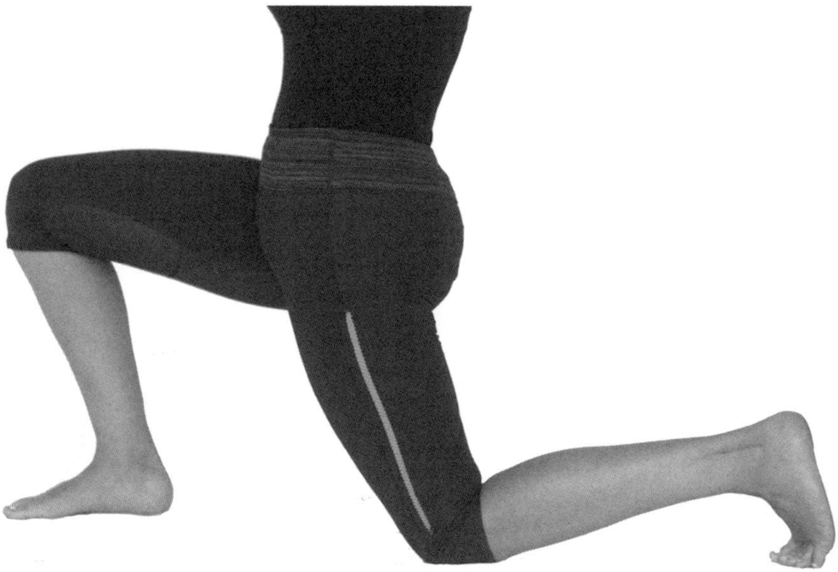

Wenn du die beim Gehen entstehenden Lasten verbessern willst, ist die Stabilisierung des Beckens unerlässlich.

- **Ausfallschritt – Regenbogenvariante**

Hüftstreckung in der Sagittalebene (also direkt nach hinten) ist hilfreich, wenn man geradeaus über flachen Untergrund geht, in der Natur aber muss sich das Bein in verschiedene Richtungen strecken. Um die Regenbogen-Hüftstreckung zu üben, kannst du als Erstes den hinteren Oberschenkel auswärtsdrehen, indem du den Fuß weiter zur Mittellinie legst. Dann gehst du immer wieder in den Ausfallschritt und versetzt zwischendurch den Fuß weg von der Mittellinie, immer um acht bis zehn Zentimeter. Du kannst den Fuß natürlich jedes Mal noch mehr oder weniger versetzen, je nachdem, wie viel Zeit du hast. Mit jedem Grad Oberschenkelrotation entsteht eine einzigartige Last durch die Hüftstreckung.

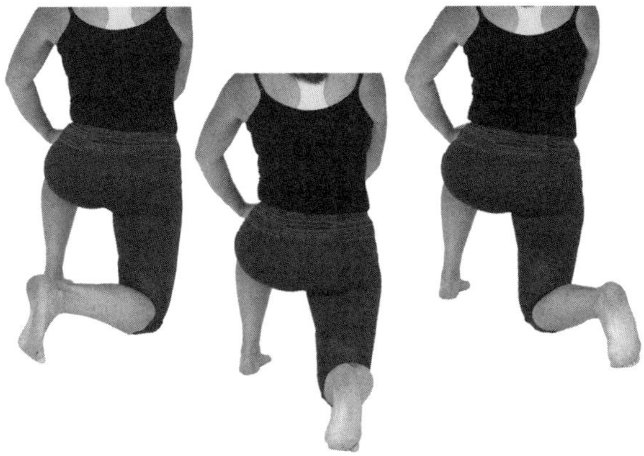

- **Quadrizeps testen**

Die meisten von uns dehnen schon seit Jahrzehnten auf irgendeine Weise ihren Quadrizeps (ich hab's in der 3. Klasse gelernt), achten dabei aber kaum auf die Details. Probier mal Folgendes: Stelle dich hin und versuche, das untere Ende des rechten Schienbeins nach hinten zur Hand zu führen, ohne ins Hohlkreuz zu gehen, die Knie zu spreizen, das Knie vorzustrecken, zur Seite zu lehnen oder Schwung zu nehmen (also den Unterschenkel hochschnellen zu lassen). Wahrscheinlich ist dein Quadrizeps nicht lang genug, um den Unterschenkel ohne irgendwelche Kompensationsmechanismen (also andere Gelenkbewegungen) zu fassen. Probier es auch auf der anderen Seite.

- **Quadrizeps dehnen**

Leg dich so auf den Bauch, dass Hüftknochen und Symphyse Bodenkontakt haben. Lass ein Bein liegen, beuge auf der anderen Seite das Knie und halte das Bein am Knöchel fest, ohne die Knie zu spreizen oder die Symphyse anzuheben (alias Hohlkreuz).

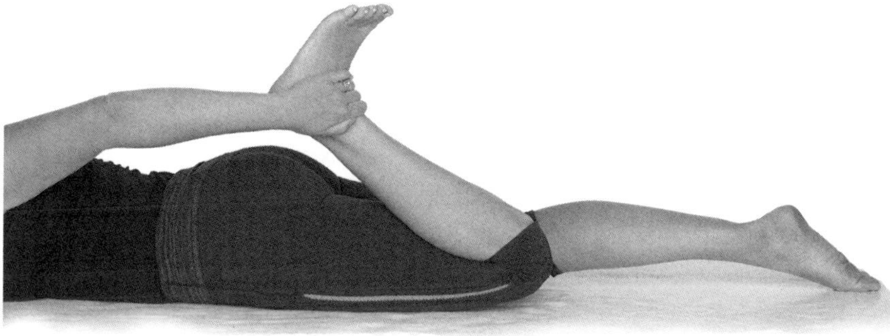

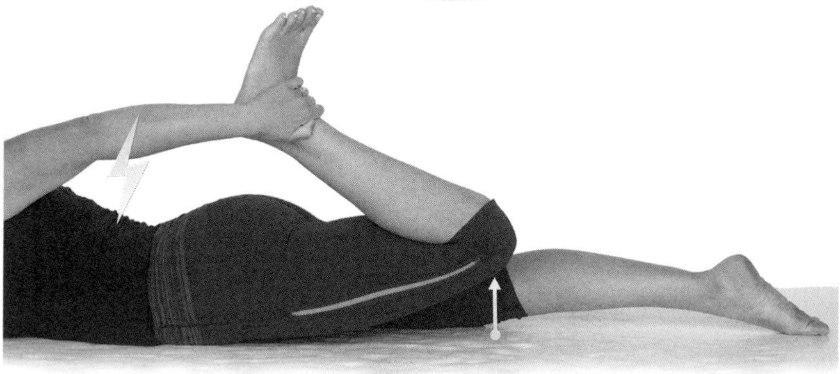

Wenn du den Knöchel nicht erreichst, kannst du einen Gurt oder einen Gürtel benutzen (oder eine der oben genannten Schummeleien), aber spätestens wenn du den Fuß in der Hand hältst, solltest du die Symphyse wieder zum Boden bringen. Wenn sie keinen Bodenkontakt hat, geschieht die Beugung des Knies auf Kosten der Wirbelsäule.

Denk dran, es geht darum, den Bewegungsspielraum des *Hüftgelenks* zu erweitern. Becken stabil halten!

Möchtest du mehr? Dann kombiniere die *passive Hüftstreckung in Bauchlage* (mit vorne aufgebocktem Becken) mit dieser Quadrizepsdehnung – auf diese Weise dehnst du alle vier Quadrizepsmuskeln auf einmal.

EIN BISSCHEN ANATOMIE

Das lateinische Wort *vagina* bedeutet »Abdeckung, Scheide, Hülle« und leitet sich von der Wurzel *vas*, »Gefäß« ab. In den Anfängen der Anatomie wurde es synonym mit dem Wort *fascia* verwendet.

DREHUNG VON OBERSCHENKEL, UNTERSCHENKEL UND KNIESCHEIBE

Alle vier Quadrizepsmuskeln überspannen das Kniegelenk, gehen in die Patellarsehne über und setzen am Schienbein gleich unterhalb des Knies an. Die Kniescheibe (*Patella*) ist in die Patellarsehne eingelassen. Im Idealfall sitzt die Kniescheibe in ihrem Gleitlager, einer Vertiefung, die sich in Jahrtausenden für die Führung der Kniescheibe beim Beugen und Strecken des Beins ausgebildet hat. Nur leider sind viele von uns (darunter auch ich) jahrelang mit einem bestimmten Gangmuster herumgelaufen, das von äußerst schwachen Füßen und mangelndem Hüfteinsatz geprägt wurde – und das mit der Zeit das Schienbein relativ zum Oberschenkel auswärtsgedreht hat. Dadurch gerät die Kniescheibe unter Zug, sodass sie aus ihrem Gleitlager gezogen wird. Diese Seitwärtsverlagerung platziert die Kniescheibe auf einer anderen Knorpelfläche, die nicht den genetisch vorbestimmten Platz für reibungsarme Bewegung bietet. Hier sitzt nun Knochen auf Knochen, was das Laufen, Gehen und sogar Knien zur Qual macht.

Also: Das Schienbein muss wieder an seinen Platz zurückgedreht werden. Die seitlichen Oberschenkelmuskeln müssen ihre Spannung lockern, während die Muskeln der Oberschenkelinnenseite – die die Kniescheibe wieder zur Mitte des Knies ziehen können – aktiv werden müssen. Klingt gut?

Der Schenkelbindenspanner oder TFL (kurz für lateinisch *Musculus tensor fasciae latae*, was wie eine italienische Kaffeespezialität klingt) ist ein kleiner Muskel in Hüftnähe, der das an der Schenkelaußenseite zum Knie hin verlaufende Iliotibialband spannt. Bei exzessivem Sitzen kann er sich an die Verkürzung im 90-Grad-Winkel anpassen und dann wiederum eine geringe, aber ständige Auswärtsdrehung des Unterschenkels verursachen.

• TFL-Dehnung mit Gurt

Weniger sitzen ist eine gute Möglichkeit, um die Länge des TFL zu verbessern, aber mit dieser Übung kannst du auch direkt eine dehnende Kraft auf ihn ausüben.

Lege dich so auf den Rücken, dass die Oberschenkelrückseite des linken Beins auf dem Boden liegt (falls sie keinen Bodenkontakt hat, solltest du den Oberkörper so unterpolstern, dass sie welchen bekommt). Hebe das rechte Bein hoch und lege einen Gurt oder Riemen (oder Gürtel) um den Fuß. Zieh so am Gurt, dass der Fuß einen 90-Grad-Winkel einnimmt (rechtes Bild). Strecke das Knie. Neige das Bein nach links, ohne das Becken zu kippen, bis du die Zuglast an der rechten Hüfte spürst. Seitenwechsel.

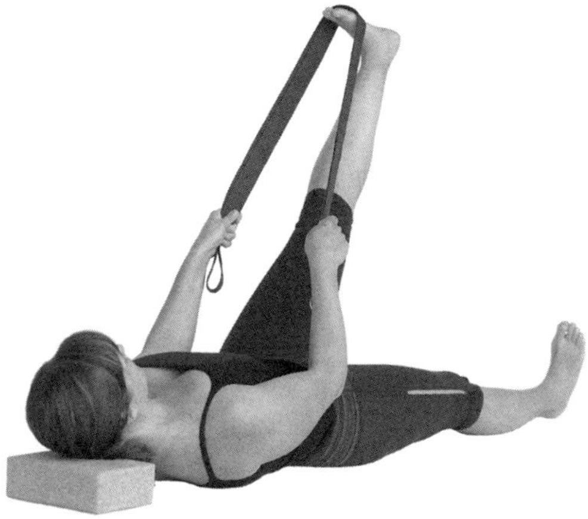

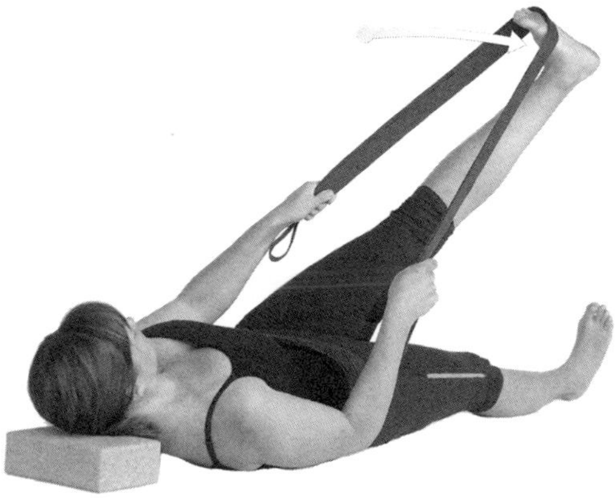

- **TFL-Dehnung mit Gurt – Regenbogenvariante**
  Die Last, die auf den TFL wirkt, ändert sich mit der Drehung des Oberschenkels. Drehe den Oberschenkel bis zum Anschlag auswärts (der Fuß sollte jetzt nach außen zeigen), bevor du das Bein neigst. Wiederhole die Dehnung mehrmals mit immer weiter einwärtsgedrehtem Oberschenkel (der Fuß dient als Zeiger). Seitenwechsel.

- **Unterschenkel drehen**

Obwohl wir das Knie gemeinhin für ein Gelenk halten, das sich beugt oder streckt, kann es auch drehen. Es hat dabei keine große Bewegungsspanne, aber die Drehbarkeit trägt zur Gesunderhaltung des Knies bei. Du wirst gleich womöglich feststellen, dass dein Unterschenkel, wie bei vielen anderen auch, übermäßig auswärtsgedreht ist und von den verkrampften Schienbeinmuskeln in dieser Fehlausrichtung gehalten wird. Die Einwärtsdrehung ist extrem schwierig.

Setz dich mit gebeugten Knien hin. Drehe den gesamten Unterschenkel zur Körpermittellinie hin; dadurch wird auch der Fuß nach vorne zeigen. Leichter machst du es dir, indem du das Schienbein mit den Händen drehst. Drehe den Unterschenkel auswärts (das geht viel leichter!) und dann erneut einwärts.

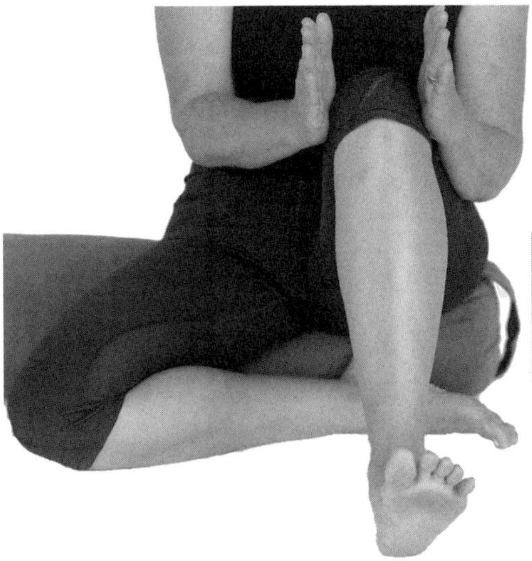

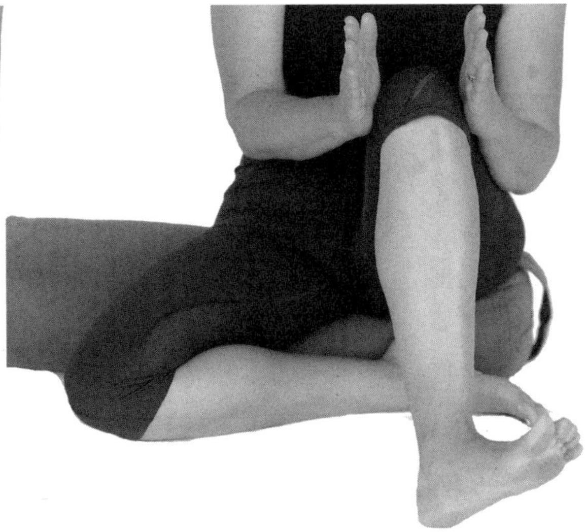

Diese Übung ist eine der wenigen, die (anfangs) am besten mit einem Stiefel gelingen, der die Drehung des Fußgelenks verhindert. Wieso? Weil man beim Versuch, den Unterschenkel zu drehen, gerne auch den Fuß mitbewegt – was die Unterschenkeldrehung nur vortäuscht (Da, mein Fuß bewegt sich!), ohne dass im Knie irgendwas passiert.

- **Kniescheibe zentrieren**

Lege dich auf den Rücken; ein Bein bleibt ausgestreckt liegen, während du das andere anwinkelst. Bevor du mit der Übung beginnst, sollte das Becken so ausgerichtet sein, dass sich Hüftknochen und Symphyse auf einer waagerechten Ebene befinden. Drehe den Oberschenkel so, dass die Kniekehle zentriert ist (wie in Kapitel 6, weißt du noch?).

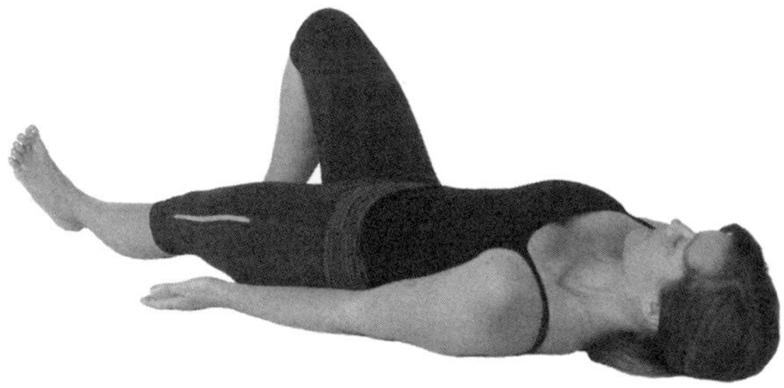

Hebe das ausgestreckte Bein so hoch, bis beide Knie auf gleicher Höhe sind, ohne dabei das Becken zu bewegen.

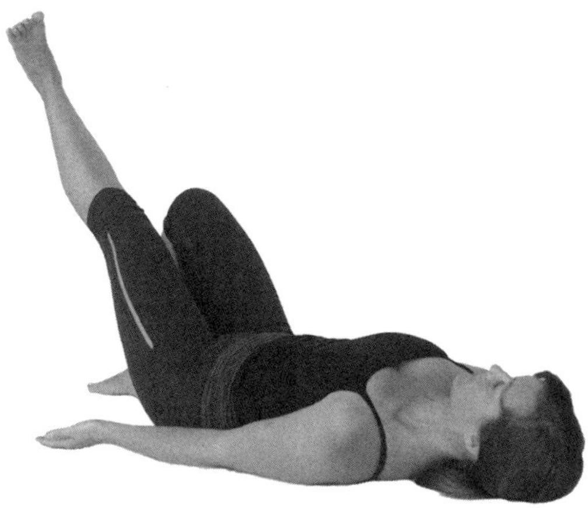

Führe die Bewegung langsam aus, nimm dir Zeit, um das Bein anzuheben, und wiederhole die Bewegung ein paarmal oder bis du nicht mehr kannst. Hatte ich erwähnt, dass du NICHT DAS BECKEN BEWEGEN sollst? Wenn das Becken beim Heben des Beins nach hinten kippt, benutzt du nicht den Quadrizeps, sondern den Psoas. Und das nach all den Übungen zur Psoasentspannung – also achte darauf, dass du das Becken nicht bewegst und den Quadrizeps einsetzt. Verstanden? Seitenwechsel.

SPIELT DEIN HÜFTGELENK MIT?

Gehen ist im Wesentlichen ein kurzes Balancieren auf einem Bein, gefolgt von noch einem und noch einem. Wenn wir auf einem Bein stehen, muss dieses Bein – besonders seine seitliche Hüftmuskulatur – kräftig genug sein, um die Last des restlichen Körpers zu tragen.

Die seitlichen Hüftmuskeln werden oft zur Gruppe der *Abduktoren* zusammengefasst, aber die Bezeichnung ist irreführend, da sie impliziert, diese Muskeln bewegten die Oberschenkel weg vom unbewegten Körper – was beim Abduktorentraining im Sitzen oder im Seitwärtsgang mit Thera-Band auch der Fall ist. Solche Übungen zielen zwar auf die seitliche Hüftmuskulatur, berücksichtigen aber nicht den Gebrauch dieser Muskeln beim Gehen.

ABDUKTION

Der anatomische Begriff für das Abspreizen eines Körperteils weg von der Mittellinie des Körpers.

Beim Gehen müssen die Abduktoren nämlich während der Gewichtsverlagerung auf ein einzelnes Bein eine der Abduktion *entgegengesetzte* Bewegung vollbringen; statt das Bein vom Körper weg zu bewegen, müssen sie den Körper *hin* zum Last tragenden Bein bringen. Das Herunterziehen der einen Seite des Beckens hebt die andere Seite leicht an, sodass das freie Bein Platz hat, nach vorne zu schwingen, ohne das Knie zu sehr beugen zu müssen. Anders gesagt: Solltest du beim Gehen ein fleißiger »Kniebeuger« sein, bist du wohl eher ein spärlicher Abduktorenbenutzer.

- **Beckenneigen**

Du beginnst im Stand, beide Füße nach vorne gerichtet und hüftbreit auseinander. Das Gewicht sollte auf den Fersen ruhen, die Knie sind ganz gestreckt.

Lege die rechte Hand auf die rechte Hüfte und versuche, die rechte Seite des Beckens in Richtung Boden zu bewegen. Diese Abwärtsbewegung führt dazu, dass sich der linke Fuß vom Boden hebt. Achte darauf, dass du keines der Knie beugst und dass du die Kniescheiben loslässt.

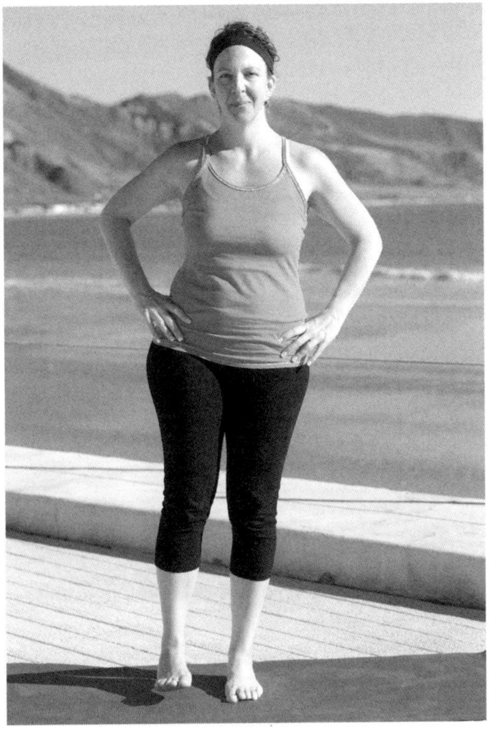

Wackelt das Fußgelenk des Standbeins oder berührt der schwebende Fuß ab und zu den Boden? Kippt das Becken nach vorne oder hinten, oder knicken die Knie ein? Müssen die Arme aktiv werden, um das Gleichgewicht zu halten? Das sind allesamt Zeichen dafür, dass du deine Abduktoren beim Gehen bisher nicht regelmäßig eingesetzt hast. Um instabile Fußgelenke und Gleichgewichtsprobleme zu beheben, solltest du diese Übung öfter und länger praktizieren.

Vorsicht, Schummelei: Man kann den »äußeren Schein« dieser Übung vorspiegeln, indem man die schwebende Seite des Beckens mit den Muskeln des unteren Rückens hochhievt. Die gleiche Bewegung, unterschiedliche Muskelgruppen. Lege deine Hand auf die Hüfte des Standbeins, um dich daran zu erinnern, welche Muskeln die Bewegung zustande bringen sollen.

ARMSCHWINGEN

Deine Arbeit mit dem Oberkörper beeinflusst automatisch auch die Art und Weise, wie deine Arme sich am Gehen beteiligen. Der reziproke Armschwung ist die reflexhafte (man muss nicht drüber nachdenken) Rückwärtsbewegung des einen Arms gleichzeitig mit der Rückwärtsbewegung des gegenseitigen Beins. Diese Bewegung ist ein natürlicher Balancemechanismus, der die Verdrehung der Wirbelsäule mindert und es den Wirbelsäulenmuskeln erspart, sich bei jedem Schritt zur Stabilisation der Wirbelsäule anspannen zu müssen.

Viele Leute »pumpen« allerdings mit angewinkelten Armen vor dem Körper her, um mehr Muskelarbeit zu verrichten. Dieses Hochheben der Arme ist das Gegenteil der natürlichen Rückwärtsbewegung. Mit Hanteln in den Händen lässt sich der metabolische Effekt des Trainings noch steigern, aber man zahlt dafür einen biologischen Preis, der unmittelbar in Form von Ausgleichslasten an anderen Stellen entrichtet wird. Mein Tipp: Verzichte auf die Hanteln und steigere deine Belastung auf natürliche Weise – indem du deinen Körper öfter und umfassender bewegst – und lass die Rückseite der Oberarme (eine der besonders unterforderten Körperregionen) in ihrer Richtung und ihrem Rhythmus arbeiten, dann bleiben sie ganz natürlich in Form!

FALLEN KOSTET WENIGER ENERGIE

Das Abstoßen nach hinten ist nicht die einzige Möglichkeit der Fortbewegung; wir können uns auch mehr oder weniger nach vorne lehnen und von der Schwerkraft vorwärtsziehen lassen – aber dadurch wird das Gehen zum Fallen. Weniger Muskeleinsatz, weniger Kalorienverbrauch, weniger Durchblutung, weniger Sauerstoffversorgung und mehr Strapazen für diejenigen Gewebe, die die Wirkung des Sturzes dämpfen müssen. Kurz: Je mehr wir fallen, desto weniger leisten wir – wahrscheinlich der Grund dafür, warum diese Art der Fortbewegung so weit verbreitet ist.

Sich nach vorne zu lehnen, um in Bewegung zu kommen, ist kurzfristig einigermaßen sinnvoll (ich sage ***einigermaßen***, denn beim Fallen steigt die Verletzungsgefahr). Langfristig ist es überhaupt nicht sinnvoll. Die Fortbewegung – Verlagerung des Körpers relativ zum Boden – durch Fallen geschieht ohne die Aktivierung von Muskelfasern, ohne Blutfluss, ohne Sauerstofftransport.

Ich vermute, dass unsere Fähigkeit, ohne viel Muskelarbeit einiges an Bewegung zu erzeugen, einer der Gründe ist, warum der Kalorienverbrauch bei verschiedenen Menschen so unterschiedlich ist, wenn sie die gleiche Aktivität verrichten. Laut Schrittzähler gehst du womöglich 10.000 Schritte am Tag, aber der Schrittzähler misst gar nicht, wie viel Kraft du für das Gehen aufwendest (sprich: wie viele Kalorien du verbrennst).

Der Schrittzähler misst nur, wie oft dein Körper mit dem Boden zusammenstößt. Da ist es absolut möglich, dass *deine* 10.000 Schritte viel weniger (oder viel mehr) Energie verbrauchen als die, die jemand anders geht. Wenn du dir notierst, wie viele Kalorien du isst und wie viele du verbrennst, und die Zahlen besser aussehen als du auf der Waage, dann solltest du darüber nachdenken, *wie* du dich bewegst, und nicht nur *wie viel*.

Ob beim Abnehmen das Prinzip »Kalorien-rein-Kalorien-raus« gilt, ist zurzeit heiß umstritten. Auch wenn die Theorie selbstverständlich klingt, ist sie es nicht. Der Stoffwechsel ist ungeheuer kompliziert, und wir machen es uns zu einfach, wenn wir »Sport« in die Kalorien-raus-Seite der Gleichung eintragen und die Stoffwechselaktivität des ganzen Körpers mit Fragebögen, Schrittzählern und anderen »leicht quantifizierbaren«, aber indirekten und ungenauen Messungen des Energieverbrauchs erfassen wollen.

Dieses Stoffwechselphänomen – dass wir Bewegung ***elastisch*** erzeugen können, ohne die mit Bewegung assoziierten Kräfte einzusetzen (und Kalorien zu verbrennen) – ist ein Feld, das die Forschung über Stoffwechselkrankheiten wie Typ-2-Diabetes oder das metabolische Syndrom noch beackern müsste, und außerdem ein wichtiges fehlendes Puzzleteil in der Diskussion über Ernährung, Bewegung und Physiologie.

- **Beckenneigen auf höherem Niveau**

Stelle dich mit einem Bein auf ein Telefonbuch oder einen Yogablock und lass das andere Bein über dem Boden schweben. Befolge die Anweisungen der vorigen Beckenneigen-Übung, nur dass der erhöhte Stand jetzt den Bewegungsspielraum vergrößert, was die beübten Muskeln besser auf das Bergauf- und Bergabgehen vorbereitet.

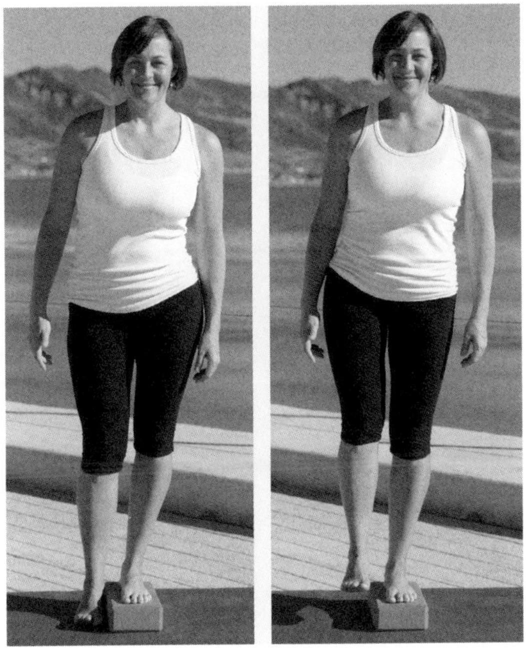

HÜFTKRAFT IST NICHT OPTIONAL

Im Idealfall hat die seitliche Hüftmuskulatur genügend Kraft und Ausdauer, um das Becken (und damit auch das Gewicht des Oberkörpers und des anderen Beins) mehrmals anzuheben. Diese kleinen Hüftmuskeln müssen eigentlich so stark sein, dass sie den ganzen Körper minus Standbein tragen können. Es geht also um RICHTIG VIEL Kraft.

Aber was die meisten Leute zur Kräftigung der seitlichen Hüftmuskeln tun, sind Abduktionsübungen – Beinheben à la Jane Fonda –, bei denen diesen Muskeln beigebracht wird, das Gewicht eines Beins zu halten. Es lässt sich leicht ausrechnen, dass solche Übungen die Abduktoren zwar ausreichend kräftigen, um ein Bein anzuheben (plus den

SCHWUNGBEIN

In der *Schwungphase* des Gangzyklus ist das Bein in der Luft und schwingt nach vorne. Das Schwungbein ist das Bein, auf dem während des Voranschreitens kein Gewicht lastet.

Widerstand eines Thera-Bands oder eines Fitnessgeräts), aber dass dieses Gewicht viel geringer ist als das gesamte Körpergewicht (minus Standbein) unter den beim Gehen auftretenden Beschleunigungskräften (fast das doppelte Gewicht wie im Stehen). Unsere Beine sind auf die Anforderungen des Gehens überhaupt nicht vorbereitet.

Damit Energie und Körpergewebe beim Gehen effizient eingesetzt werden, muss der Gang so geschmeidig wie möglich sein. Und doch macht der Körper alles Mögliche, wenn er vorankommen soll: Er schwankt hin und her, kippt und muss bei jedem Schritt »aufgefangen« werden, und statt nach vorne und hinten schwingen die Arme seitwärts oder gar nicht. Jede dieser Bewegungen verlagert unnötig den Körperschwerpunkt. Ob von rechts nach links oder rauf und runter, unnötige Bewegungen verbrauchen Energie und verschleißen Gewebe, ohne zur gewünschten Bewegungsrichtung beizutragen, nämlich vorwärts.

EIN BISSCHEN ANATOMIE

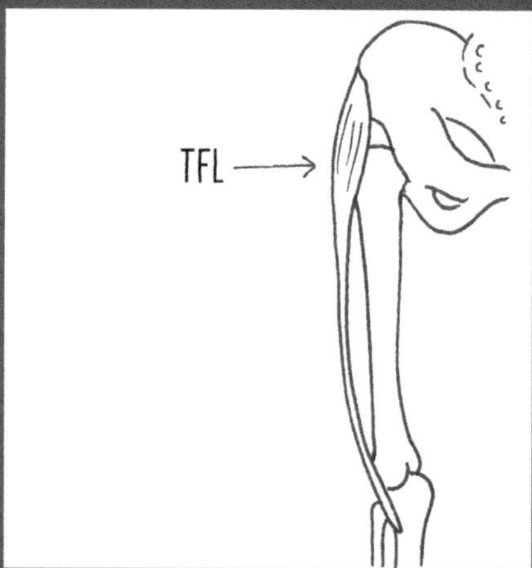

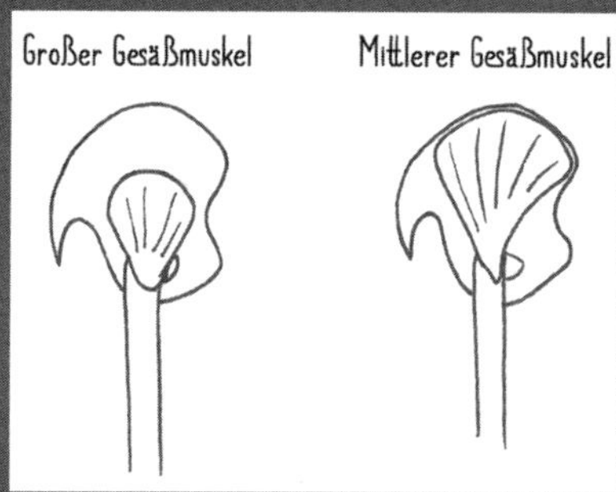

Zu den seitlichen (an der Außenseite verlaufenden) Hüftmuskeln zählen der große und der mittlere Gesäßmuskel und der Schenkelbindenspanner (TFL).

EIN BISSCHEN ANATOMIE

Fahrradfahren kann fast jeder, aber nur wenige können auf einem stehenden Rad sitzen ohne umzufallen. Wie kommt's? Kontinuierliche Vorwärtsbewegung kann Tausende von Gleichgewichtsstörungen kaschieren. So, wie ein Fahrradfahrer Tausende von Beinahe-Stürzen superschnell ausgleicht, korrigiert auch jemand, dessen Körper vom modernen Leben geschwächt ist, einen Sturz nach dem anderen. Diese Stürze passieren zu schnell, als dass man sie bei der Analyse einer Gangart erkennen könnte. Die Standphase des Gangzyklus lässt sich allerdings isolieren, da sie im Grunde mit dem Stehen auf einem Bein identisch ist. Wenn du auf einem Bein stehst – aufrecht, ohne ausgestreckte Arme –, wie geht es dir dann?

GEHEN IST NICHT OPTIONAL

Alles, was du bisher gemacht hast – den Kopf ausgerichtet, die Arme gekräftigt und mobilisiert, den Psoas-Muskel gelöst und Füße und Fußgelenke vorbereitet –, beeinflusst unmittelbar deine Gangart. Statt zu versuchen, »richtig« zu gehen, tust du besser daran, deine Verspannungen zu lösen und den neu gewonnenen Bewegungsspielraum in der Praxis des Gehens ständig zu erproben.

Ich wundere mich immer wieder, wenn jemand sagt, er oder sie finde Gehen langweilig. Gehen ist das Merkmal, das uns als Spezies definiert. Es ist kein Luxus. Kein Bonus. Es ist *nicht optional*. Gehen ist ein biologischer Imperativ wie Essen und Sex. Aus diesem Grund sollten wir die Unfähigkeit, schmerzfrei zu gehen, als das sehen, was sie ist: ein unübersehbares, rotes, blinkendes Warnsignal, das uns über den Zustand von Strukturen und Prozessen alarmiert, die unser Menschsein ausmachen.

Womit wir zum Becken kommen.

NICHT DAS BECKEN DEINER URURURURURURURURURURGROSSELTERN

KAPITEL 10

»Der schiere Akt des ›Nicht-Hockens‹ ist womöglich für die Erzeugung einer biomechanischen Umgebung ebenso bedeutend wie das Hocken selbst.«

R. S. KIDD UND C. E. OXNARD

Dies ist das Kapitel über das Becken. Es mag dir aufgefallen sein, dass ich bis jetzt noch keinem einzelnen Körperteil ein ganzes Kapitel gewidmet habe. Hätte ich das getan, wäre dies ein sehr dickes Buch geworden. Aber das Becken ist ein Ding für sich. Und um ehrlich zu sein, geht es in diesem Kapitel auch nicht um das Becken als solches, sondern darum, welche Rolle das Becken bei allem, was du tust, spielt – oder spielen *sollte*.

Aus evolutionärer Sicht – ach was, auch aus nicht-evolutionärer Sicht – ist die Fortpflanzung das, was Menschen buchstäblich zu Menschen macht. Auch wenn du keine Kinder hast, hat jemand dich gehabt; wir alle sind höchstens einen Verwandtschaftsgrad weit vom Phänomen der Fortpflanzung entfernt – ein Phänomen, das vollkommen auf das Becken angewiesen ist.

Das Becken bildet die knöcherne Umgebung für sexuelle Lust und Leistung, Eizellen- und Spermienproduktion (sprich: Fruchtbarkeit), Menstruation, Schwangerschaft und Gebären. Ich habe eine Leidenschaft für das Becken und seine Belange, weil *der Erfolg der*

Beckenregion der Erfolg unserer Art ist. Das Becken ist sowohl bei der Frau als auch beim Mann die Grundlage für die Weitergabe von DNA an die nächste Generation.

Aber wenn man von den naheliegenden Zwecken des Beckens, Sex und Geburt, einmal absieht, welche Funktionen erfüllt es außerdem? Das Becken ist die skelettale Endstation für alles, was du isst und trinkst. Sitzen, stehen, sich auf den Boden setzen und wieder aufstehen: alles Bewegungen, die mittels des Beckens geschehen. Das Becken bildet den Sockel der Wirbelsäule, trägt das Gewicht des Rumpfes und verbindet die obere Hälfte des Körpers mit der unteren.

Im Inneren bildet der muskuläre Boden des Beckens (der Beckenboden) das kraftgebende Fundament des Rumpfes. Der Beckenboden ist eine Muskelgruppe, die auf die Gewichte und die Kräfte der Organe und Binnenstrukturen von Brust-, Bauch- und Beckenhöhle reagiert. Im besten Falle stützt der Beckenboden die Organe und verhindert bei Frauen, dass sie vorfallen (Prolaps), und bei Männern, dass sie nach unten sinken (auf die Prostata). Dabei ermöglicht er die reibungslose Rotation der Hüftgelenke und die Durchblutung des Vergnügungszentrums. Ich halte nichts davon, eine Rangordnung der Lieblingskörperteile aufzustellen, aber wenn ich es müsste, stünde das Becken wohl an erster Stelle.

PO IST NICHT GLEICH PO

Na schön, wir haben keinen richtigen Po. Was nicht bedeutet, dass wir nicht ins Fitnessstudio gehen und uns einen antrainieren und aufbauen können, indem wir die Gesäßmuskeln sorgfältig isolieren, genau auf unsere Technik und die aktivierten Muskeln achten, damit durch die Anspannung nicht das Becken seine Ausrichtung verliert. Aber die natürliche Arbeitslast und -frequenz der hinteren Beinmuskulatur wäre das nicht. Wenn man bedenkt, dass die Gesäßmuskeln bei jedem Schritt aktiv sein sollten und dass man täglich so viele Schritte machen sollte, wie fünf bis acht Kilometer hergeben, erscheint es wenig wahrscheinlich, dass ein Gesäßmuskeltraining von drei Sätzen zu je hundert Wiederholungen den natürlichen Lasten entspricht, die die Lenden-Becken-Region für ihre optimale biologische Funktionstüchtigkeit benötigt.

So manches Hinterteil wurde geformt, indem das Becken trotz eingeschränkter Hüftstreckbarkeit sorgfältig in seiner Neutralstellung festgehalten wurde. In einem solchen Fall von Spannung gegen Spannung bleiben nicht nur die Hüftbeugemuskeln an der Vorderseite des Körpers verspannt, sondern es werden auch die Gesäßmuskeln dem Übermaß an Spannung angepasst, das zum »Ausgleich« des Problems nötig ist. Am Ende bekommen wir (auf der Zellebene) nicht den Hintern, den wir wollten, auch wenn er die Jeans ebenso schön ausfüllt. Diese Methode des »Verspannungsausgleichs« ist auf Dauer keine Lösung, denn nun erfahren zwei Muskelgruppen abnorm hohe Lasten. Zu viel Spannung auf beiden Seiten eines Gelenks ruft unter Umständen ganz neue Probleme hervor.

Dem Becken ist nicht nur ein ganzes Kapitel gewidmet, sondern sogar das letzte Kapitel. Nicht etwa, weil ich am Ende noch mit einer Überraschung aufwarten will, sondern weil ich glaube, dass sich das Becken mehr noch als alle anderen Körperteile mit der Zivilisation so schwertut wie die Rückenflosse eines Orcas mit der Gefangenschaft.

DAS GANZKÖRPER-BECKEN

Als Sitz des Körperschwerpunkts im aufrechten Stand ist das Becken von allem betroffen, was du tust. Welche Schuhe du trägst, wie du sitzt, wie viel du sitzt, wie du gehst, wie viel du gehst, welchem Stress du dich aussetzt, welche Haltungen du bevorzugst und einnimmst und wie du dich bewegst oder nicht bewegst – all das hat deinem Becken die Form gegeben, die es jetzt hat. Glücklicherweise hat auch alles, was du bisher aus diesem Buch gelernt hast – Haltungsänderung, Gangart, Beweglichkeit der oberen Extremität etc. –, eine Wirkung auf dein Becken.

Ich weiß, wir sind es nicht gewohnt, auf diese Weise an unserem Körper zu arbeiten. Wir neigen dazu, Beckenprobleme durch Arbeit an den am Becken ansetzenden Muskeln zu behandeln und die Einwirkung von Kräften jenseits der »Beckenmuskulatur« auf die Beckenfunktion (wissentlich oder unwissentlich) zu vernachlässigen. Womöglich betreibst du ja täglich Beckenbodengymnastik, ahnst aber nicht, dass deine Atemweise – flaches oder unrhythmisches Atmen infolge von Stress oder durch Kyphose bedingte Veränderung der Lungenfunktion – ständig exzessiven Druck auf den Beckenboden ausübt. Vielleicht verbringst du auch täglich eine Stunde mit Kräftigungsübungen für Rumpf und Beckenboden, nur um dann nach dem Workout in Absatzschuhen aus dem Haus zu gehen, nicht ahnend, dass deine Sarkomere dadurch geschwächt werden, dass sich Brust-, Becken- und Rumpfmuskeln der neuen Geometrie deines Fußgelenks anpassen müssen.

Wie alle anderen Körperteile ist das Becken kein seltsamerweise defektes Bauteil in einer ansonsten intakten Maschine. Das Becken reagiert nur auf die Ganzkörper-Kommunikation, die durch das alltägliche Verhalten entsteht. Daher findest du in diesem Kapitel auch keine Abfolge von Übungen zur »Beckenkräftigung«. Stattdessen erläutere ich dir, wie die Bewegung des ganzen Körpers – besonders das mangelnde Gehen, die mangelnde Hüftstreckung beim Gehen und die verschwundene Praxis des Hockens – auf das Becken wirkt und warum das Beste für diese Region die Wiederherstellung einer natürlichen Belastung des ganzen Körpers ist und nicht die Behandlung lokaler Symptome und Defizite.

DAS BECKEN BEIM GEHEN

Den meisten Therapieansätzen zufolge entsteht ein Großteil der Beckenprobleme aus einer Fehlstellung des Beckens. Daher ist es übliche therapeutische Praxis, das Becken wieder in die Neutralstellung zu bringen (wie ich sie in Kapitel 6 bereits beschrieben habe). Aber die statische »neutrale« Position löst nicht alle Probleme. Ein neutrales Becken schafft nur die Voraussetzungen für ein Höchstmaß an belasteter Hüftstreckung.

Gehen ist ein bisschen wie Rudern. Das Ruderblatt taucht ein, drückt nach hinten gegen das Wasser und schiebt so das Boot vorwärts. Dann taucht das Ruder auf, schwingt nach vorne und wiederholt den Zyklus. Beim Gehen »rudert« man mit einem »Ruder« (Bein) nach dem anderen den Körper vorwärts.

Zu diesem Zweck muss das gesamte Körpergewicht von den seitlichen Hüftmuskeln des Beins gehalten werden, das sich vom Boden nach hinten abstößt. Währenddessen kann sich das Ruder auf der anderen Seite des Körpers so positionieren, dass es die Fortbewegung übernehmen kann, sobald die Abstoßbewegung der anderen Seite abgeschlossen ist. Die Phase des Abstoßens bei gleichzeitigem Tragen des Körpergewichts nennt sich belastete Hüftstreckung. Aber unsere sogenannten »Gehmuskeln« erzeugen nicht nur die Gehbewegungen. Diese Muskeln stabilisieren im Gehen auch das Kreuzbein des Beckens und stützen den Beckenboden (der während des Gehens unter größerer Last steht als im Ruhezustand), sodass dieser die Organe besser an ihrem Platz halten kann. Die Hüftmuskulatur schafft all diese Dinge – Halten des Körpergewichts mit den seitlichen Muskeln, Strecken des Oberschenkels, Stabilisieren des Beckens und des Kreuzbeins und Unterstützen der Beckenbodenfunktion – *gleichzeitig*. Es handelt sich um einen genau abgestimmten, organischen Prozess, der weniger Zeit und Energie beansprucht, als wenn jeder dieser Zwecke eigene »Kraftakte« erfordern würde.

So, wie die aufrechte Stellung einer Orcaflosse das Nebenprodukt des natürlichen Schwimmens ist, sind das Funktionieren des Beckenbodens und die Stabilisation des Kreuzbeins und des Beckens ein natürliches Nebenprodukt lebenslangen Gehens (ohne Absatzschuhe oder Schuhe überhaupt!), Hockens und Meidens von Stühlen.

Beckenprobleme sind bei Männern wie Frauen sehr weit verbreitet und dennoch wird die mechanische Umgebung des Beckens und sein Verhältnis zum ganzen Körper kaum je berücksichtigt. In der Forschungsliteratur taucht das aus seinem natürlichen Lebensumfeld gerissene Becken erst neuerdings im Zusammenhang mit Beckenbodenproblemen auf, die aus dem Verzicht auf das Hocken beim Ausscheidungsvorgang entstehen. Ich vermute, dass es in den nächsten zehn Jahren wesentlich mehr Forschungen auf diesem Gebiet geben wird.

WO SIND BLOSS DIE HINTERN HIN?

Die Folge von Muskelgebrauch (man denke an Bizepscurls) ist ein Zuwachs an Muskelmasse und -kraft, und so hat auch die Hüftstreckung einen Massezuwachs an der Hinterseite zur Folge. Vielleicht beäugst du die Hinterteile deiner Mitmenschen nicht so oft wie ich, aber das solltest du. Leg dieses Buch doch gleich mal beiseite und begebe dich an einen Ort mit vielen Leuten (wie einen Flughafen), dann wirst du sehen, dass uns eindeutig ein Fall von verschwundener Muskelmasse vorliegt, den es zu lösen gilt.

Aber wenn du alle Leute im Flughafengebäude (dort liest du dies doch jetzt, oder?) die in diesem Buch enthaltenen Hüftstreckungs-Tests und -Übungen machen ließest, würdest du herausfinden, dass die meisten über gar keine Hüftstreckung mehr verfügen. Das offenbar bodenlose Reservoir an gesäßmuskelfreien Hosenböden deckt sich exakt mit der Anzahl der Menschen ohne Hüftstreckung.

Natürlich bekommt nicht jeder, der über eine ideale Hüftstreckung verfügt, pralle Pobacken, daher sollte man niemanden anhand der Maße seines oder ihres Hinterteils beurteilen. Die absolute Masse entwickelt sich bei uns allen abhängig von Körpergröße und -gewicht unterschiedlich, wenn wir viel gehen und die Anpassungen des lebenslangen Sitzens abstreifen. Trotzdem sollte jeder Mensch eine ordentliche Portion Gesäßmuskelmasse besitzen. Es ist gewiss sinnvoller, das Gangmuster zu messen und nicht den Po-Umfang, aber wer nicht darin ausgebildet ist, Gangmuster zu quantifizieren, erkennt mangelnde Pomuskulatur eher als mangelnde Hüftstreckung.

BECKENANATOMIE IST GANZKÖRPERANATOMIE

Über dreißig Muskeln haben ihren Ansatz am Becken, am Kreuzbein oder an den Hüftknochen, und jeder von ihnen beeinflusst die biomechanische Umgebung des Beckens. Glücklicherweise hast du zur Behebung dieser ungünstigen Verspannungen und Schwächen schon einiges getan, indem du deine Gangart, deine Sitzgewohnheiten, dein Schuhwerk und den Gebrauch deiner Arme korrigiert hast! Du hast bereits an der Verbesserung deiner Beckengesundheit gearbeitet, *ohne eine einzige Übung aus dem Beckenkapitel zu machen!*

Zusätzlich zu allem, was du sonst unternimmst, arbeitest du mit den folgenden Übungen gezielt an den Muskeln, die das Becken während des Gehens von seiner Neutralstellung abhalten, und außerdem an den Muskeln, die das Kreuzbein zu sehr an die Hüften ziehen.

- **Oberschenkel rollen**

Leg dich bäuchlings auf den Boden. Führe ein Bein langsam seitwärts in Richtung Kopf, ohne das Knie zu beugen. Bei verspannter Schenkelinnenseite dreht sich dein Oberschenkel zum Boden. Versuche, ihn im Zuge der Seitwärtsbewegung auswärtszudrehen, also so, dass die Zehen eher zur Decke zeigen. Hals und Kopf ruhen entspannt auf den Händen.

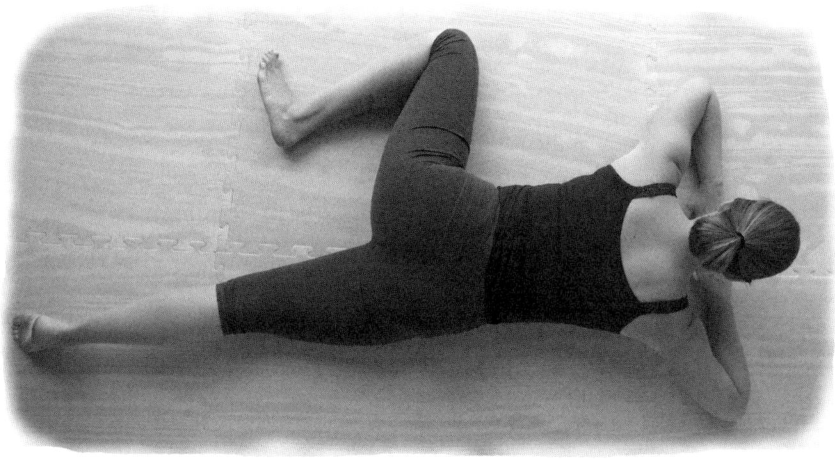

- **Beine an der Wand spreizen**

Zuerst musst du eine Wand finden. Manche lassen diese Übung mit der Begründung aus, sie hätten keine Wand frei. Wenn deine Wohnung sehr klein (ich hatte mal einen Klienten, der in einem Hausboot wohnte) oder sehr vollgestellt ist, kannst du die Beine auch gegen das Kopfende deines Bettes lehnen, auch wenn die Lasten auf der weichen Unterlage etwas anders sind, sodass sich nicht die gleiche Dehnung ergibt. Vielleicht lohnt es sich ja, ein bisschen auf- oder umzuräumen, bis du die Gesundheit deiner Hüften verbessert hast, O.K.?

Setz dich seitwärts neben die Wand und drehe dich dann so, dass die Beine ausgestreckt an der Wand lehnen. Bei besonders steifer Oberschenkelrückseite wird dein Becken nach hinten kippen, sodass du mit dem Hosenbund auf dem Boden liegst. In diesem Fall solltest du so weit von der Wand wegrutschen, bis die Ausrichtungspunkte am Becken (Hüftknochen und Symphyse) auf einer horizontalen Ebene liegen. Dadurch bekommt auch der obere Teil deines Kreuzbeines mehr Luft.

Lass die Beine ausgestreckt und locker auseinanderfallen, bis du eine Dehnung an den Schenkelinnenseiten spürst. Diese Übung kann intensiv werden, du darfst daher zwischendurch mit geschlossenen Beinen pausieren und weitermachen, wenn du wieder kannst.

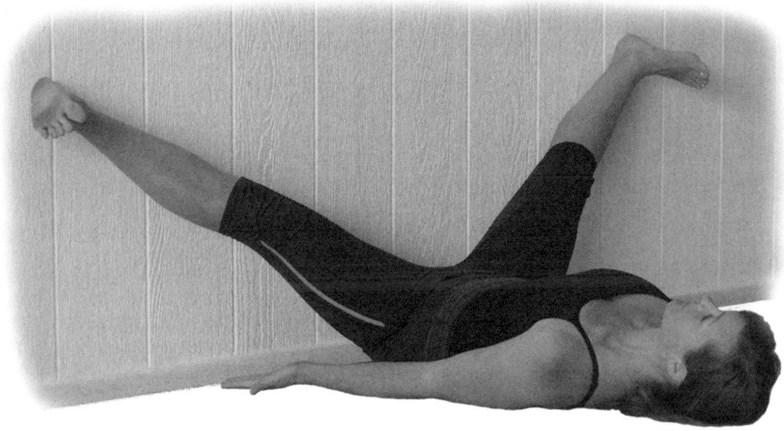

- **4er-Dehnung**

Wahrscheinlich hast du die 4er-Dehnung in irgendeiner Form bereits kennengelernt. Hier sind zwei Varianten:

Auf dem Stuhl: Setz dich an die Stuhlkante. Lege das rechte Bein mit dem Knöchel auf das linke Knie und achte darauf, dass du das Becken weder verdrehst, kippst oder anhebst. Wenn du die Dehnung hauptsächlich im Knie verspürst, bist du zu verspannt für diese Übung; mach sie vorerst wieder auf dem Boden. Spürst du die Dehnung im Oberschenkel (egal wo, außen, innen, an der Rückseite), dann kannst du das Becken ein wenig nach vorne kippen, um die Dehnung zu verstärken.

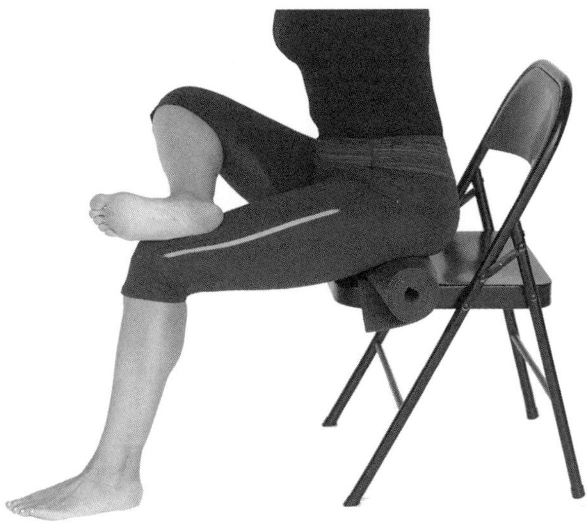

Auf dem Boden (leichtere Variante): Leg dich auf den Rücken, beuge beide Knie und stelle die Füße flach auf den Boden. Schlage ein Bein über das andere, sodass der Knöchel in Knienähe auf dem Oberschenkel des unteren Beins liegt. Achte darauf, das Becken nicht zu kippen. Wenn dir dies schwerfällt, lass den stehenden Fuß ein Stück weit von dir wegrutschen. Wenn es zu leicht ist, kannst du das untere Bein vom Boden heben und an die Brust ziehen. Achte unbedingt darauf, das Becken weder zu kippen, zu heben oder zu verdrehen. Die Bewegung sollte allein aus dem Hüftgelenk kommen.

- **Fußsohle an Fußsohle im Liegen**

Diese und die folgende Übung sind Erweiterungen der Dehnübungen in Kapitel 6. Statt mit aneinandergelegten Fußsohlen zu sitzen, legst du dich auf den Rücken (Kopf und Schultern wie bei den Übungen zur Armbeweglichkeit unterpolstert, damit die Brust nicht herausgestreckt wird). Das Zurücklehnen kippt nicht nur den Oberkörper, sondern auch das Becken, sodass Bindegewebe, Muskulatur und Knochen von Knien, Hüften, Becken und Bauch anders belastet werden.

- **Schneidersitz im Liegen**

Falls deine Beine schon im Schneidersitz bis zum Anschlag gedehnt werden, musst du wahrscheinlich schrittweise vorgehen, um das Becken bis zum Boden nach hinten zu neigen. Stütze den Oberkörper in dem Winkel ab, bei dem du an die Grenze deiner Dehnfähigkeit kommst. An diesem Punkt kannst du beginnen, um den Oberkörper dann mit der Zeit und mit zunehmender Beweglichkeit herunterzulassen.

FEHLENDES HOCKEN

Ich halte ziemlich oft Vorträge über die Mechanik des Beckens und über all die Muskeln, die auf das Innenleben des Rumpfes einwirken. In meinen Vorträgen erwähne ich immer, wie diese Systeme durch *fehlendes Hocken* beeinträchtigt werden. Nach einem solchen Vortrag kam einmal eine sehr nette Physiotherapeutin zu mir und fragte nach den Kontraindikationen des Hockens. Sie hatte in der Ausbildung gelernt, dass Frauen mit Prolaps-Problemen die Hocke meiden sollten, da dies ihre Beschwerden verschlimmern könnte. Ich stimmte ihr voll und ganz zu. Und ergänzte noch, dass das In-die-Hocke-Gehen bei Knie-, Rücken- und Hüftproblemen ebenfalls als »kontraindiziert« zu bezeichnen sei, weil die Belastung auch diese Beschwerden verschlimmern könnte. »Aber«, sagte ich, »ich glaube auch, dass Hocken ein unverzichtbares Mittel ist, um Bauchdecken-, Becken-,

Hüft- und Kniebeschwerden zu lindern.« Das Problem besteht nämlich nicht darin, dass wir in die Hocke gehen, sondern darin, dass wir es fast unser Leben lang nicht getan haben.

Aber bevor ich fortfahre, muss ich klarstellen, dass mit dem Wort *Hocke* nicht eine bestimmte Übung gemeint ist, sondern eher eine *Kategorie* von Bewegungen, die Knie- und Hüftbeugung enthalten.

Im Fitnesszusammenhang entspricht dies der *Kniebeuge*, die repetitiv (etwa 3 Sätze zu je 12 Wiederholungen) ausgeführt wird, wobei die korrekte Technik (Knie über den Fußgelenken!) die Knie minimal belasten und die Gesäßmuskeln maximal fordern soll. Je weiter das Knie über das Fußgelenk hinausragt, desto weniger wird die Gesäßmuskulatur und desto mehr werden die Quadrizepsmuskeln eingesetzt, die, wie du schon weißt, die Kniescheibe in ihr Gleitlager ziehen. Nur dass die Kniescheibe in unseren modernen Körpern nicht in ihrem Gleitlager sitzt, sondern etwas seitlich davon – ein Grund, warum die Kniebeuge als kontraindiziert bei Hüft- oder Kniebeschwerden gilt. Wenn diese Übung vielfach wiederholt oder mit zusätzlichem Gewicht in den Händen oder auf dem Rücken erschwert wird, ist die korrekte Technik noch wichtiger, da diese Bewegung in der Natur nicht vorkommt.

Bei der *tiefen Hocke* wird meist der volle Bewegungsspielraum von Hüften und Knien genutzt. Man könnte dazu auch »Jäger-Sammler-Hocke« oder »Toiletten-Hocke« sagen, wobei ich anmerken muss, dass Jäger und Sammler alle möglichen Arten der Hocke verwenden (die Hocke, die man zum Toilettengang an Orten ohne Toilette einnimmt, hat nicht automatisch die gleiche Geometrie wie die Hocke, in die man zum Ausgraben von Wurzeln geht).

An weiteren Hockstellungen wären da noch Yogahaltungen, bei denen man ohne Stuhl eine Sitzposition einnimmt oder sich mit sehr weit gespreizten Beinen und nach außen zeigenden Zehen in die Hocke sinken lässt, außerdem das Schweben über öffentlichen Toilettensitzen oder anspruchsvolle (einbeinige!) Übungen zur Steigerung der Beinkraft oder -geschicklichkeit. Vergiss nicht, dass diese zwar alle zur Kategorie »Hocke« gehören, aber unterschiedliche Tätigkeiten sind, die den Körper unterschiedlich fordern und zu unterschiedlichen Gewebeanpassungen führen.

Wenn es in diesem Buch um das schrittweise Erlernen der Hocke geht, ist die tiefe oder »traditionelle« Hocke gemeint: Fersen auf dem Boden und maximale Hüft- und Kniebeugung ohne übermäßige Verdrehung (etwa Auswärtsstellung) der Füße, Knie oder des Beckens.

Immer wieder höre ich Fachleute davor warnen, überhaupt jemals in die tiefe Hocke zu gehen, da sie »die Knie kaputtmacht«. Ich bin anderer Meinung. Auf der ganzen Welt gehen Menschen viele Male am Tag über längere Zeitspannen in die tiefe Hocke, und zwar ihr ganzes Leben lang. Andererseits ist mir durchaus bewusst, dass die tiefe Hocke, wenn sie mit einem nicht ans Hocken angepassten Körper durchgeführt wird, auf der Zellebene ein vollkommen anderes Lastprofil erzeugt als bei einem Körper, der über seinen vollen Bewegungsspielraum verfügt. In den meisten Fällen beansprucht das Hocken die Elastizität der Muskeln.

So, wie wir die Kniebeugung über unsere aktuelle Bewegungsspanne hinauszwingen können, indem wir der Muskulatur ihre Elastizität abfordern, können wir auch mittels der Schwerkraft unsere Gelenke weiter beugen, als es unsere Muskeln bei aller Entspannung zulassen. Ebenso können wir uns mühelos in einen Bewegungsablauf hineinfallen lassen, uns aber nur mit Mühe wieder heraufhieven. Beide Vorgehensweisen können dazu führen, dass die tiefe Hocke mehr schadet als nützt. Ein Orthopäde mag daher zwar sagen, dass die tiefe Hocke keine gesunde Übung ist und Gewebeschäden hervorrufen kann, aber korrekter wäre die Feststellung: »Das Hocken ist eine zutiefst menschliche Bewegung (wie Gehen, die Darmentleerung und Kauen), aber Ihr Körper ist in seinem jetzigen Zustand nicht in der Lage, sie in all ihrer Natürlichkeit verletzungsfrei auszuführen. Was Ihr Knie kaputtmacht, ist der Versuch, Ihren jetzigen Körper über die jetzige Kapazität Ihres Gewebes hinaus zu belasten, und deshalb rate ich Ihnen davon ab.«

Du begreifst den Unterschied?

Auch wenn ich glaube, dass du in Zukunft hocken kannst und noch reichlich hocken wirst, ist es doch sehr wahrscheinlich (so wahrscheinlich, dass ich einen Batzen Geld darauf verwetten würde), dass du momentan nicht das Zeug dazu hast, ohne irgendwelche biologischen Einbußen ausdauernd zu hocken.

Gewiss hast du einiges von dem, was du brauchst, beispielsweise Beinknochen, Fußgelenke, Knie und Hüften, aber es fehlen dir kleinere Teile der Hock-Anatomie. Teile, die du einmal hattest, die du aber durch fehlenden Gebrauch verloren hast (wie die entsprechenden Gelenkfacetten, um die es im nächsten Abschnitt geht). Zudem sind Muskelmassen erforderlich (in Beinen, Po und Oberkörper), die das Gewicht und die Gewichtsverteilung deines Körpers verändern und beim Hocken eine andere Gelenkausrichtung ergeben würden, die wiederum den Muskeleinsatz beim In-die-Hocke-Gehen und Wieder-Aufstehen beeinflusst.

Deine Muskeln sind steifer (sprich: kürzer oder länger als nötig), deine Gelenke unbeweglicher und deine Massen höher oder niedriger, als sie es in natürlicher Umgebung wären. Der Rest dieses Kapitels ist daher eine Anleitung, wie du die Zellen deines Körpers Schritt für Schritt so ausrichtest, dass du auf natürliche Weise hocken kannst. Ist Hocken kontraindiziert? Sicherlich. Wenn du künstliche Hüftgelenke oder Knie hast, Verwachsungen oder sonst etwas, was die Beweglichkeit deiner Gelenke permanent einschränkt, lässt sich dies nicht rückgängig machen – an den unumstößlich festgeschriebenen gesetzten Einschränkungen gibt's nichts zu rütteln. Dennoch wird in diesem Kapitel das Hocken unter so vielen Aspekten besprochen, dass sich jeder der tiefen Hocke etwas annähern und von ihren gesundheitlichen Vorteilen profitieren kann.

DER KÖRPER GEHORCHT

Von Geburt an (eigentlich schon im Mutterleib) besitzen die Knochen Facetten, die die zum Hocken erforderlichen Gelenkbewegungen ermöglichen. Das ist ein Grund, warum Kindern das Hocken so leichtfällt: nichts an ihrem Körperbau hindert sie daran. Knochen, die unter den Bedingungen des Hockens wachsen, behalten ihre das Hocken begünstigende Form, während sie größer und dichter werden. Durch das Aufwachsen mit der Hockstellung bleiben dem Knochen von der Kindheit über die Jugend bis ins Erwachsenenalter die »Hockfurchen« per Mechanotransduktion erhalten. Ohne die Einwirkung der spezifischen Zug- und Druckkräfte auf die entsprechenden Gewebe überträgt die Mechanotransduktion jedoch die Botschaft: »Keine Furchen nötig.«

GELENKFACETTE

Kleine, glatte Knochenfläche.

Wie bereits erläutert bescheren uns chronisches Sitzen und Bewegungsmangel eine veränderte, »fallende« Gangart, der es an Hüftstreckung mangelt. Weil wir fallen, anstatt zu gehen, fehlt es uns wiederum an Muskelmasse, und die existierende Muskelmasse ist noch dazu anders verteilt, besonders im Hüft- und Schenkelbereich. Der Mangel an Muskulatur schafft Probleme beim Hocken: Er erschwert nicht nur die Balance, sondern auch das Hinhocken und Aufstehen. Bei deiner jetzigen Körperform – muskulär unterentwickelt und ohne vollständige und geschmeidige Gelenkbeweglichkeit – hat die Hocke, in die du gehen kannst (falls du es überhaupt kannst) nicht den gleichen »Nährwert«, den sie hätte, wenn du immer schon gehockt hättest.

Wer als Nichthocker in die Hocke geht, ruft (aufgrund fehlender Facetten, zu kurzer oder zu langer Muskeln und eingeschränkter Beweglichkeit) unnatürlich hohe Lasten für die beteiligten Knochen, Muskeln und sonstigen Strukturen hervor. In der Hocke zu verweilen oder daraus aufzustehen erzeugt – besonders wenn die Muskeln zum Aufstehen fehlen – erheblichen Abwärtsdruck auf die Gedärme und den Beckenboden. Und das soll gesund sein?

In diesem Buch geht es mir um natürliche Lasten, nicht um Übungen. Wenn wir eine Gewebe-Umgebung schaffen wollen, die möglichst dem entspricht, was ein Aufwachsen in der Natur ergeben hätte, und die dem Zustand möglichst nahekommt, in dem die Körperfunktionen gedeihen, müssen wir das Hocken in ein *Kontinuum* einbinden: in einen Zusammenhang, in dem wir dem Körper nach und nach unsere Absichten mitteilen und unser Gewebe mit der Zeit umformen können, sodass in der Autobiografie unseres Körpers wieder das Wort »Hocken« vorkommt.

KONTINUUM

Eine fortlaufende Abfolge, deren Elemente nicht wahrnehmbar voneinander unterschieden sind, obwohl die Extreme durchaus unterschiedlich sind.

Es ist sehr hilfreich, sich das Hocken nicht als ein Ziel, sondern als Reise vorzustellen, sowohl im erweiterten Sinne (so wirst du wahrscheinlich vorerst nur eine modifizierte Variante des Hockens praktizieren) als auch im buchstäblichen Verständnis der Hocke. Du könntest die Hocke als Körperhaltung definieren, bei der die Knie und die Hüften vollständig gebeugt sind. Aber wenn wir die Hocke als grundlegende menschliche Bewegung verstehen und als feste Position definieren, verfallen wir erneut dem Irrtum, eine Körperhaltung sei an und für sich vorteilhaft. Das ist, wie wenn man Lebensmittel (beispielsweise einen Apfel) auf einen einzelnen Nährstoff (Fruktose) reduziert. Was bewirkt Fruktose, wenn man sie von der Gesamtheit des Apfels trennt? Wenn wir die Hocke in unserer Vorstellung auf eine einzelne Gelenkstellung reduzieren, reißen wir sie aus ihrem Bewegungs-Zusammenhang und verkennen die volle Bandbreite ihres Nutzens.

EIN BISSCHEN ANATOMIE

Heterotope Ossifikation nennt sich der Prozess der Knochenbildung an einer abnormen anatomischen Stelle, etwa im Falle eines Knochensporns. Ein anderes Beispiel für heterotope Ossifikation ist der »Reiterknochen«, eine langsam wachsende Knochenwucherung im Bereich einiger Muskeln der Oberschenkelinnenseite, die als Reaktion auf den beim Reiten dort unnatürlich andauernden Druck entsteht. Eine solche Reaktion des Knochens auf Verhaltensweisen ist etwas anderes als Ausformungen wie die »Hock-Facetten«, die potenziell phylogenetisch (aus natürlichen evolutionären Beziehungen herrührend) sind.

Anders als natürlich auftretende Knochengebilde gelten heterotope Ossifikationen als pathologisch und rufen mit der Zeit Symptome (wie Schmerz) hervor, da ein lokaler Massezuwachs die benachbarten Gewebe verformt.

Gelenkfacetten sind dagegen reflexive Knochenbaumuster, die sich aus den Bewegungsgewohnheiten unserer Urahnen ergeben haben. Sie haben den Zweck, ausgerichtete Bewegung zu ermöglichen – also Bewegung, die keinen unnötigen Gewebeabbau oder Schaden an anderen Körperteilen verursacht.

Wenn wir unsere Definition der Hocke um das »Runtergehen« und das »Aufstehen« erweitern, stellt sich heraus, dass wir unseren Körper bei der kontrollierten Abwärtsbewegung, dem Verweilen in der Hüft- und Kniebeugung und dem Wiederaufrichten jeweils ganz anders einsetzen. Jede dieser Phasen bringt verschiedene, eigentümliche Lasten mit sich. Die Hocke ist mehr als nur eine Haltung; sie ist eine Erfahrung.

BEREIT ZUM HOCKEN

Was du zum Hocken an Fähigkeiten brauchst, lässt sich in zwei Kategorien einteilen: Beweglichkeit und Kraft im Rahmen des Bewegungsumfangs. Viele Menschen haben kein Problem mit der Beweglichkeit ihrer Gelenke, aber es fehlt ihnen an der nötigen Muskelmasse (oder Koordination), um kontrolliert in die Hocke zu gehen. Und wenn es ans Aufstehen geht, verwenden diejenigen, denen es an Kraft fehlt, jede Menge Schwung (und stützen sich auch noch ab).

Manche sind kräftig genug, um zu hocken, aber zu unbeweglich. Sie können sich kontrolliert niederlassen (ohne zu plumpsen) und sich ohne großes Hauruck wieder aufrichten. Aber ohne vollständige Gelenkbeweglichkeit – in den Fußgelenken, Knien und Hüften, in Becken und Wirbelsäule – nutzen diese Leute womöglich ihre gewohnten Bewegungs- und Kraftmuster und bleiben in einer Körpergeometrie, die lange unterforderte Muskeln – besonders die Gesäßmuskeln – nicht beteiligt. Aus diesem Grund beginnen wir mit Haltungen und Stellungen ohne Gewichtsbelastung, bei denen die Gelenkbeweglichkeit ohne möglicherweise schädliche Lasten erweitert wird.

- **Hocke in Rückenlage**

Leg dich auf den Rücken und zieh die Knie an die Brust.

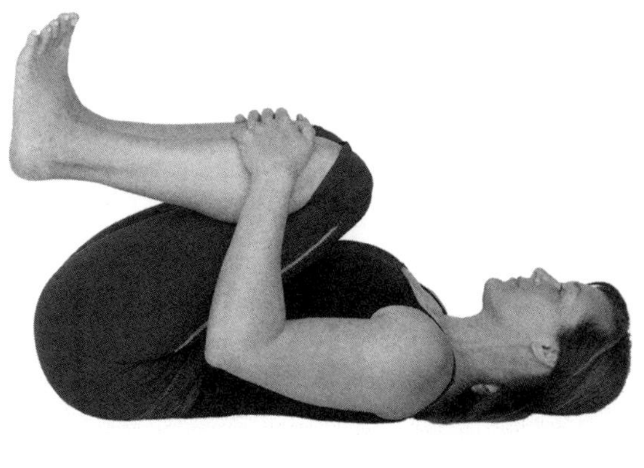

HOCK DICH AUFS KLO

Beim Ausscheidungsvorgang ist die Hockstellung so wichtig für die Beckengesundheit, dass manche Therapeuten sie bei Verdauungs- oder Beckenbodenproblemen auf den Behandlungsplan setzen. Wie wär's, wenn wir sie auch in unseren Vorsorgeplan aufnehmen?

Auch wenn die Hocke viel mehr ist als eine Haltung, liegen viele ihrer Vorteile eben doch: in der Körperhaltung. Wenn wir die Muskelaktivität einmal beiseitelassen, bleiben immer noch einige Vorteile beim Stuhlgang. Wenn die Gedärme nicht so ausgerichtet sind, dass sie mit der Schwerkraft arbeiten können, müssen andere Kräfte aufgebracht werden, um deine Reste hinauszubefördern. Mit zunehmendem Alter wird der für die Ausscheidung benötigte Pressdruck zum Problem, denn die Belastung ist eine Ursache für den »Tod beim Stuhlgang«. Dabei handelt es sich um ein Herz-Kreislauf-Ereignis (Herzinfarkt, Schlaganfall, Aneurysma) aufgrund der mechanischen Umgebung infolge von Valsalva-Manövern.

Auch wenn dir noch die Kraft und die Beweglichkeit für die Hocke fehlen, kannst du in den Genuss eines Toilettengangs mit besserer Körperausrichtung kommen, indem du die Füße auf etwas stellst, sodass die Beugung von Knien und Hüftgelenken verstärkt wird. Es gibt dafür spezielle Artikel (niedrige Plattformen), die sich ohne Werkzeug vorne an der Toilette anbringen lassen. Du kannst genauso gut zwei kleine Papierkörbe auf den Kopf stellen (nein, nicht auf deinen!) oder beidseits des Thrönchens zwei Bücherstapel aufschichten. Egal wie du es anstellst, du tust deinem Körper einen Riesengefallen, und das ohne jeden Zeitaufwand. Du sitzt doch sowieso auf dem Klo, da kannst du doch dein tägliches Geschäft mit ein bisschen Hocken-Üben verbinden!

Ist doch ganz einfach, oder? Jetzt überprüfe bitte, wie sehr dein Becken beim Anziehen der Knie gekippt ist. Beginne noch mal von vorne, aber lasse diesmal das Becken auf dem Boden. Zieh deine Knie nur bis zu dem Punkt an dich, an dem das Becken mitkommen will. Das Hocken beansprucht wie das Gehen die Beweglichkeit aller deiner Gelenke, aber um zu einer natürlichen Hockstellung zu gelangen, musst du einige der Verklebungen lösen, die die Tätigkeit bestimmter Körperteile behindern – in diesem Fall geht es um das Becken, dessen Beweglichkeit die Unbeweglichkeit der Hüftgelenke kompensiert.

Liebe Leute mit künstlichen Gelenken oder mit Knien oder Hüften (oder Füßen oder Wirbelsäulen), bei denen gar nichts mehr zu gehen scheint: Selbst wenn ihr nur diese Übung macht – auf dem Rücken liegen, selbst wenn es im Bett ist, und die Knie an die Brust ziehen, und sei es nur ein Bein auf einmal –, wird euer Körper gesünder werden. Ihr müsst nicht gleich der Oberhockmeister Hockbert von Hockenheim werden, um gesünder zu werden. Ihr werdet gesünder, *sobald* ihr eure Lasten verändert!

DEM HOCKEN NÄHER KOMMEN

Noch mal: Alles andere, was du betreibst – Wadendehnung, Ausfallschritt, Unterschenkeldrehung –, trägt zu der Ganzkörperbeweglichkeit bei, die beim Hocken gefragt ist. Die Übungen dieses Kapitels sind dazu gedacht, bestimmte Lasten zu erzeugen, die notwendig sind, um aus dir einen hockenden Menschen zu machen. Aber sie sollten in Verbindung mit den anderen Übungen dieses Buches betrieben werden. Diese Abfolge von Vorbereitungsübungen kann als zwanzigminütige Aufwärmphase vor längerem Hocken dienen, eignet sich aber wahrscheinlich noch besser als sechsmonatige (oder dreijährige) Aufwärmphase vor dem ersten Hocken überhaupt.

- **Hocke in Bauchlage**

Gehe zunächst auf Hände und Knie, lasse dich nach hinten sinken, bis der Po auf den Füßen ruht (oder nur so weit, wie du kannst), und entspanne dich. Wenn dir diese Bewegung unvertraut ist und Schmerzen oder Krämpfe hervorruft, kannst du die Last folgendermaßen ändern: Mach die Übung auf einem Bett oder einer anderen weichen Unterlage; leg dir ein Kissen hinter die Knie (sodass sie nicht zu sehr in die Beugung geraten) oder auf die Füße (unter die Hüften), sodass die Schwerkraft dich nicht über die Grenzen deiner Beweglichkeit zieht. (linkes Bild)

- **Hocke in Bauchlage mit neutralem Becken**

Gehe vor einem Spiegel, in dem du dich in Seitenansicht siehst, zunächst auf Hände und Knie. Lass den Po in Richtung Füße sinken, sodass sich Knie und Hüftgelenke beugen, bis du das Becken kippen siehst. Verhindere das Kippen des Beckens, ohne dabei den unteren Rücken anzuspannen, und bleibe in dieser Position. Das Becken kippt, weil sich die Hüftmuskeln nicht mehr ausreichend verlängern oder verkürzen können, um die volle Hockstellung zu schaffen; sie haben sich an die bei Weitem überwiegende Bewegungslosigkeit angepasst. Der Punkt, an dem das Becken kippt, markiert die Grenze deiner derzeitigen Hüftbeweglichkeit. (rechtes Bild)

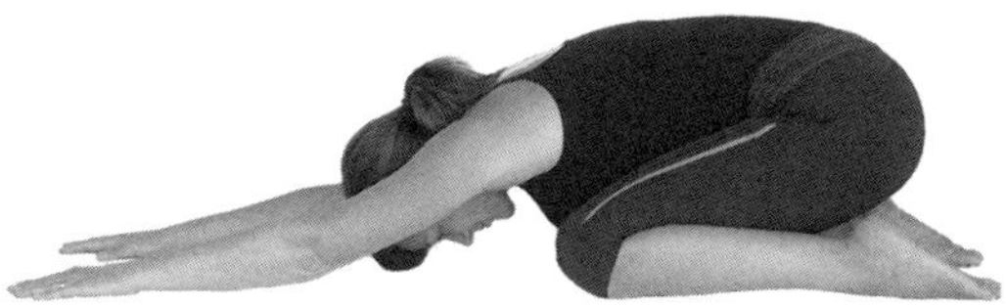
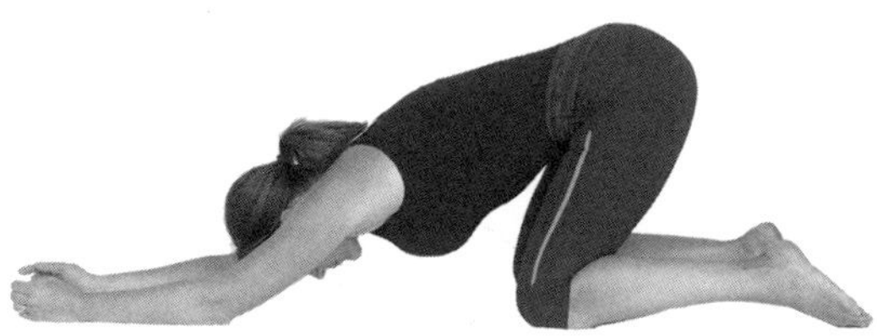

- **Hocke in Bauchlage mit Dorsalflexion**

Lass dich erneut auf Händen und Knien aufgestützt nach hinten sinken, aber winkle diesmal die Füße an, sodass das Fußgelenk gebeugt (dorsalflektiert) ist. Mach diese Übung mit gekipptem oder ungekipptem Becken (und entsprechend mehr oder weniger stark gebeugten Knien).

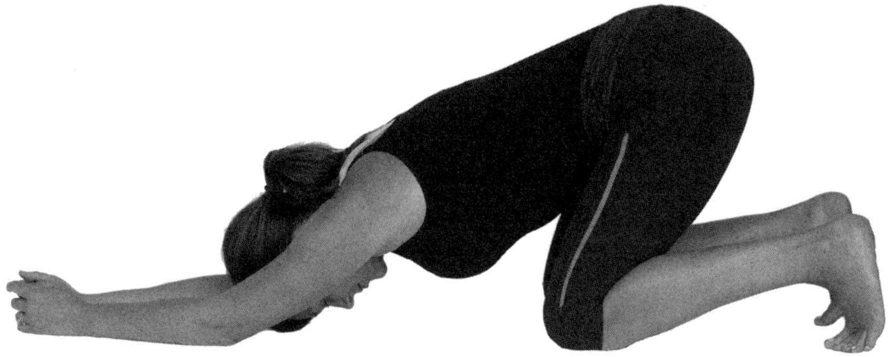

- **Soleus-Dehnung**

Die *Wadendehnung*, die du bereits ausübst, zielt auf den *Musculus gastrocnemius* der Wadenmuskulatur, indem sie das Knie gestreckt lässt. Aber in der Wade gibt es noch einen weiteren Muskel, den *Musculus soleus* oder Schollenmuskel, der sich besser mit gebeugtem Knie dehnen lässt. Der Soleus passt sich gerne an Schuhe mit hoher Sprengung an und sorgt oft dafür, dass es so schwierig ist, beim Hocken die Fersen auf dem Boden zu lassen. Um dem Fußgelenk die für das Hocken nötige Beweglichkeit wiederzugeben, ist diese Übung hilfreich.

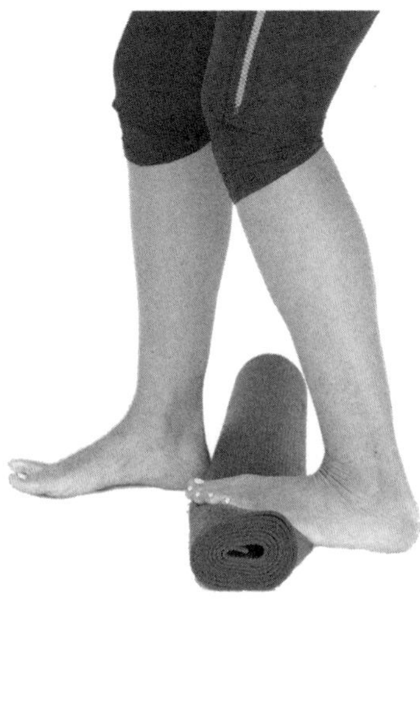

EIN BISSCHEN ANATOMIE

Der *Musculus gastrocnemius* (zweiköpfiger Wadenmuskel) ist der runde, ballförmige Muskel der Wadenmuskulatur. Seinen Namen, »Bauch des Beines« (griech. *gaster*, »Bauch« und *kneme*, »Bein«), erhielt er wegen seiner bauchähnlichen Gewölbtheit.

Stelle einen Fuß mit dem Ballen auf eine halbe Schaumstoffrolle und mit der Ferse auf den Boden und beuge das Knie, indem du es leicht nach vorne schiebst, und drücke dabei die Ferse in den Boden.

DAS HOCKEN NEU LERNEN

Bevor wir uns tiefergehend mit der tiefen Hocke beschäftigen, möchte ich noch einmal betonen, dass alle anderen Übungen dieses Buches ebenfalls zur Vorbereitung auf das Hocken gehören, wenn auch eher indirekt. Wenn du mehr Ganzkörperbeweglichkeit erreicht hast, kannst du die Bewegungsphase des In-die-Hocke-Gehens kontrollierter und sicherer ausführen.

Ließe ich dich jetzt in die Hocke gehen, könnte man an den unwillkürlich eingenommenen Positionen von Fuß, Fußgelenk und Schienbein eine Menge über deine bisherigen Bewegungsgewohnheiten ablesen. (Wenn dir das Hocken nicht schwerfällt, kannst du es jetzt gleich vor dem Spiegel ausprobieren. Gehe wie gewohnt in die Hocke und begutachte die Stellung deiner Füße, Fußgelenke und Knie sowie deines Beckens von vorne und von der Seite.)

Wie weit sind deine Füße im Verhältnis zum Schienbein auswärtsgedreht? Weiter als im Stehen? Ruht dein ganzes Gewicht auf den Zehen oder kannst du die Ballen vom Boden heben? Kommst du überhaupt mit den Fersen auf den Boden?

Sind deine Schienbeine nach innen gedreht, sodass Fußgelenk und Fuß absacken? Hat die Innenkante der Füße mehr Bodenkontakt als der Außenrist?

Sind die Knie gespreizt? Oder zusammengezogen? Wie sehr? Auf der einen Seite mehr als auf der anderen?

Musst du das Becken gekippt halten und ist dein unterer Rücken so gerundet, dass der Po komplett unter dir hängt?

Die Auswärtsstellung der Füße, das Absacken der Fußgelenke, der Kippungsgrad des Beckens und der Winkel der Schienbeine verraten viel über den biomechanischen Zustand der tiefer liegenden Gewebe. Diese Art des Hockens mag dir jetzt zwar ganz natürlich erscheinen, aber sie entspricht nicht dem, was du von Natur aus könntest. Aus diesem Grund gebe ich dir für die Hocke bestimmte Parameter für die Stellung von Füßen, Fußgelenken, Schienbeinen und Becken mit. Wenn du weiterhin mit den Einschränkungen hockst, die dir deine bisherigen Bewegungsgewohnheiten auferlegen, bleibt dein Körper von dem geformt, was du immer schon gemacht hast. Die Hocke, die wir erreichen wollen, lockt dagegen nach und nach eine vom modernen Leben unbeeinträchtigte Version deiner selbst hervor.

Der erste dieser Parameter ist die Fußstellung. Viele Menschen haben abnorm weit ausgedrehte Füße und Schienbeine. Diese Stellung ist durch ein Gangmuster ohne den Einsatz von Fuß- oder Hüftmuskulatur zementiert worden. Man braucht Jahre der bewussten Bewegung und eine komplette Gewohnheitsveränderung, um die Fußstellung beim Gehen zu korrigieren. Viel leichter ist es, graduelle Korrekturen an der Fuß- und Knieausrichtung bei der konzentrierten Ausführung von Ausgleichsübungen vorzunehmen. Die Orientierung an Ausrichtungspunkten sorgt nicht nur dafür, dass die Muskeln, auf die die Übung zielt, auch tatsächlich aktiv werden, sondern verhindert außerdem, dass die bestehenden körperlichen Anpassungen – verdrehte Knochen, unzureichende Muskellängen und mentale Bewegungsmuster, die unwillkürlich ablaufen – die angestrebte neue Körpergestalt beeinträchtigen.

Achte daher beim Hocken auf deine meistens eingenommene Fußstellung und ändere sie mit der Zeit einwärts (so weit, wie du es aushältst), bis der Fuß schließlich in die gleiche Richtung zeigt wie der Oberschenkel.

Apropos Oberschenkel: Prüfe, ob du dazu neigst, die Knie übermäßig zu spreizen. Im Idealfall sind deine Knie nur etwas weiter als hüftbreit auseinander. Wenn du sie deutlich weiter spreizt, schummelst du dich um die Versteifungen in Hüfte und Oberschenkel herum, die die Beugung von Hüftgelenk und Knie auf einer Bewegungsebene erschweren, indem du die ganze Aktion auf einer anderen Ebene stattfinden lässt. Falls du gerne breitbeinig hockst, solltest du deine Stellung nach und nach schmaler werden lassen.

AUF DIE PLÄTZE, FERTIG, (FAST) HOCKEN!

Die folgende Reihe von Hock-Übungen ist anspruchsvoller, da nun das ganze Körpergewicht ins Spiel kommt. Es kann jetzt passieren, dass die Schwerkraft deinen Körper überfordert, und dagegen anzusteuern ist gar nicht so einfach. Bevor du also mit dieser Übungsreihe beginnst, solltest du unbedingt den ganzen Abschnitt durchlesen, um deine momentanen Stärken (und Schwächen) einschätzen zu können und dir eine sinnvolle Progression zu überlegen.

• Hocke mit Stuhl

Da du vermutlich nicht über massenhaft Freizeit verfügst, nehme ich an, dass du dein »Hocktraining« höchstens einmal täglich absolvierst. Daher möchte ich zu Beginn dieser Übungsreihe darauf hinweisen, dass du dich bereits jeden Tag viele Male auf Stühlen (und bisweilen auf dem Boden, oder?) niederlässt und wieder erhebst. Könntest du diese Augenblicke nicht in Hocktraining umwandeln?

Wenn wir uns gedankenlos hinsetzen oder erheben, sorgen unsere Gewebeanpassungen dafür, dass wir uns mit den Armen an irgendetwas hochziehen und -stemmen, dass wir uns ruckartig nach vorne werfen, um Schwung zu holen, oder dass wir die Knie weit vorschieben, um die Arbeit den Quadrizepsmuskeln zu überlassen. Statt so weiterzumachen und deinen Muskeln ihre eigentliche Aufgabe zu ersparen, solltest du diese Augenblicke – die ohnehin in deinem Alltag eingebaut sind – nutzen, um deinen Po zu kräftigen!

Setz dich zunächst so auf die Stuhlkante, dass die Schienbeine senkrecht sind und die Füße flach auf dem Boden stehen. Halte das Becken gerade und lehne dich langsam nach vorne. Prüfe, ob deine Gesäßmuskeln stark genug sind, um dich vom Stuhl zu heben, ohne dass die Knie (und die Schienbeine) vorwärtsgeschoben werden. Probiere auch aus, dich auf den Stuhl sinken (nicht plumpsen) zu lassen, um die kontrollierte Bewegung zu üben, die du für die tiefe Hocke brauchen wirst.

Wenn es dir schwerfällt, dich mithilfe der Gesäßmuskeln auf einen Stuhl zu setzen und davon zu erheben, kannst du dir vorstellen, wie sehr du dich anspannen und abstützen, wie sehr du die Muskeln der Körpervorderseite einsetzen müsstest, um in die tiefe Hocke zu gehen! Mach diese Übung ein paar Monate lang so oft du kannst und probiere verschiedene Sitzhöhen aus. Sobald es dir leichtfällt, vom Küchenstuhl aufzustehen, suchst du dir eine Kiste und lässt deine Muskeln einen neuen Bewegungsspielraum erkunden. So erreichst du schließlich die nötige Kraft für die gesamte Bewegungsspanne, aber – keine Sorge! – selbst wenn du nie über die *Hocke mit Stuhl* hinauskommst, bist du körperlich schon näher an dem, was du von Natur aus bist.

In puncto Muskelkraft, Gelenkbeweglichkeit, Durchblutung und Gewebeanpassung machst du Fortschritte, seit du begonnen hast. Viele Menschen, mit denen ich gearbeitet habe, machten überhaupt keine äußeren Fortschritte, weil sie künstliche Gelenke hatten oder einfach lieber bei den Bewegungen blieben, mit denen sie sich sicher fühlten. Und trotzdem hat sich ihre Gesundheit enorm verbessert. Es geht gar nicht darum, irgendetwas richtig zu machen, sondern darum, es immer etwas besser zu machen!

Wenn (und falls) für dich der Zeitpunkt gekommen ist, in die vollständige Hocke zu gehen, hilft dir die folgende Übungsreihe dabei, möglichst tief in die Hocke zu kommen, ohne die passive Elastizität deiner Muskeln zu sehr zu beanspruchen.

- **Hocke »irgendwie«**

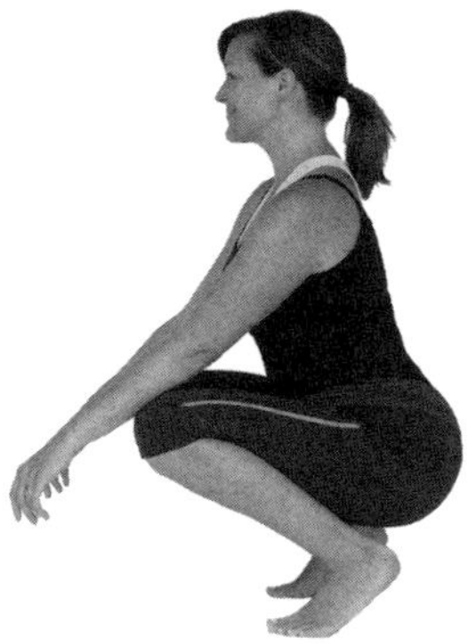

Für diese erste tiefe Hockstellung gibt es außer möglichst paralleler Fußstellung und ungefähr hüftbreitem Knieabstand keine empfohlenen Ausrichtungspunkte. Kümmere dich nicht darum, wie hoch die Fersen sind und welche Neigung das Becken hat, sondern finde einfach spielerisch dein Gleichgewicht und die Kontrolle über diese Position.

- **Tiefe Hocke mit gestützten Fersen**

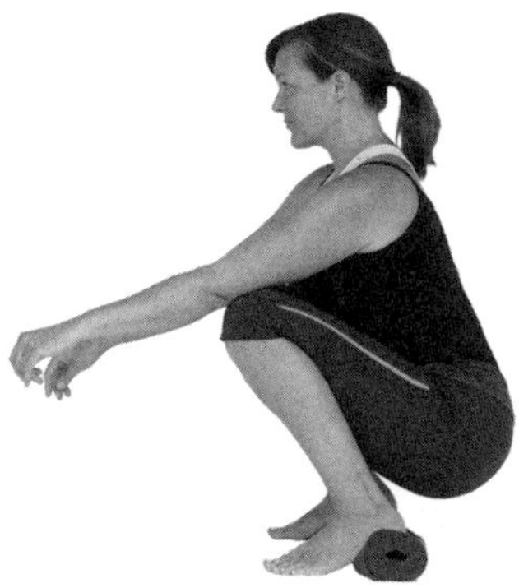

Die an Schuhe angepasste Wadenmuskulatur kann die Gelenkigkeit des restlichen Körpers beim Hocken beeinträchtigen. Um die Plantarflexion (Beugung des Fußes sohlenwärts) auszugleichen, die dich in der Hocke hintenüberkippen lässt, kannst du die Fersen auf ein Telefonbuch oder eine Schaumstoffrolle stellen. Je höher du die Ferse aufbockst, desto weniger leidet deine Hocke unter der Achillessehnenverkürzung. An deinen Füßen kannst du ein andermal arbeiten. Jetzt erfreu dich erst mal am Hocken.

- **Tiefe Hocke mit Aufstehen**

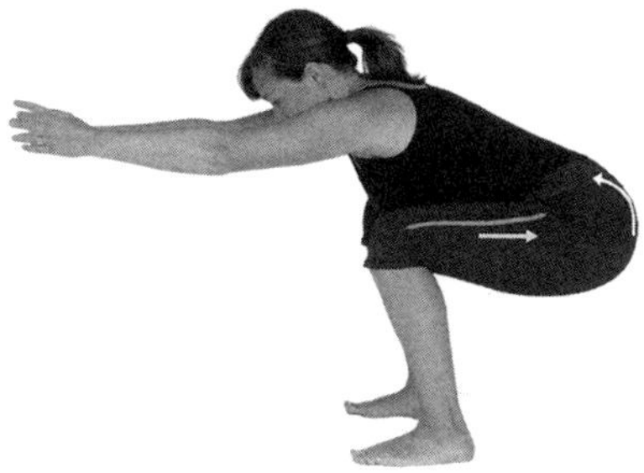

Darf ich dich an die fehlenden Pomuskeln erinnern? Ohne die musst du beim Hocken auf den Quadrizeps zurückgreifen. Um deinem Hinterteil mit der Zeit An- und Auftrieb zu geben, musst du beim Sinkenlassen und Aufrichten denken: »Becken nicht einrollen und Po nach hinten schieben.« Dabei wirst du sowohl beim Hinhocken als auch beim Aufstehen an einen Punkt kommen, an dem du diese Bewegungen nicht mehr durchhältst, ohne nach hinten umzufallen. Aber wenn du immer wieder bis an diesen Punkt gehst, gewinnen deine Gesäßmuskeln mit der Zeit an Kraft und Masse, und die Art, wie du deine Hüftgelenke einsetzt, wird endlich zu einer – Achtung, Po-Wortspiel! – runden Sache.

- **Hocke mit Hilfe**

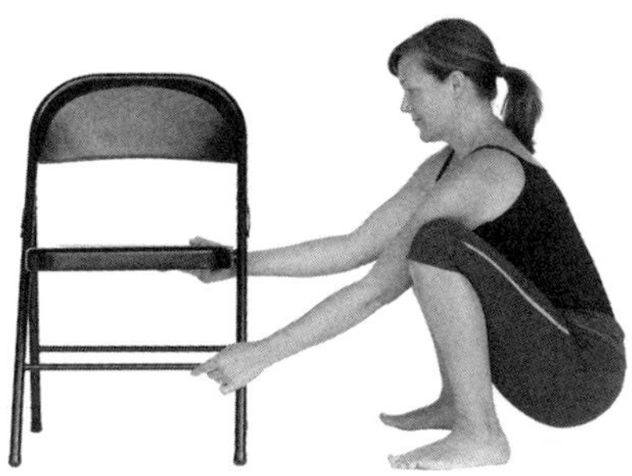

Nach den ersten Fortschritten mit den Füßen und den Gesäßmuskeln kannst du weitere Kraftlücken ausbessern, indem du mit leichter Unterstützung der Hände arbeitest. Als du Fahrrad fahren lerntest, gab dir die Hand eines Erwachsenen am hinteren Sitzende gerade die nötige Unterstützung, um die neue motorische Fähigkeit zu festigen. In derselben Weise kann es beim Nach-hinten-sinken-Lassen in Richtung Fersen mit der richtigen Beckenneigung hilfreich sein, sich irgendwo (ein wenig) festzuhalten, damit sich die Haltemuskulatur in dieser Position aktivieren kann.

Die Ausrichtung »Becken nach vorne, Hüften nach hinten« muss nicht sichtbar sein, um für diese Muskeln »spürbar« zu werden. Kräfte ändern sich auch dann, wenn sich die Ausrichtung nur gradweise ändert. Mag sein, dass du nicht nach »Becken vor, Hüften zurück« aussiehst, aber wenn du dieser Ausrichtung nur um Haaresbreite näher kommst als zuvor, wirst du durch die Belastung schon so umgeformt, dass es dir beim nächsten Hockversuch leichter fallen wird. Üben, üben, üben.

Auf dem Bild benutze ich einen Stuhl, aber du kannst dich genauso gut an einem Pfosten, einem Türgriff oder an Trainingsschlingen festhalten – Letzteres mache ich am liebsten!

Da wir uns alle in Größe, Körperform und Ausgangspunkt unterscheiden, lässt sich keine »absolut beste« Technik des Hockens festlegen; allerdings gibt es relative Variablen, die eine gute von einer besseren Hocke unterscheiden. Um alle Körperteile möglichst gleichmäßig einzusetzen (Stichwort: Lastverteilung), sollte in der Hockstellung im Idealfall zwischen Füßen, Fußgelenken, Knien und Hüften grundsätzlich Symmetrie herrschen. Wenn dir auffällt, dass du dich stark zu einer Seite verdrehen musst, um in die tiefe Hocke zu gelangen, liegt das wahrscheinlich daran, dass deine Gewohnheiten asymmetrische verklebte Stellen geschaffen haben. Daran solltest du arbeiten, (nicht nur) um besser hocken zu können.

Große Anstrengung während des Hockens – beim Runtergehen, Hochkommen oder Halten – ist ein Anzeichen dafür, dass die Hocke deine Fähigkeiten noch übersteigt. Gewiss, ein wenig Anstrengung fördert die Anpassung im körperlichen Entwicklungsprozess, aber wenn du große Anstrengung durchmachst oder Schmerzen verspürst, bedeutet das, dass du deinem Körper, so wie er jetzt ist, einen zu großen Schritt zugemutet hast. Gehe einen Schritt zurück (nicht buchstäblich) und übe das Hocken auf einer angemessenen Schwierigkeitsstufe.

Das Hocken wird »ganzkörperlich«, wenn die zum Runtergehen und Hochkommen nötige Arbeit gut auf Gelenke und Muskeln verteilt ist. Dies setzt voraus, dass die Länge der Muskeln (sprich: die Anzahl der verketteten Sarkomere) den vollen Einsatz und die Krafterzeugung beider Seiten eines Muskels zulässt. Daran, wie weit du das Becken nach vorne neigen und die Hüften nach hinten zu den Fersen bringen kannst, kannst du dein Vorankommen in Richtung eines umfassenderen Körpergebrauchs ablesen.

Nachdem du geübt, geübt und geübt hast, erkennst du deine beste neue Hockstellung daran, dass du weiter hinten auf den Fersen ruhst, weniger Schwung einsetzt und symmetrischer hockst als zuvor.

Je öfter du hockst und je bewusster du dich niederlässt und erhebst, desto kräftiger wirst du und desto weniger Schwung brauchst du. Hock-Kompetenz erfordert Zeit, oder besser gesagt: Häufigkeit – häufiges Hocken, über den ganzen Tag verteilt, so wie es bei einem Leben in natürlicher Umgebung vorkäme.

DIE GROSSE KEGEL-KONTROVERSE

Zwar bin ich seit 2002 Biomechanikerin, aber einige Berühmtheit als solche erlangte ich erst 2010, als ich für einen Blog namens MamaSweat interviewt wurde. Der Artikel hieß »Beckenboden-Party: die Kegels sind NICHT eingeladen« und in dem Interview antwortete ich auf Fragen nach den Ursachen von Beckenbodenproblemen bei Frauen und nach Lösungen dafür. Tatsächlich enthielten meine Antworten nicht den Rat »Beckenbodengymnastik machen«, den die anderen zehntausend Artikel im Internet gaben.

Nicht nur, dass ich die populären Kegel-Übungen nicht als Lösung anpries, ich erläuterte auch (in zehn Antworten) die wissenschaftlichen Gründe dafür, dass Beckenbodengymnastik bei Beckenbodenproblemen durchaus kontraindiziert sein könnte.

In dem Interview erwähnte ich auch, dass die Hockstellung neben anderen Dingen wie Muskellänge und Beckenausrichtung zum natürlichen Kräftigungsprogramm des Beckenbodens gehört.

Über Nacht wurde ich zur Sensation. Im guten wie im schlechten Sinne. Innerhalb weniger Monate wurde dieses zwanglose Gespräch unter Freundinnen 80.000 mal von Männern und Frauen mit Beckenbodenproblemen sowie von den sie behandelnden Fachleuten gelesen. Gewiss war das, was ich geschrieben hatte, Ketzerei, aber es wurde (von einigen) als Blasphemie empfunden und gebrandmarkt.

Das Problem mit Beckenbodengymnastik ist, dass sie ein Trainingsprogramm darstellt, das aus bestimmten Vorstellungen über die Muskulatur herrührt, denen ein tieferes Verständnis der Funktionsweise von Muskeln abgeht. In diesem Buch habe ich die biomechanischen Hintergründe der Erzeugung von Muskelkraft erläutert und insbesondere die Verkürzung und Verlängerung von Muskeln auf der Sarkomerebene aufgrund von chronischen Körperhaltungen und Bewegungen beschrieben, aber in den meisten Anatomielehrbüchern sind solche Informationen nicht zu finden. Die meisten Bücher und die meisten Therapieansätze gehen davon aus, dass die Muskellänge eine Folge veränderter Überlappung der Sarkomere ist, keine Folge ihrer verringerten oder erhöhten Anzahl. Geht man vom Überlappungsmodell aus, könnte man zu dem Schluss kommen, dass ein zu wenig Kraft erzeugender Muskel einfach überdehnt ist. Und überdehnte Muskulatur muss durch Kontraktion »gestrafft« werden. Allerdings gilt ebenfalls, dass ein Muskel mit weniger Sarkomeren weniger Kraft erzeugt (ein Unterschied, den wissenschaftliche Methoden zur Messung von Muskelkraft nicht erkennen können).

Wendet man dieses simplifizierte Muskulaturmodell auf die Gesunderhaltung des Beckenbodens an, ist Beckenbodengymnastik die naheliegende Lösung. Nur kann leider – wie ich in dem Interview erklärte – bei mangelnder

Krafterzeugung genauso gut ein Fall von Muskelanpassung (sprich: Veränderung der Sarkomeranzahl) an eine chronische Becken- und Kreuzbeinfehlhaltung vorliegen, und in einem solchen Fall hätte Beckenbodengymnastik nicht nur wenig Einfluss auf das Problem, sondern würde es womöglich verschlimmern.

Zugegeben, zehn Interview-Antworten waren nicht das richtige Medium, um die Idee in die Welt zu setzen, dass Übungen, die jeder Frau im Gesundheitsteil ihrer Lieblingszeitschrift zur Vorsorge und Linderung empfohlen werden, auch schädlich sein könnten. Und hätte ich gewusst, dass 80.000 Menschen den Artikel lesen würden, hätte ich mich klarer ausgedrückt. Jetzt, nachdem ich das nachgeholt habe, möchte ich noch eine Sache klarstellen.

Viele haben meine in dem Interview geäußerten Worte über die Bedeutung des Hockens für die Beckenbodengesundheit so verstanden, dass man statt Kegel-Gymnastik Hock-Gymnastik machen solle. Dass also zwanzig oder zweihundert Kniebeugen am Tag die Zauberformel für einen perfekt funktionierenden Beckenboden wären. Aber wie du nach der Lektüre dieses Buches weißt, sind Beckenbodenprobleme – wie eigentlich alle Probleme – die Folge davon, wie man sich sein ganzes Leben lang bewegt hat.

Der Beckenboden hat wie der quere Bauchmuskel eine breite Palette von »Aufgaben«. Ihn zu »straffen«, um ein bestimmtes Problem zu beheben, kann dazu führen, dass er eine andere Aufgabe nicht mehr auf natürliche Weise erfüllt. Gewiss möchte man keinen kraftlosen Beckenboden haben, aber genauso wenig braucht man einen, der ständig angespannt ist. Das Ziel ist ein Beckenboden, der seine biologischen Aufgaben – auch die lustbringenden – bestens erfüllt.

Wie bei allen Muskeln erfordert die Erfüllung einer Aufgabe das dafür richtige Maß an Kraft, und dazu muss der Muskel geschmeidig sein und regelmäßig benutzt werden. Das heißt, dass du deinen Körper oft bewegen musst, und zwar so, dass der Beckenboden auf viele verschiedene Arten reagiert. Lass den Beckenboden richtiges Tennis spielen, mit allen Schlagarten. Glaub nicht, du kannst deinen Beckenbodenmuskeln nur den Aufschlag beibringen und damit das Match gewinnen. (Falls dir unklar ist, worauf ich damit anspiele, solltest du den Abschnitt über den queren Bauchmuskel in Kapitel 8 noch einmal lesen.)

Die Frage, welche Übungen denn den Beckenboden glücklich machen, wo doch Beckenbodengymnastik »nichts bringt«, ist hiermit ein für allemal beantwortet: »Alle Übungen, allezeit. Punkt.

DIE HOCKE ALS LEBENSWEISE

Die Technik des Hockens anhand einer bestimmten Momentaufnahme zu vermitteln, wäre irreführend. Viele Menschen auf der ganzen Welt »leben« in ihrer Hocke. Sie kochen, putzen und spielen in der Hocke, unterhalten sich und erkunden ihre Umgebung darin. Die Hocke ist nichts Festgelegtes. Nachdem du deinen Körper an die Hocke gewöhnt hast, kannst du beginnen, dein Gewicht im Hocken von einer Seite auf die andere und von hinten nach vorne zu verlagern. Es gibt keine richtige oder falsche Hocke, allerdings stellt ein sorgfältiges Beachten der Technik sicher, dass du mit deiner Hocke nicht einfach den Körpergebrauch wiederholst, der dir zuvor schon Probleme bereitet hat.

Das Hocken ist eine entscheidende Komponente der menschlichen Körpererfahrung. Als Fitnessübung in Form von Kniebeugen kann das Hocken mühselig sein – wie eine extragroße, täglich einzunehmende Vitaminpille ohne jeden Geschmack. Aber wenn dein Körper erst dazu in der Lage ist, eröffnet das Hocken im Bewegungszusammenhang des Alltags deinem Leben neue Dimensionen. Die engere Kontaktaufnahme mit der Natur (oder mit Kindern), die Ausschöpfung der angeborenen Hüft- und Kniebeweglichkeit, das Vertrautwerden mit Verdauungs- oder Fortpflanzungsorganen in Bestform – das sind alles Erfahrungen, die ich dir als meinem Mitmenschen von Herzen gönne.

EPILOG

In der Grundschule habe ich gelernt, dass sich Raupen in Schmetterlinge verwandeln, aber erst als ich, längst erwachsen, einen Dokumentarfilm darüber sah, erfuhr ich, *wie* sie das machen.

In meiner kindlichen Vorstellung war ich davon ausgegangen, dass die Schmetterlingsteile bereits in der Hülle der Raupe steckten und nur auf die Häutung warteten, die den immer schon vorhanden gewesenen Schmetterling entblößen würde. Aber in Wirklichkeit lösen sich Raupen praktisch auf und wachsen völlig neu heran. Der Vorgang, den sie durchmachen und den jedes Wesen durchmacht, das eine völlig neue Form annimmt, heißt Metamorphose. Die Verwandlung in einen Schmetterling ist tiefgreifend und der Ablauf ist so faszinierend, dass der Prozess der Metamorphose oft mit spiritueller Wandlung assoziiert wird.

Überall auf der Welt wird Schulkindern anhand von derartigen Phänomenen aus dem »Tierreich« demonstriert, wie faszinierend Tiere sind. Eine Raupe bekommt Flügel! Eine Schlange wirft ihre Haut ab! Ein Seestern lässt sich zusätzliche Arme wachsen! Ein Chamäleon wechselt die Farbe! Aber bei all der Glorifizierung von Tieren geraten menschliche Verwandlungsprozesse aus dem Blickfeld. Unser Problem mit der Natur liegt darin, dass wir nicht nur außerhalb von ihr leben, sondern uns auch dann noch als von ihr getrennt empfinden, wenn wir mitten in ihr sind.

Dass sich unser Körper verändert, um sich an unser Verhalten anzupassen, mag weniger drastisch erscheinen als ein plötzliches Hervorsprießen von Flügeln. Aber wenn chronische Rückenschmerzen durch Ausrichtung des Beckens und Senkung des Brustkorbs im Alltag behoben werden oder wenn sich Knochen- und Muskelmasse verändern, weil man anders geht und häufiger geht und auf dem Boden sitzt – sind das nicht ebenfalls tiefgreifende Veränderungen?

Wissenschaftlern wird häufig ihr verengter Blick auf die Details vorgeworfen. Angeblich könnten sie vor lauter Einzelheiten die Schönheit der Natur nicht würdigen. In einem meiner Lieblingsinterviews mit Richard Feynman, einem theoretischen Physiker, schildert er, wie ein befreundeter Künstler meinte, er, Feynman, würde durch die Analyse der Funktionsweise einer Blume ihre Schönheit herabsetzen. Feynman setzt ihm entgegen, zusätzlich zur Schönheit der Blüte sehe er »noch viel mehr in der Blüte als er. Ich kann mir die Zellen in ihr vorstellen, die komplizierten Vorgänge in deren Innern, die ebenfalls eine Schönheit besitzen [...] Schönheit gibt es auch in den kleineren Größenordnungen, in den inneren Strukturen und Prozessen [...] Dies wirft die Frage auf: Gibt es diesen Sinn fürs Schöne auch in den niederen Formen? Und wenn ja, warum? Alle möglichen interessanten Fragen, [und] die wissenschaftliche Kenntnis steigert nur die Begeisterung, das Rätseln und Staunen über die Blüte.«

In Bezug auf ihre eigene Bauweise fehlt Menschen offenbar der Schönheitssinn, den sie für die Bauweise anderer Wesen haben, wahrscheinlich weil ihnen Vorgänge, die zu winzig sind, um wahrgenommen zu werden, nicht bewusst sind.

Eine indische Parabel über unsere Wahrnehmungsweise lautet ungefähr so:

Mehrere Blinde stehen um einen Elefanten herum und sollen herausfinden, was sie vor sich haben. Der, der den Rüssel zu fassen bekommt, beschreibt den Elefanten als etwas, das einer dicken Schlange ähnelt. Ein anderer befühlt einen Stoßzahn und weiß zu berichten, dass der Elefant kalt, hart und spitz ist. Weitere Männer an den Seiten des Tieres erkennen darin ein hohes, fassförmiges Gebilde, die an den Beinen Stehenden beschreiben dicke Säulen und die Männer in Schwanznähe versichern, der Elefant sei dünn, biegsam und am Ende pinselartig. Jeder der Männer sagt die Wahrheit – seine von seiner Wahrnehmung geprägte Wahrheit –, aber unter ihnen entsteht Streit und Zwist, man postet Beleidigungen auf der Facebook-Seite des jeweils anderen und bezeichnet sich gegenseitig als unwissend.

Eine holistische Sichtweise erkennt jede der Teilwahrheiten an, nämlich dass jeder der Blinden wahrheitsgemäß sagt, was er »sieht«, nimmt aber auch den Fehler wahr, der darin liegt, einen Teil der Wahrheit für die ganze zu halten. Wenn wir einen Schritt zurücktreten, um den gesamten Elefanten und seine Umgebung zu betrachten (und wie Dr. Feynman auch die biologischen Prozesse des Elefanten auf der mikroskopischen Ebene zu sehen), ändert sich unser Bild von ihm. Es ändert sich unsere Version der Wahrheit.

Noch komplizierter wird die Sache dadurch, dass ein einzelnes Wort wie »Elefant« viele Teilbedeutungen haben kann, viele »wahre« Definitionen. Wenn ich sage, du seist »wie ein

Elefant«, was meine ich damit genau? Dass du groß bist? Grau? Ein riesige Nase hast? Ein gutes Gedächtnis? Oder dass du unglaublich große Haufen machst?

Ironischerweise sind es oft Wörter, die uns den Gedankenaustausch erschweren, besonders dann, wenn den Beteiligten die inhärente Wandelbarkeit von Wörtern nicht bewusst ist. Wie unser Körper sind auch unsere Wörter kulturell geprägt. So wie unsere krumme Haltung die Gestaltung von gekrümmten Autositz- und Stuhllehnen angeregt hat, welche dann wiederum unseren Nachwuchs krumm sitzen lassen, ob er will oder nicht (Teufelskreis), so prägen kulturell geprägte Wörter wiederum die Kultur.

Ich habe in diesem Buch darzulegen versucht, dass wir als Zootiere, die wir ja gewissermaßen sind, Bewegung nur in Form von Sport erfahren und dass Sport deshalb das einzige Wort ist, mit dem wir beschreiben können, »was Menschen machen, wenn sie sich bewegen«. Und dadurch begrenzen wir unabsichtlich die Lösungen, die wir für unser Problem finden könnten. Wenn wir das Wort »Bewegung« aus unserem Wortschatz streichen, geht uns auch seine Bedeutung verloren.

Und glaub bloß nicht, dass »Sport« und »Bewegung« die einzigen Wörter sind, die das Verständnis unseres Wohlergehens und seiner Erforschung derzeit prägen. In seinem Vortrag *Biomedical Concepts and the Concept of Biological State* erklärt Professor Stephen J. Lewis:

> Aufgrund der reduktionistischen Herangehensweise, die wir uns angeeignet haben, ist der überwiegende Teil unseres Wissens über den Körper bestenfalls als Stückwerk zu bezeichnen. Daher haben Wörter mit holistischem Beigeschmack – Wörter, die sich auf ganzkörperliche Zustände oder Erfahrungen beziehen – vom Wesen her keine wissenschaftlich gesicherte Basis. Krankheit und Gesundheit sind solche Wörter.

Wenn täglich verwendete Grundbegriffe wie »Gesundheit« und »Krankheit« keine präzisen Definitionen haben, worüber wird dann überhaupt geredet?

Semantik ist aus irgendeinem Grund ein Fachgebiet, das oft als belanglos abgetan wird. Wer Wörter philosophisch hinterfragt, muss sich von manchen vorwerfen lassen, vom wissenschaftlichen Weg abgewichen zu sein. Aber Sprache ist das Mittel, mit dem wir wissenschaftliche Erkenntnisse ausdrücken und anwenden. Wenn wir Wörter ohne feste Definition verwenden, werden Forschungsergebnisse und die daraus abgeleiteten Praktiken fehleranfälliger.

Im Ingenieurwesen gibt es keinen akzeptablen Grad von Uneindeutigkeit. Wenn eine Baufirma, die eine Brücke errichten soll, Informationen anders interpretiert als vom Architekten beabsichtigt, hat das schlimme Folgen. Ganz so katastrophal ist das Fehlen präziser Definitionen in der Erforschung des menschlichen Körpers und, wichtiger noch, in den sich daraus ergebenden Therapien zwar nicht, aber es verändert die Qualität der Forschung nach und nach zum Schlechteren. Ingenieure verwenden Zahlen zur Konstruktion sicherer Bauten, weil Zahlen extrem eindeutig sind. Wir sollten diesen hohen Grad an Objektivität anstreben, wenn wir Aussagen machen, die zu Verhaltensrichtlinien werden können.

Als Autorin mit wissenschaftlichen Wurzeln bin ich zu dem Schluss gelangt, dass es eine »korrekte« Definition eines Wortes nie geben kann, weil sich die Sprache mit der Zeit weiterentwickelt. Ich würde dem wissenschaftlichen Anspruch allerdings nicht genügen, wenn ich wichtige verwendete Begriffe nicht erläutern würde. Aus diesem Grund habe ich auf ein herkömmliches Glossar verzichtet und die Definitionen in den Text eingebaut – so stehen sie dir buchstäblich immer zur Seite.

Das Buch, das du soeben gelesen hast, führt ein neues Paradigma ein, das sich radikal von dem Paradigma zu unterscheiden scheint, dem wir zurzeit anhängen. Bei näherem Hinschauen wirst du feststellen, dass der Unterschied zwischen den beiden Paradigmen weniger mit wissenschaftlichen Fakten zu tun hat, sondern aus den vagen Begriffen herrührt, die wir im Bezug auf den Körper benutzen – sogar im akademischen Umfeld. Wer bestehende Annahmen mit Quellenmaterial unterfüttern will, sollte immer auf die grundlegenden Definitionen achten, auf denen ein Text aufbaut, anstatt sich auf die Überschriften zu verlassen.

Frage dich bei jedem Gedankengang zuallererst: »Welchen Teil des Elefanten habe ich vor mir?« Im Diskurs unter Kollegen kommt es häufig vor, dass man bei der Verteidigung der eigenen Position in einen Streit um Definitionen gerät: »Nein, so habe ich das Wort nicht verwendet« oder: »Die Studie, die mir vorliegt, definiert diese Variable aber anders … oder gar nicht.«

Ich glaube keineswegs, dass ich mit diesem Buch einen auch nur annähernd umfassenden Überblick über die menschliche Gesundheit, die Genexpression und ihre körperlichen Auswirkungen liefere. Die komplexen Wechselwirkungen unserer Gedanken, Gefühle und Überzeugungen (und unserer Sprache) mit dem Organismus sind tiefgreifend – und werden hier noch nicht einmal angesprochen. Dennoch glaube ich, dass uns dieses Buch zwei oder drei Riesenschritte von dem vor uns stehenden Elefanten entfernt und ein paar der Probleme beleuchtet, die uns von einer gesünderen Körpererfahrung abhalten.

Da ich bewusst ein Buch für alle schreiben wollte, habe ich meine Worte so gewählt, dass möglichst viele Zugang zu diesen Informationen bekommen können. Ich hätte mich womöglich anders ausgedrückt, wenn ich das Buch für dich persönlich geschrieben hätte. Aus jedem Wort auf diesen Seiten hätte ich auch ohne weiteres zehn machen können und aus jedem Kapitel ein eigenes Buch. Was ich damit sagen möchte, ist, dass bei dir nun womöglich Fragen offenbleiben, weil du nicht *alle* Informationen bekommen hast, die du brauchtest.

Einen Vortrag, den ich kürzlich hörte, begann die Rednerin mit der Anweisung, die Informationen, die bei uns keinen Widerhall fänden, fallen zu lassen wie Mist oder Kompost und die Informationen, die uns ansprächen, keimen zu lassen wie Samen.

Lass die Samen, die ich dir mitgebe, in dir wachsen und vertiefe dein Wissen, indem du erst einmal zurückgehst und dann erst voran. Erkunde alte Ideen mit einem neuen Bewusstsein für Sprachgebrauch und Definitionen. Prüfe das Fundament deiner wissenschaftlichen Kenntnisse – die Grundbausteine dessen, woran du glaubst –, bevor du Neues dazulernst. Baue dein Wissensgebäude so stabil wie möglich und erweitere es in alle Richtungen.

Auch wenn du dich nicht als Schmetterling definierst, verwandelst du dich doch im Laufe deines Lebens, und zwar auf ebenso verblüffende Weise. Ich hoffe, ich habe dir ein paar Details hinter deiner eigenen, wunderschönen Metamorphose aufgezeigt. Ich hoffe auch, du erkennst, dass du dich gar nicht so sehr von den anderen Tieren und Pflanzen unterscheidest, die mit dir zusammen existieren. Du bist so komplex und anpassungsfähig wie sie, so mit deiner Umgebung verwoben und von ihr geprägt und in derselben magischen Weise wandelbar.

Jetzt leg los und beweg deine DNA!

DANK

Ein Körper besteht aus Zellen, ein Buch aus Ideen. Meine Zellen sind ein Geschenk meiner Eltern, mit dem ich anstellen kann, was ich für richtig halte, und in der gleichen Weise sind mir im Leben Ideen und Talente geschenkt worden – das vorliegende Buch ist errichtet aus den Gedanken vieler Menschen.

Ich danke besonders meiner Mutter, die mir eingebläut hat, dass ich auf meinem Schiff Kapitän bin, auch wenn meine Verwirklichung dieser Idee ihre Elternschaft nicht gerade leichter gemacht hat. Meinem Vater danke ich für die Freundlichkeit, die ich von ihm habe und die bei der Vermittlung von radikalen Ideen an ein Massenpublikum sehr hilfreich ist. An meinen Geschwistern, besonders meiner jüngsten Schwester KLD, schätze ich, dass sie mich nach meinem jahrelangen, ununterbrochenen und lauten Geplapper immer noch lieben. Mit einer »KatySays« aufzuwachsen ist kein Zuckerschlecken, und ich liebe Euch dafür.

Meine Kinder sind meine Musen und buchstäblich Sprösslinge der Leidenschaft, aber mein Mann ist in der ganzen Geschichte der wahre Alchemist. Du hast meinem Leben Zusammenhang, meinen Worten Sinn gegeben.

Apropos Worte: Ohne die Leidenschaft und das Talent meiner großartigen Lektorin Penelope Jackson wäre dieses Buch nicht so »in Form«. Es wäre gar nicht denkbar gewesen, wenn Du Dich nicht schon ein paar Jahre vorher in die Materie eingearbeitet hättest. Was nicht nur von Deinem Kaliber zeugt, sondern auch von der Tatsache, dass Du im Moment irrsinnig unterbezahlt bist.

Herzlichen Dank an Zsofi Koller und Agi Koller für ihre großzügig zur Verfügung gestellten Kenntnisse, nicht nur bei diesem Projekt, sondern auch bei allen unseren visuellen Medienprodukten der letzten Zeit.

Einiges schulde ich Dr. Jeannette Loram, die ihre Kenntnisse der Zellbiologie beitrug, besonders indem sie mir großzügig den angemessenen Gebrauch genetischer Fachbegriffe beibrachte.

Die für dieses Buch geschaffenen Bilder sind nicht nur bloße Abbildungen, sondern Erweiterungen des Textes. Für diese erzählenden Darstellungen stehe ich tief in der Schuld bei der Illustratorin Jillian Nicol and den Fotografen Cecilia Ortiz und J. Jurgenson. Ein dickes Dankeschön geht auch an Tim, Michael K., Breena, Michael C., John, Theresa, Angeliese, Crystal, Delia, Galina und Gayle dafür, dass sie als Vorbilder Modell standen. Ihr wart alle voll bei der Sache und seht auf den Fotos toll aus!

Theresa. Ohne Dich hätte ich dieses Buch nicht geschafft. Überhaupt weiß ich gar nicht, wie ich so lange ohne Dich leben konnte. Danke, dass Du da bist und immer so genau zuhörst. Du bist eine Super-Zuhörerin, und dieses Talent wird nur noch von deiner Gedankenschärfe übertrumpft.

Jason Lewis und Tammie Stevens von Billyfish Books haben dieses Buch mit ihrer unglaublichen Geschichte bereichert. Dank geht auch an Dr. Seth Horowitz, Dr. Bernie Krause, Dr. Steve Lewis und Sam Thayer dafür, dass sie mit Worten und Wissen so freigiebig waren. Ich hoffe, dass Tausende den Eisberg des Wissens erkunden werden, dessen Spitze Sie mir zu zeigen ermöglicht haben.

Alle, die maßgeblich an diesem Buch beteiligt waren, leben ein selbstbestimmtes Leben. Und da sie ihre Botschaft verkörpern – eine Botschaft, die dieses Buch durchzieht –, steckt hinter *Bewegung liegt in deiner DNA* eine leidenschaftliche Energie. Ich danke allen Lesern, die ihre Träume verwirklichen. Euer Beitrag zu dem Ganzen, dessen Teil wir alle sind, ist ebenso wichtig für mein Leben, wie dieses Buch für Eures sein mag.

METTA, KATY B.

ANHANG

FASZIENTHERAPIE

• Literatur

Dennenmoser, Stefan: *Faszien – Therapie und Training*. München / Jena 2016.

Hitzmann, Sue: *Die Melt-Methode. Massieren Sie Ihre Faszien. Gegen chronische Schmerzen und für mehr Beweglichkeit*. München 2015.

Myers, Thomas und James Earls: *Faszien-Release zur Verbesserung der Körperhaltung. Für Beweglichkeit, Stabilität und Schmerzfreiheit*. München 2015.

Miller, Jill: *Roll dich fit. Muskel- und Faszienmassage für Schmerzfreiheit, Leistungsfähigkeit und Wohlbefinden*. München 2015

Schleip, Robert: *Lehrbuch Faszien. Grundlagen, Forschung, Behandlung*. München / Jena 2015.

• Produkte

Meltmethode: http://www.perform-better.de/Shop/Bewegl-und-Regeneration/MELT-Set

Flossing: Ausbildung: http://www.perform-better.de/Flossing

Flossing Band: http://www.perform-better.de/neuheiten/PB-Flossband

Ahlhorn, Andreas und Dennis Krämer: *Flossing in Therapie und Training*. München 2016.

• Seminare und Workshops

Functional Training Summit: http://www.ft-summit.de

Myofacial: http://www.perform-better.de/Shop/Seminare-und-Workshops/Functional-Myofascial-Trainer-FMT-Sport-Medical

Physio Flossing: http://www.perform-better.de/workshops/Physio-Flossing/?

QUELLEN UND LESEEMPFEHLUNGEN

• Einführung

Al-Adawi, S.: »Emergence of Diseases of Affluence in Oman: Where do they Feature in the Health Research Agenda«. In: *Sultan Qaboos University Medical Journal* 6/2006, S. 3–9.

Chen, C. S. und D. E. Ingber: »Tensegrity and mechanoregulation: from skeleton to cytoskeleton«. In: *Osteoarthritis Cartilage*, 7/1999 (1) S. 81–94.

Ezzati, M., S. VanderHoorn, C. M. Lawes, R. Leach, W. James, A. Lopez … und C. Murray: »Rethinking the

›Diseases of Affluence‹ Paradigm: Global Patterns of Nutritional Risks in Relation to Economic Development«. In: *PLOS Medicine* 2/2015.

O'Keefe, J. H., R. Vogel, C. J. Lavie und L. Cordain: »Achieving hunter-gatherer fitness in the 21st century: Back to the future«. In: *American Journal of Medicine* 123/2010 (12), S. 1082–1086.

Wells, Calvin: *Bones, Bodies, and Disease; Evidence of Disease and Abnormality in Early Man*. New York 1964.

• Kapitel 1

Bloomfield, S. A.: »Changes in musculoskeletal structure and function with prolonged bed rest« In: *Medicine & Science in Sports Exercise* 29/1997, S. 197–206.

Cuccurullo, S. (Hrsg.): *Physical Medicine and Rehabilitation Board Review*. New York 2004.

Dettwyler, K. A: *Dancing Skeletons: Life and Death in West Africa*. Long Grove 1994.

Evans, W. A.: Flaccid Fin Syndrome: Natural or Captive Phenomenon? (Masterarbeit, Nova Southeastern University). Fort Lauderdale 1996.

Feric, M. und C. Brangwynne: »A nuclear F-actin scaffold stabilizes ribonucleoprotein droplets against gravity in large cells«. In: *Nature Cell Biology* 15/2013.

Hubmacher, Dirk und Sanueel S. Apte: »The biology of the extracellular matrix: novel insights«. In: *Current Opinion in Rheumatology* 25, 1/2013, S. 65–70.

Nagle, K.B. und M. A. Brooks: »A Systematic Review of Bone Health in Cyclists«. In: *Sports Health* 3, 3/2011, S. 235–243.

Sage, E. Helene: »Regulation of interactions between cells and extracellular matrix: a command performance on several stages«. In: *Journal of Clinical Investigation* 107, 7/2001, S. 781–783.

Scofield, K. L. und S. Hecht: »Bone health in endurance athletes: runners, cyclists, and swimmers«. In: *Current Sports Medicine Reports* 11, 6/2012, S. 328–334.

Sherk, V. D., D. W. Barry, K. L. Villalon, K. D. Hansen, P. Wolfe und W. M. Bone Kohrt: »Loss Over 1 year of Training and Competition in Female Cyclists«. In: *Clinical Journal of Sport Medicine*, 09.12.2013.

Shull, P. B., R. Shultz, A. Slider, J. L. Dragoo, T. F. Besier … und S. L. Delp: »Toe-in gait reduces the first peak knee adduction moment in patients with medial compartment knee osteoarthritis«. In: *Journal of Biomechanics* 46/2013 (1) S. 122–128.

Stewart, A. D. und J. Hannan: »Total and regional bone density in male runners, cyclists, and controls«. In: *Medicine and Science in Sports and Exercise* 32/2000 (8), S. 1373–1377.

• Kapitel 2

Abbott, A. L. und D. J. Bartlett: »Infant motor development and equipment use in the home«. In: *Child: Care, Health and Development* 27, 3/2001, S. 295–306.

Active Healthy Kids Canada: *Are We Driving Our Kids to Unhealthy Habits? The 2013 Active Healthy Kids Canada Report Card on Physical Activity for Children and Youth*. Toronto 2013.

Aizawa, M., Mizuno und M. Tamura: »Neonatal sucking behavior: comparison of perioral movement during breast-feeding and bottle feeding«. In: *Pediatrics International* 52 (1/2010, S. 104–8.

American Society for Cell Biology: »Breast cancer cells growing in 3-D matrix revert to normal. Science-Daily«, 17.12.2012.

Barry, H. und L. Paxson: »Infancy and Early Childhood: Cross-Cultural Codes 2«. In: *Ethnology* 10 (4/1971), S. 466–508.

Batra, N. N., Li, Y. J., Yellowley, C. E., You, L., Malone, A. M., Kim, D. H., Jacobs, C. R.: »Effects of short-term recovery periods on fluid-induced signaling in osteoblastic cells«. In: *Journal of Biomechanics* 38 (9/2005), S. 1909–1917.

Bril, B., Sabatier, C.: »The Cultural Context of Motor Development: Postural Manipulations in the Daily Life of Bambara Babies«. In: *International Journal of Behavioral Development* 9/1986, S. 439.

Borghi, Nicolas et al.: »E-cadherin is under constitutive actomyosin-generated tension that is increased at cell-cell contacts upon externally applied stretch«. In: *Proceedings of the National Academy of Sciences* 109.31/2012, S. 12568–12573.

Brownfield, D. G., Venugopalan, G., Lo, A., Mori, H., Tanner, K., Fletcher, D. A., Bissell, M. J.: »Patterned collagen fibers orient branching mammary epithelium through distinct signaling modules«. In: *Current Biology* 23, 8/2013, S. 703–709.

Chaney, W. R.: »How Wind Affects Trees«. In: *Indiana Woodland Steward* 10, 1/2001.

Clarke, N. M. P.: »Swaddling and hip dysplasia: an orthopaedic perspective«. In: *Archives of Disease in Childhood.* 2013.

Cole, W. G., J. M. Lingeman und Karen E. Adolph: »Go Naked: Diapers Affect Infant Walking«. In: *Developmental Science* 15, 6/2012, S. 783–790.

Eriksson, N., G. Benton, B. Chuong, A. Kiefer, J. Mountain, D. Hinds … und J. Tung: »Genetic variants associated with breast size also influence breast cancer risk«. In: *BMC Medical Genetics* 13/2012.

Hsieh, C. und D. Trichopoulos: »Breast size, handedness and breast cancer risk«. In: *European Journal of Cancer and Clinical Oncology* 27, 2/1991, S. 131–135.

Ingber, D.: »Mechanobiology and diseases of mechanotransduction«. In: *Annals of Medicine* 35, 8/2003, S. 564–577.

Inoue, N., S. Reiko und T. Kamegair: »Reduction of masseter muscle activity in bottle-fed babies«. In: *Early Human Development* 42, 3/1995, S. 185–193.

Jacinto-Gonçalves, S. R., Gavião, M. B., Berzin, F., de Oliveira, A. S., Semeguini, T. A.: »Electromyographic activity of perioral muscle in breastfed and non-breastfed children«. In: *The Journal of Clinical Pediatric Dentistry* 29 (1/2004), S. 57–62.

Kang, H. K., Kim, Y., Chung, Y., Hwang, S.: »Effects of treadmill training with optic flow on balance and gait in individuals following stroke: randomized controlled trials«. In: *Clinical Rehabilitatio* 26 (3/2012, S. 246–255.

Lamb, E. Michael und Barry S. Hewlett (Hrsg.): *Hunter-Gatherer Childhoods: Evolutionary, Developmental, and Cultural Perspectives (Evolutionary Foundations of Human Behavior).* Chicago 2005.

Logan, D., Kiemel, T., Dominici, N., Cappellini, G., Ivanenko, Y., Lacquaniti, F., Jeka, J. J.: »The many roles of vision during walking«. In: *Experimental Brain Research* 206, 3/2010, S. 337–350.

Martin, R. Bruce, David B. Burr und Neil A. Sharkey: *Skeletal Tissue Mechanics.* New York 1998.

Milstein, J. N. und J. C. Meiners: »On the role of DNA biomechanics in the regulation of gene expression«. In: *Journal of the Royal Society Interface* 8, 65/2011, S. 1673–1681.

Mulavara, A. P., Richards, J. T., Ruttley, T., Marshburn, A., Nomura, Y., Bloomberg, J. J.: »Exposure to a rotating virtual environment during treadmill locomotion causes adaptation in heading direction«. In: *Experimental Brain Research* 166, 2/2005, S. 210.

Orr, W. A., Helmke, B. P., Blackman, B. R., Schwartz, M. A.: »Mechanisms of Mechanotransduction«. In: *Developmental Cell* 10, 3/2006, S. 407.

Prokop, T., Schubert, M., Berger, W.: »Visual influence on human locomotion. Modulation to changes in optic flow«. In: *Experimental Brain Research* 114, 1/1997, S. 63–70.

Schneider, Robert und Rudolf Grosschedl: »Dynamics and interplay of nuclear architecture, genome organization, and gene expression«. In: *Genes & Development* 21.23/2007, S. 3027–3043.

Surovell, T. A.: »Early Paleoindian Women, Children, Mobility, and Fertility«. In: *American Antiquity* 65, 3/2000, S. 493–508.

Shirai, N., Shigaru, I.: »Reduction in sensitivity to radial optic-flow congruent with ego-motion«. In: *Vision Research* 62/2012, S. 201–208.

Siegel, A. C. und R. V. Burton: »Effects of baby walkers on motor and mental development in human infants«. In: *Journal of Developmental Behavioral Pediatrics* 20, 5/1999, 355–361.

Stock, J. T.: »Hunter-gatherer postcranial robusticity relative to patterns of mobility, climatic adaptation, and selection for tissue economy«. In: *American Journal of Physical Anthropology* 131/2006, 194–204.

Toyota, M. und S. Gilroy: »Gravitropism and mechanical signaling in plants«. In: *American Journal of Botany* 100, 1/2012, S. 111–125.

Wall-Scheffler, C. M., K. Geiger und K. L. Steudel-Numbers: »Infant carrying: The role of increased locomotory costs in early tool development«. In: *American Journal of Physical Anthropology* 133/2007, S. 841–846.

Yoshiko, Y., Gentaro, T.: »Influence of experience of treadmill exercise on visual perception while on a treadmill«. In: *Japanese Psychological Research* 52, 2/2010, S. 67–77.

• Kapitel 3

Brew, B. K., Marks, G. B., Almqvist, C., Cistulli, P. A., Webb., K. Marshall, N. S.: »Breastfeeding and snoring: a birth cohort study«. In: *PLoS One* 9, 1/2014.

Gourgou, S., F. Dediu und H. Sancho-Garnier: »Lower Limb Venous Insufficiency and Tobacco Smoking: A Case-Control Study«. In: *American Journal of Epidemiology* 155 (11/2002), S. 1007–1015.

Kannus, R., L. Józsa, R. Renström, M. Järvotoen, M. Kvist, M. Lento … und I. Vurol: The effects of training, immobilization and remobilization on musculoskeletal tissue. *Scandinavian Journal of Medicine & Science in Sports* 2, 3/1992, S. 100–118.

Kawano, H., M. Tanimoto, K. Yamamoto, K. Sanada, Y. Gando, I. Tabata … und M. Miyachi: »Resistance training in men is associated with increased arterial stiffness and blood pressure but does not adversely affect endothelial function as measured by arterial reactivity to the cold pressor test«. In: *Experimental Physiology* 93, 2/2008, S. 266–302.

Khan Academy: *Sarcomere Length-Tension Relationship*, 2012. [Video und Präsentation] Abgerufen von: http://youtu.be/uVFqEi5j1v0.

Khan, K. H., Scott, A.: »Mechanotherapy: how physical therapists' prescription of exercise promotes tissue repair.« In: *British Journal of Sports Medicine* 43/2009, S. 247–252.

Kohli, M. V., Patil, G. B., Kulkarni, N. B., Bagalkot, K., Purohit, Z., Dave, N., Sagari, S. G., Malaghan, M.: *Journal of Clinical and Diagnostic Research* 8, 3/2014, 199–201.

Limme, M.: »The need of efficient chewing function in young children as prevention of dental malposition and malocclusion«. In: *Archives de pédiatrie* 17, 5/2010, S. 213–219.

Lopes, T. S., Moura, L. F., Lima, M. D.: »Association between breastfeeding and breathing pattern in children: a sectional study«. In: *Jornal de pediatra* 2014, doi: 10.1016/j.jped.2013.12.011.

Noreen von Cramon-Taubadel: »Global human mandibular variation reflects differences in agricultural and hunter-gatherer subsistence strategies«. In: *PNAS* 108 (49/2011, S. 19546–19551.

• Kapitel 4

Alberts, B., Johnson, A., Lewis, J. et al.: »Genesis, Modulation, and Regeneration of Skeletal Muscle«. In: *Molecular Biology of the Cell* (4. Auflage). New York 2002.

Bertovic, D. A., T. K. Waddell, C. D. Gatzka, J. D. Cameron, A. M. Dart und B. A. Kingwell: »Muscular strength training is associated with low arterial compliance and high pulse pressure«. In: *Hypertension* 33, 6/1999, S. 1385–1391.

Boonyarom, O. und K. Inui: »Atrophy and hypertrophy of skeletal muscles: structural and functional aspects«. In: *Acta Physiologica (Oxford)* 188, 2/2006, S. 77–89.

Clifford, P. S.: »Skeletal muscle vasodilatation at the onset of exercise«. In: *The Journal of Physiology* 583, 3/2007, S. 825–833.

Conway, D. und M. Schwartz: »Flow dependent cellular mechanotransduction in atherosclerosis«. In: *Journal of Cell Science* 126/2013, 5101–5109.

Hademenos, G. J. und T. F. Massoud: *The Physics of Cerebrovascular Diseases: Biophysical Mechanisms of Development, Diagnosis and Therapy*. College Park, MD 1998.

Haga, J. H., Y. S. Li und S. Chien: »Molecular basis of the effects of mechanical stretch on vascular smooth muscle cells«. In: *Journal of Biomechanics* 40, 5/2007, 947–960.

Humphrey, J. D. (Hrsg.): *Cardiovascular Solid Mechanics: Cells, Tissues, and Organs*. New York 2002.

Humphrey, J. D.: »Vascular adaptation and mechanical homeostasis at tissue, cellular, and sub-cellular levels«. In: *Cell Biochemistry and Biophysics* 50, 2/2008, S. 53–78.

Mann, C .J., E. Periguero, Y. Kharraz, S. Aguilar, P. Pessina, A. L. Serrano und P. Muñoz-Cánoves: »Aberrant repair and fibrosis development in skeletal muscle«. In: *Skeletal Muscle*: 21, 1/2001.

Morton, J. P., A. C. Kayani, A. McArdle und B. Drust: »The exercise-induced stress response of skeletal muscle, with specific emphasis on humans«. In: *Sports Medicine* 39, 8/2009, S. 643–662.

Tardieu, C., J. C. Tabary, C. Tabary und G. Tardieu: »Adaptation of connective tissue length in immobilization in the lengthened and shortened positions in cat soleus muscle«. In: *The Journal of Physiology* 78, S. 214–217.

Thayer, S.: *Nature's Garden: A Guide to Identifying, Harvesting, and Preparing Edible Wild Plants*. Ogema 2010.

Vial, C., Zúñiga, L. M., Cabello-Verrugio, C. Cañón, P., Fadic, R., Brandan, E.: »Skeletal muscle cells express the profibrotic cytokine connective tissue growth factor (CTGF/CCN2), which induces their dedifferentiation«. In: *Journal of Cellular Physiology* 215, 2/2008, S. 410–421.

Yamamoto, K., H. Kawano, Y. Gando, M. Iemitsu, H. Murakam, K. Sanada … und M. Miyachi: »Poor trunk flexibility is associated with arterial stiffening. Heart and Circulatory Physiology«. In: *American Journal of Physiology* 297, 4/2009, S. 1314–1318.

• Kapitel 5

Birn-Jeffery, A. V. und T. E. Higham: »The Scaling of Uphill and Downhill Locomotion in Legged Animals«. In: *Integrative and Comparative Biology* 2014 [Epub vor Drucklegung].

Morgan, Christopher: »Reconstructing prehistoric hunter-gatherer foraging radii: a case study from California's southern Sierra Nevada«. In: *Journal of Archaeological Science* 35, 2/2008, S. 247–258.

Venkataraman, V. V., T. S. Kraft, J. M. Desilva und N. J. Dominy: »Phenotypic plasticity of climbing-related traits in the ankle joint of great apes and rainforest hunter-gatherers«. In: *Human Biology* 85, 1–3/2013, S. 309–328.

Venkataraman, V. V., T. S. Kraft und N. J. Dominy: »Tree climbing and human evolution« In: *Proceedings of the National Academy of Sciences of the United States of America* 110, 4/2013, S. 1237–1242.

• Kapitel 6

Barreto de Brito, L., Ricardo, D., Soares de Araújo, D., Ramos, P., Myers, J., Soares de Araújo, C.: »Ability to sit and rise from the floor as a predictor of all-cause mortality.« *European Journal of Preventive Cardiology* 21, 7/2012, S. 892–898.

Bergmann, G. et al.: »Influence of shoes and heel strike on the loading of the hip joint«. In: *Journal of Biomechanics* 28, 7/1995, S. 817–827.

Chevalier, G., S. Sinatra, J. Oschman, K. Sokal und P. Sokal: »Earthing: Health Implications of Reconnecting the Human Body to the Earth's Surface Electrons«. In: *Journal of Environmental and Public Health* 2012.

D'Août, K. et al.: »The effects of habitual footwear use: Foot shape and function in native barefoot walkers«. In: *Footwear Science* 1, 2/2009, S. 81–94.

Hewes, G. W.: »World Distribution of Postural Habits«. In: *American Anthropologist* 4/1955, 231–244.

Nurse, M. A. et al.: »Changing the texture of footwear can alter gait patterns«. In: *Journal of Electromyography and Kinesiology* 15, 5/2005, S. 496–506.

Raichlen, D. A., B. M. Wood, A. D. Gordon, A. Z. Mabulla, F. W. Marlowe und H. Pontzer: »Evidence of Levy walk foraging patterns in human hunter-gatherers«. In: *Proceedings of the National Academy of Sciences* 111, 2/2014, S. 728–733.

Rome, K., D. Hancock und D. Poratt: »Barefoot running and walking: The pros and cons based on current evidence«. In: *The New Zealand Medical Journal* 121 (1272/2008).

Rossi, W. A.: »Why shoes make ›normal‹ gait impossible«. In: *Podiatry Management* 3/1999, S. 50–61.

Rossi, W. A.: »Footwear: The primary cause of foot disorders«. In: *Podiatry Management* 2/2001, S. 129–138.

Warden, S. J., D. B. Burr und P. D. Brukner: »Stress fractures: Pathophysiology, epidemiology, and risk factors«. In: *Current Osteoporosis Reports* 4, 3/2006, S. 103–109.

• Kapitel 7

Crockett, H., B. Gross, K. Wilk, M. Schwartz, J. Reed, J. O'Mara … und J. Andrews: »Osseous Adaptation and Range of Motion at the Glenohumeral Joint in Professional Baseball«. In: *The American Journal of Sports Medicine* 30, 1/2000, S. 20–26.

Kraft, T. S., Venkataraman, V. V., Dominy, N. J.: »A natural history of human tree climbing«. In: *Journal of Human Evolution* 71/2014, S. 105–118.

Peterson, J.: »The Natuflian hunting conundrum: spears, atlatls, or bows?« In: *International Journal of Osteoarchaeology* 8, 5/1998, S. 378–389.

• Kapitel 8

Alton, F., et al.: »A kinematic comparison of overground and treadmill walking«. In: *Clinical Biomechanics* 13, 6/1998, S. 434–440.

Bogduk, N., M. Pearcy und G. Hadfield: »Anatomy and biomechanics of psoas major«. In: *Clinical Biomechanics* 7, 2/1992, S. 109–119.

Cordain, L., S. Eaton, J. Brand Miller, S. Lindeberg und C. Jensen: »An evolutionary analysis of the aetiology and pathogenesis of juvenile-onset myopia«. In: *Acta Ophthalmologica Scandinavica* 80, 2/2002, S. 123–135.

Dancy, M., W. Christian und M. Belloni: *The Human Eye*. 2002. Abgerufen von: http://webphysics.davidson.edu/physlet_resources/dav_optics/examples/eye_ demo.html.

Diab, M.: *Lexicon of Orthopaedic Etymology*. Amsterdam 1999. S. 276–277.

Horowitz, S. S.: *The Universal Sense: How Hearing Shapes the Mind.* New York 2013. S. 229.

Hu, H. et al.: »Is the psoas a hip flexor in the active straight leg raise?« In: *European Spine Journal* 20/2011, S. 759–765.

Jones-Jordan, L., L. Sinnott, S. Cotter, R. Kleinstein, R. Manny, D. Mutti. … und Zadnik: *Investigative:Ophthalmology & Visual Science* 53/2012, S. 7169–7175. Abgerufen von: http://dx.doi.org/10.1167/iovs.11-8336.

Kirchmair, L. et al.: »Lumbar plexus and psoas major muscle: Not always as expected«. In: *Regional Anesthesia and Pain Medicine* 33, 2/2008, S. 109–114.

Krause, B.: *Loss of Natural Soundscape: Global Implications of Its Effect on Humans and Other Creatures.* [Transskript 2001, überarbeitet 2006]. Abgerufen von: http://www.escoitar.org/2006-08-23-Loss-of-Natural-Soundscape-Global-Implications-of.

Miller, J.: »Effects of noise on people«. In: *The Journal of the Acoustical Society of America* 56/1974, S. 729.

Morgan, K. und C. Tromborg: »Sources of stress in captivity«. In: *Applied Animal Behavior Science* 102 (3–4/2007), S. 262–302.

Mutti, D.: »Time outdoors and myopia: a case for Vitamin D?« In: *Optometry Times.* 2013. Abgerufen von: http://optometrytimes.modernmedicine.com/optometrytimes/news/time-outdoors-and-myopia-case-vitamin-d.

National Digestive Diseases Information Clearinghouse (NDDIC), U.S. Department of Health and Human Services: *Digestive Diseases Statistics for the United States.* 2013. Abgerufen von: http://digestive.niddk.nih.gov/statistics/statistics.aspx.

Saw, S., W. Chua, H. Wu, E. Yap, K. Chia und R. Stone: »Myopia: gene-environment interaction«. In: *Annals Academy of Medicine Singapore* 29, 3/2000, S. 290–297.

Tetley, M.: »Instinctive sleeping and resting postures: An anthropological and zoological approach to treatment of low back and joint pain«. In: *British Medical Journal* 321, 7276/2000, 1616–18.

• Kapitel 9

Alton, F., L. Baldey, S. Caplan und M. C. Morrissey: »A kinematic comparison of overground and treadmill walking«. In: *Clinical Biomechanics* 6/1998, S. 434–440.

Barnett, C. H.: »Squatting facets on the European talus«. In: *Journal of Anatomy* 88 (4/1954), S. 509–513.

Branko: *Clap Skate.* 2006. [Zeichnung]. Abgerufen von: http://en.wikipedia.org/seller
wiki/File:Clap_skate.svg.

Callaghan, J. P., E. P. Aftab und S. M. McGill: »Low back three-dimensional joint forces, kinematics, and kinetics during walking«. In: *Clinical Biomechanics* 14, 3/1999, S. 203–216.

Carpinella, I., P. Crenna, M. Rabuffetti und M. Ferrarin: »Coordination between upper and lower-limb movements is different during overground and treadmill walking«. In: *European Journal of Applied Physiology* 108, 1/2010, S. 71–82.

Coenen, P., G. van Werven, M. P. van Nunen, J. H. van Dieën, K. H. Gerrits und T. W. Janssen: »Robot-assisted walking vs overground walking in stroke patients: an evaluation of muscle activity«. In: *Journal of Rehabilitation Medicine* 44, 4/2012, S. 331–337.

Hausdorff, J. M.: »Gait dynamics, fractals and falls: finding meaning in the stride-to-stride fluctuations of human walking«. In: *Human Movement Science* 26, 4/2007, S. 555–589.

Kong, P. W., T. M. C. Koh, W. C. R. Tan und Y. S. Wang: »Unmatched perception of speed when running overground and on a treadmill«. In: *Gait & Posture* 36, 1/2012, S. 46–48.

Kuo, A. D.: »The six determinants of gait and the inverted pendulum analogy: A dynamic walking perspective«. In: *Human Movement Science* 26, 4/2007, S. 617–656.

Lindsay, T. R., T. D. Noakes und S. J. McGregor: »Effect of treadmill versus overground running on the structure of variability of stride timing«. In: *Perceptual and Motor Skills* 118, 2/2014, S. 331–346.

Mohler, B. J., W. B. Thompson, S. H. Creem-Regehr, H. L. Pick Jr. und W. H. Warren Jr.: »Visual flow influences gait transition speed and preferred walking speed«. In: *Experimental Brain Research* 181, 2/2007, S. 221–228.

Multon, F. und A.-H. Olivier: »Biomechanics of Walking in Real World: Naturalness we Wish to Reach in Virtual Reality«. In: Steinicke, F., Visell, Y., Campos, J., Lécuyer, A. (Hrsg.): *Human Walking in Virtual Environments*. New York 2013. S. 55–77.

Parvataneni, K., Ploeg, L., Olney, S. J., Brouwer, B.: »Kinematic, kinetic and metabolic parameters of treadmill versus overground walking in healthy older adults«. In: *Clinical Biomechanics* 24, 1/2009, S. 95–100.

Prosser, L. A., C. J. Stanley, T. L. Norman, H. S. Park und D. L. Damiano: »Comparison of elliptical training, stationary cycling, treadmill walking and overground walking. Electromyographic patterns«. In: *Gait & Posture* 33, 2/2011, 244–250.

Seller, S.: »The New Dutch ›Slapskates‹: Will They Revolutionize Speed Skating Technique?« In: *Sportscience* News. Abgerufen von: http://www.sportsci.org/news/9703/slapskat.htm.

Steele, L.: »Fit People Don't Just Run, They Move«. In: *Outside*. 2014. Abgerufen von: http://www.outsideonline.com/fitness/bodywork/in-stride/Fit-People-DontJust-ExerciseThey-Move.html.

Thomson, A.: »The Influence of Posture on the form of the Articular Surfaces of the Tibia and Astragalus in the different Races of Man and the Higher Apes«. In: *Journal of Anatomy and Physiology* 23, 4/1889, S. 616–639.

Tskhovrebova, L. und J. Trinick: »Roles of titin in the structure and elasticity of the sarcomere«. In: *Journal of Biomedicine and Biotechnology*. 2010. doi: 10.1155/2010/612482. [Epub].

Zeh, E. P. und J. Duysens: »Regulation of arm and leg movement during human locomotion«. In: *Neuroscientist* 10, 4/200), S. 347–361.

• Kapitel 10

Cho, Y. K., C. S. Kim, E. S. Koo, J. W. Yun, J. W., Kim, J. H. Lee … und D. I. Choi: »Contribution of Posture to Anorectal Angle and Perineal Descent on Defecography«. In: *Korean Journal of Gastroenterology* 41, 3/2003, S. 190–195.

Choi, J. S., S. D. Wexner, Y. S. Nam, M. Constantinos, M. Sallum, T. Yamaguchi … und C. F. Yu: »Intraobserver and interobserver measurements of the anorectal angle and perineal descent in defecography«. In: *Diseases of the Colon & Rectum* 43, 8/2000, S. 1121–1126.

Gupta, N. P., A. Kumar und R. Kumar: »Does Position Affect Uroflowmetry Parameters in Women?« In: *Urologia Internationalis* 80/2008, S. 37–40.

Kidd, R. S. und C. E. Oxnard: »Patterns of morphological discrimination«. In: *American Journal of Physical Anthropology* 117, 2/2002, S. 169–181.

Lambiase, R. E., S. M. Levine, R. M., Terek und J. J. Wyman: »Long bone surface osteomas: Imaging features that may help avoid unnecessary biopsies«. In: *American Journal of Roentgenology* 171, 3/1998, S. 775–778.

Petros, P. P. und P. M. Skilling: »Pelvic floor rehabilitation in the female according to the integral theory of female urinary incontinence: First report«. In: *European Journal of Obstetrics & Gynecology and Reproductive Biology* 94, 2/2001, S. 264–269.

Poli de Araujo, M., C. C. Takano, M. J. Girão, M. Gracio und F. Sartori: »Pelvic floor disorders among indigenous women living in Xingu Indian Park, Brazil«. In: *International Urogynecology Journal* 20, 9/2009, S. 1079–1084.

Sakakibara, R., K. Tsunoyama, H. Hosoi, O. Takahashi, M. Sugiyama, M. Kishi … und T. Yamanishi: »Influence of Body Position on Defecation in Humans«. In: *Lower Urinary Tract Symptoms* 2/2010, S. 16–21.

Sikirov, B. A.: »Cardio-vascular events at defecation: Are they unavoidable?« In: *Medical Hypotheses* 32, 3/1990, S. 231–233.

Sikirov, D.: »Comparison of Straining During Defecation in Three Positions: Results and Implications for Human Health«. In: *Digestive Diseases and Sciences* 48, 7/2003, S. 1201–1205.

Singh, A.: »Do we really need to shift to pedestal type of latrines in India?« In: *Indian Journal of Community Medicine* 32/2007, S. 243–244.

Wang, K. und M. Palmer: »Women's toileting behaviour related to elimination: Concept analysis«. In: *Journal of Advanced Nursing* 66, 8/2010, S. 1874–1884.

• Epilog

Lewis, Stephen J: *Biomedical Concepts and the Concept of Biological State*. [Transskript und Präsentation]. Abgerufen von: https://sites.google.com/site/ sjlewis55/presentations/temah2.

REGISTER

F

G

H

I

J

K

L

M

N

O

P

Q

R

S

• T

• U

• V

• W

• Z

ÜBER DIE AUTORIN

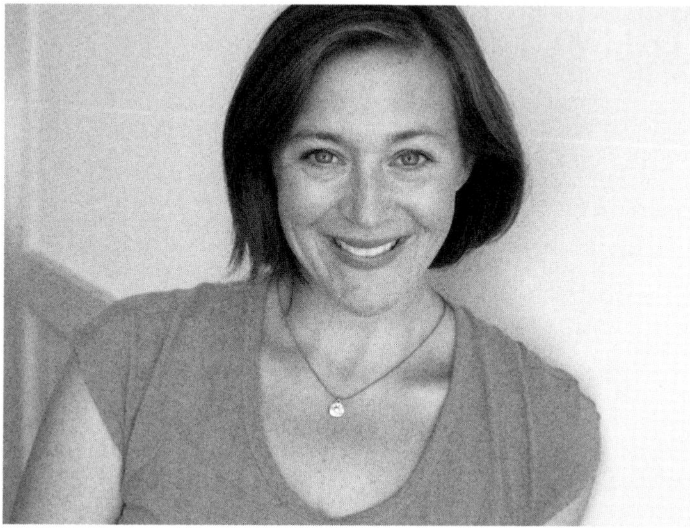

Foto: Jen Jurgensen

Katy Bowman ist nicht nur Biomechanikerin und passionierte Problemlöserin, sie verfügt auch über die Gabe, einen wissenschaftlichen Ansatz mit klaren Worten und einer sinnvollen Herangehensweise sowie einem umwerfenden Sinn für Humor zu einer ganz eigenen Mischung zu verbinden. *Katy Says*, ihr preisgekrönter Blog und Podcast, erreicht monatlich Hunderttausende Follower, und viele Tausend Menschen haben schon Katys Seminare besucht.

Ihre Bücher *Bewegung liegt in deiner DNA* (2016), *Diastasis Recti* (2016), *Don't Just Sit There* (2015), *Whole Body Barefoot* (2015), *Alignment Matters* (2013) und *Every Woman's Guide to Foot Pain Relief* (2011) sind hochgelobte Bestseller und wurden weltweit in viele Sprachen übersetzt.

Wenn sie gerade an keinem Buch schreibt, unterrichtet Katy an dem von ihr geleiteten Nutritious Movement Center Northwest, reist rund um den Globus, um Nutritious Movement™-Kurse zu geben und verbringt so viel Zeit wie möglich in der freien Natur mit ihrem Mann und ihren beiden kleinen Kindern.

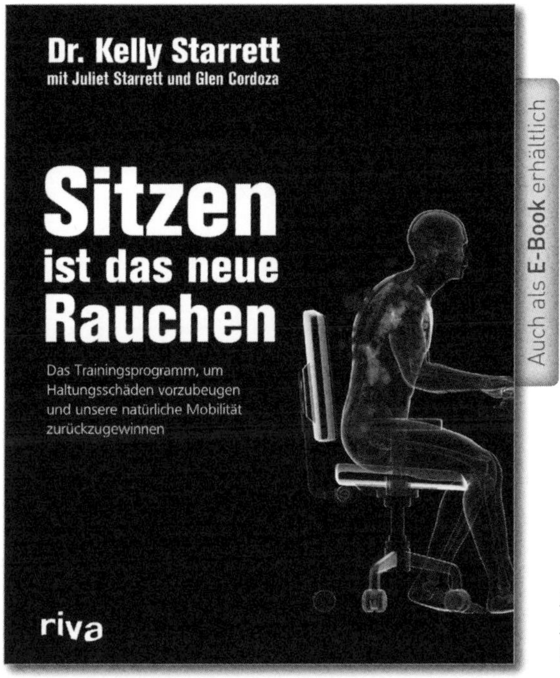

368 Seiten
38,00 € (D) | 39,10 € (A)
ISBN 978-3-86883-800-8

Glen Cordoza
Juliet Starrett
Kelly Starrett

Sitzen ist das neue Rauchen

Das Trainingsprogramm, um lebensstilbedingten Haltungsschäden vorzubeugen und unsere natürliche Mobilität zurückzugewinnen

Neueste wissenschaftliche Untersuchungen zeigen, dass zu viel Sitzen zur Entstehung einer Vielzahl von Erkrankungen beitragen kann – von Fettleibigkeit und Diabetes bis hin zu Krebs und Depressionen. Wer im Sitzen arbeitet, erkrankt zudem häufig am Muskel- und Bewegungsapparat. Sitzen am Arbeitsplatz birgt somit genauso ein Berufsrisiko wie das Heben schwerer Lasten. Fakt ist: Der Stuhl ist unser Feind und bringt den Körper Stück für Stück um. In seinem bahnbrechenden neuen Buch stellt der namhafte Physiotherapeut und Autor des weltweiten Bestsellers *Werde ein geschmeidiger Leopard* Dr. Kelly Starrett einen detaillierten Schlachtplan für das Überleben in unserer sitzenden Gesellschaft vor. Er bietet kreative Lösungen, um die Zeit zu verkürzen, die wir sitzend verbringen, und zeigt Strategien, mit denen sich der Schreibtisch in einen dynamischen Arbeitsplatz verwandeln lässt.

riva

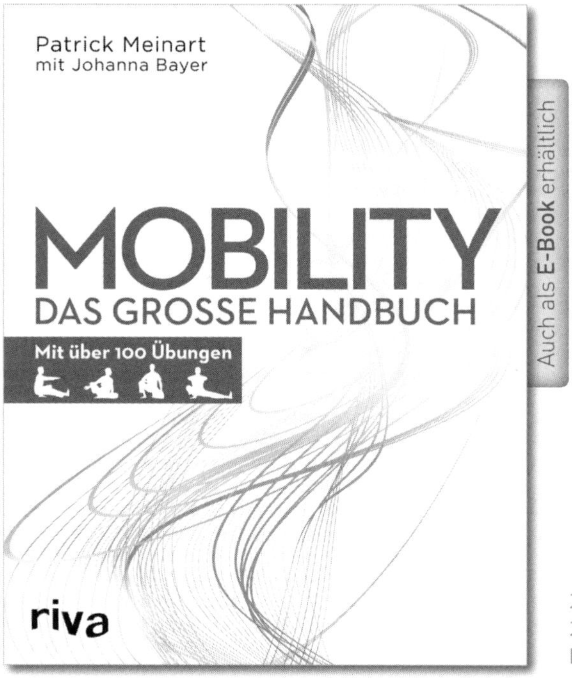

288 Seiten
29,99 € (D) | 30,90 € (A)
ISBN 978-3-7423-0211-3

Johanna Bayer
Patrick Meinart

Mobility

Das große Handbuch

Dieses Buch beleuchtet Bewegung aus neurozentrierter Sicht und rückt das Gehirn in den Fokus und setzt damit neue Standards. Mobility-Experte Patrick Meinart und Wissenschaftsjournalistin Johanna Bayer zeigen, wie das Gehirn Bewegung und Mobilität steuert und wie neurologische Muster durch gezieltes Training umprogrammiert und verbessert werden können, um Leistungsblockaden zu lösen, Schmerzen zu beseitigen und Beweglichkeit zurückzugewinnen. Neben umfassenden Einblicken in Neurophysiologie und Biomechanik werden Mobility-Training, funktionelles Training und Stretching behandelt. Mehr als 100 bebilderte Übungen machen das Buch zum praktischen Leitfaden für Trainer, Athleten und Laien und veranschaulichen die komplexe Verbindung zwischen Körper und Gehirn.

riva